乳がん術後
一期的乳房再建術

大阪大学大学院医学系研究科教授
矢野 健二 ●Kenji Yano

乳がん術式に応じた乳房再建のテクニック

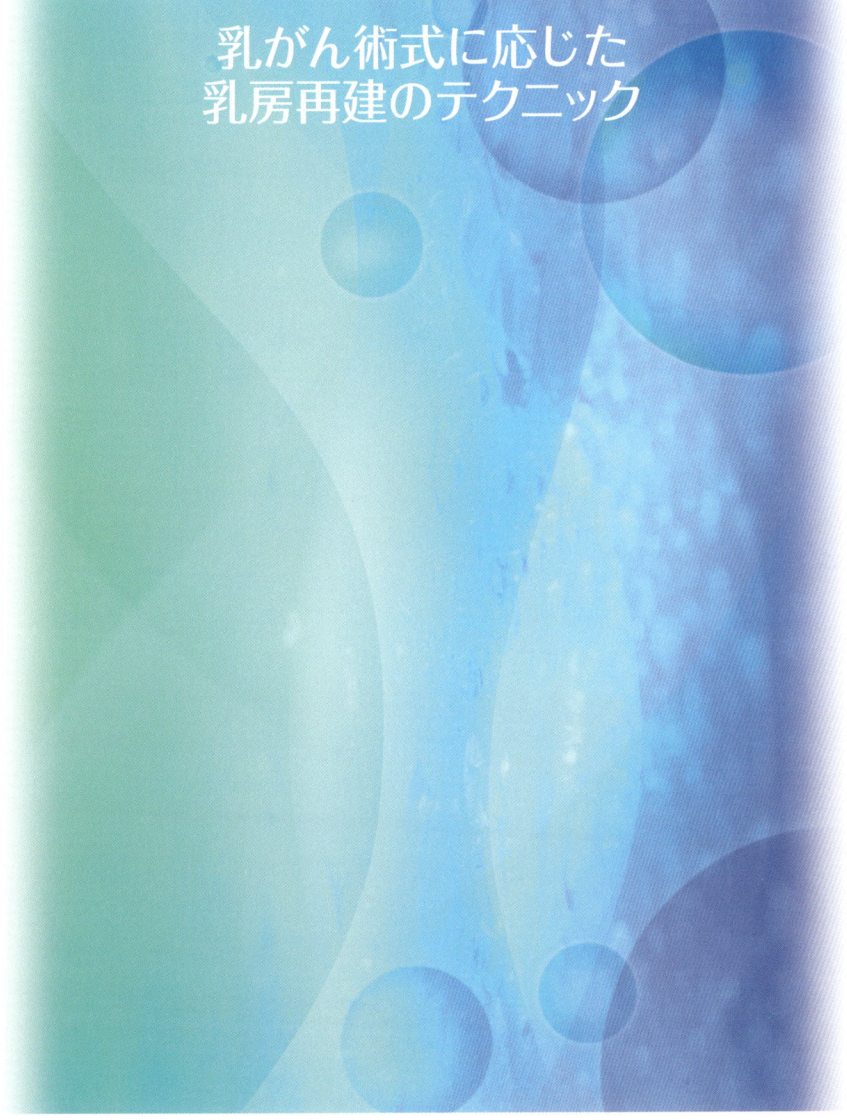

克誠堂出版

はじめに

　乳癌は女性のがん発生率の第一位を占めるようになり、国民にとって乳癌への関心は年々高まっています。乳癌は根治しやすいがんであるため、国としても早期発見早期治療を推進しています。一方、乳癌治療も大きく変化しており、乳房周囲の組織を含めて根こそぎ切除するといった治療から、乳癌を含む乳腺組織を部分的に切除する温存手術へと縮小化が図られています。しかし、乳癌手術の縮小化が図られて乳癌術後の乳房形態が飛躍的に改善したかというとそうではなく、乳房温存手術といえども乳癌の部位によっては乳房形態の高度変形を来たすことが多いのが現状です。そこで、乳癌術後の乳房再建術が最近脚光を浴びるようになってきました。乳癌患者が多い欧米ではすでに30年ほど前から盛んに行われてきましたが、本邦では10年ほど前から限られた施設で行われてきただけで、ほんの一握りの患者さんしかその恩恵を享受できませんでした。

　それが、2006年4月の保険点数改正で乳癌術後一期再建術と二期再建術が保険点数として正式に認められるようになり、今後は増加の一途を辿るものと推測されます。特に、乳癌術後の再建は一期再建の方が患者さんにとっても術者にとっても有利と考えられ、今後全国的に普及するものと思われます。

　しかし現状において日本全国の外科医が常駐する施設で、乳癌手術は行われていますが乳房再建術を行うことができる形成外科医や外科医は多くの施設では不在であります。また、一期再建は二期再建とは違った術前の配慮や術中の操作が必要ですが、乳癌術後の一期的再建術に限って要点を記した手引き書は現在見あたりません。

　そこで、私が今までに経験した乳癌術後乳房再建術約500例をもとに、特に乳癌術後の一期再建に的を絞って術式の選択から手術法、術後管理までをできるだけ具体的に紹介しました。本書は著者が日常実践している"一期的乳房再建術"であることを最初にお断りしておきます。この手術手技は、多くの諸先輩や同輩の先生方の論文発表や学会発表などを参考にして行ってきましたが、時には苦杯を舐めながら自分なりに工夫を加えてきたものです。したがって、本書は完成された手術手引き書ではなく、現時点で著者が行っている手術の紹介ですので、未熟な点が多々あろうかと思います。ただ、いま行っている手術により多くの患者さんから感謝の声を頂きますので、それなりの自負は持っております。

　本書では、術前の準備から手術の手順、術後の処置、術式の利点欠点、手術の合併症について出来るだけ実践に即して詳細に解説しました。そして、ポイントとなる点や注意点を付記してできるだけ理解しやすいように心がけました。諸先生方のご意見を頂ければ幸いです。

著者は本格的に乳房再建術を始めてまだ12年あまりでありますが、現在では日常診療における約9割を乳房再建患者さんの診療に費やしております。潜在的な乳房再建希望の患者さんが、まだまだ日本中にたくさんおられることをひしひしと感じます。これから乳房再建を始めようとする形成外科医や乳房再建に興味を持っておられる乳腺外科医の先生方に少しでも参考になり、多くの乳房再建を希望する方々の期待に応えられれば望外の喜びです。

　最後に、数多くの乳房再建の機会を与えて下さいました野口眞三郎教授を始めとする大阪大学医学部乳腺内分泌外科の先生方と、数多くの乳房再建手術にご協力下さいました細川亙教授を始めとする大阪大学医学部形成外科の先生方に深く感謝申し上げます。また、本書の編集にご尽力下さいました克誠堂出版株式会社書籍編集部の大澤王子氏を始め編集スタッフの方々にも心より感謝を申し上げます。

2007年6月吉日

矢野　健二

もくじ

I 一期的乳房再建術の利点と問題点　　1

II 乳癌術式の変遷と乳癌術式に応じた乳房再建術　　7

III 乳腺弁移行術の限界　　15
- 1 適応と手術手技 　　16
- 2 乳腺弁移行術　まとめ―合併症とその対策 　　25

IV 広背筋皮弁　　27
- 1 適応と手術手技 　　28
- 2 乳房温存手術に対する再建 　　40
    - 2-1) AC, CD領域の部分切除　40
    - 2-2) AB領域の部分切除で、CD領域の乳腺脂肪組織が残存している場合　48
    - 2-3) BD領域の部分切除　52
- 3 Skin (Nipple) -sparing mastectomy に対する再建 　　59
- 4 胸筋温存乳房切除術に対する再建 　　66
- 5 広背筋皮弁　まとめ―合併症とその対策 　　70

V 腹直筋皮弁　　75
- 1 横軸型腹直筋皮弁 (TRAM flap) 　　76
- 2 縦軸型腹直筋皮弁 (VRAM flap) 　　91
- 3 腹直筋皮弁　まとめ―合併症とその対策 　　98

VI DIEP flap　　107
- 1 適応と手術手技 　　108
- 2 皮弁の配置法 　　117
    - 2-1) Nipple-sparing mastectomy に対する再建　117

2-2）Skin-sparing mastectomy に対する再建　*122*
　　　2-3）胸筋温存乳房切除術に対する再建　*127*
　3　DIEP flap　まとめ―合併症とその対策　*132*

VII 人工乳房　*137*

　1　適応と手術手技　*138*
　　　1-1）Skin（Nipple）-sparing mastectomy に対する再建　*150*
　　　1-2）胸筋温存乳房切除術に対する再建　*153*
　2　人工乳房　まとめ―合併症とその対策　*158*

VIII 乳輪・乳頭の再建　*163*

　1　適応と手術手技　*164*
　　　1-1）Skate flap ＋ 全層植皮による再建　*165*
　　　1-2）健側乳頭半切移植 ＋ 全層植皮による再建　*170*
　2　乳輪・乳頭の再建　まとめ―合併症とその対策　*175*

IX 乳癌術後乳房再建の評価法　*179*

　1　方法　*180*
　2　評価結果　*184*

参考文献　*189*
索　引　*202*

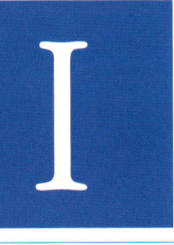

Ⅰ 一期的乳房再建術の利点と問題点

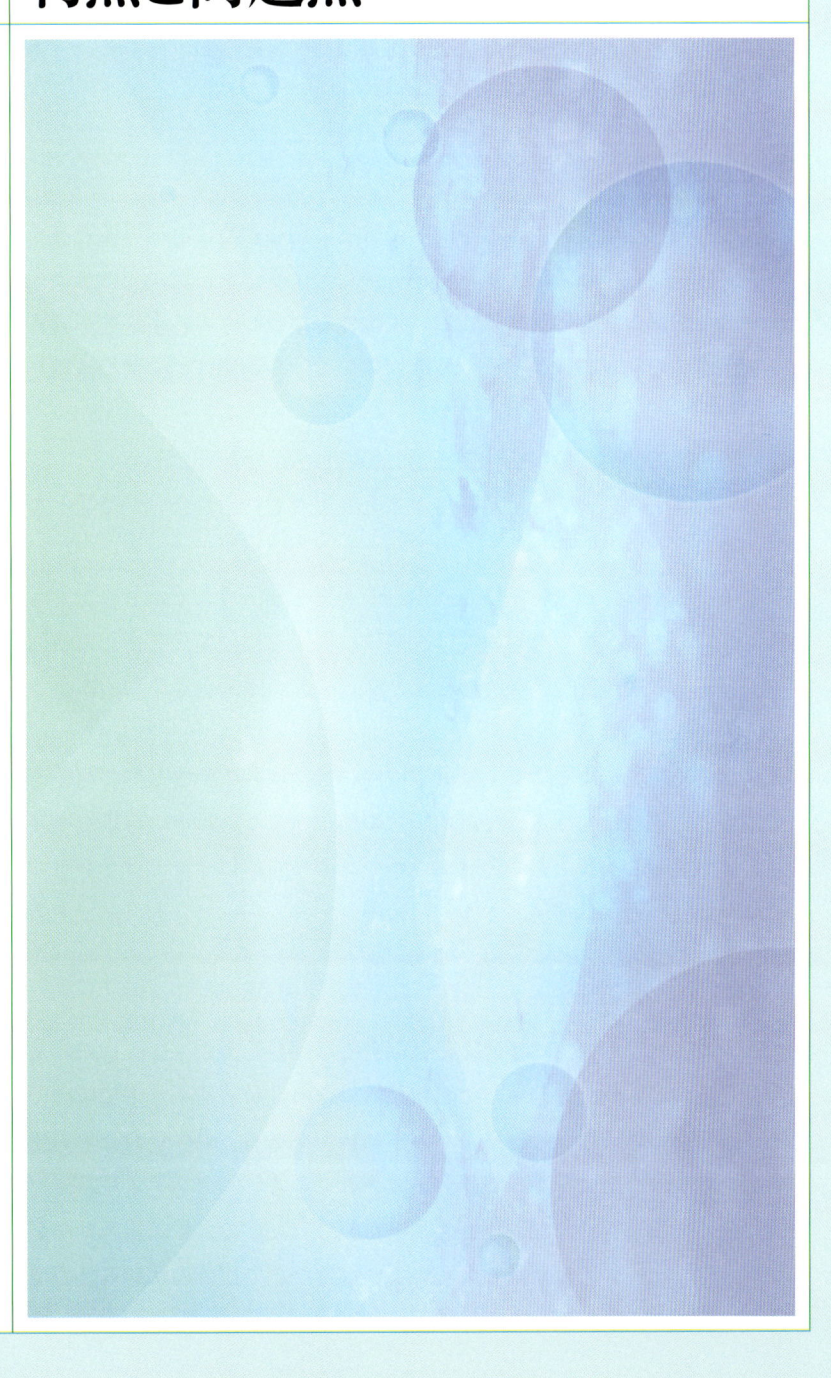

乳房再建は、乳癌手術を施行した直後に行う一期的再建術と、乳癌手術後一定期間をあけて行う二期的再建術の2種類がある。どちらにも利点欠点があり、乳房再建を行っている施設においても術者の考え方や施設の事情、患者の選択などによりいずれを選択するかを決定している。

　二期再建を選択している形成外科医は、乳腺外科医の意向に左右されることが多いが、乳癌の取り残しや再発を恐れて期間をあけることが多いようである。

　私はこれまでの乳房再建はほとんど一期再建で行ってきた。全て乳腺外科医からの依頼であるが、一期再建の方が患者側にとっても術者側にとっても利点は大きいと考えている。

術者側の利点

- 乳腺外科医と再建外科医とが術前に綿密に話し合うことが可能である

　乳腺外科医からの依頼により乳房再建が行われるが、再建についての術前の話し合いが可能であり、十分な計画が立てられる。乳癌の根治性を損なわない乳癌術式を行うことは当然であるが、乳房再建に有利な乳癌術式の選択や乳癌切除における切開部位の選択は話し合いで決定できる。

- 乳癌治療の初期段階から乳癌患者との話し合いが可能である

　乳腺外科医から依頼を受けた時点から乳癌患者との話し合いが可能となり、乳房再建についての全般的な話し合いが可能である。患者に適した乳房再建術式から合併症の説明まで入念に行うことができる。しかし、乳癌患者は乳癌罹患の事実を知らされてからあまり時間が経っておらず、気が動転している人も少なくないので、説明には時間をかけて日を変えて何回かする方がよい。話し合いの中で患者の理解度や精神的な面を考慮して、二期的再建を勧めることもある。

- 切除された乳房皮膚や皮下組織量に合わせた皮弁のデザインが可能である

　一期再建の場合は切除された組織が目の前にあるため、その組織を直接手にとって組織量やその形状を観察することができ、皮膚切除量の計測や組織切除量の計量も可能である。その時点で皮弁の皮膚や脂肪の採取量が決定でき、手術のシミュレーションも可能であるため再建外科医にとっては大変有利である。

- 血管吻合をする場合、移植床の血管剥離が容易である

　顕微鏡下の血管吻合を利用した組織移植による乳房再建術も増加傾向であるが、その際に一期再建であれば移植床の血管を得るのが非常に容易である。乳癌手術をする際に、腋窩リンパ節郭清を施行した場合はすでに胸背動静脈が剥離されているし、センチネルリンパ節生検を行った場合でも腋窩に皮膚切開を行い、ある程度の剥離が行われているので、胸背動静脈を露出するのは容易である。しかも、過去に手術が行われていない部位なので血管の状態も良好であり、血管吻合も確実に行うことができる。

- 乳房温存手術や skin(nipple)-sparing mastectomy 後の再建では、皮弁の皮島を露出させずに再建することができる

　乳房温存手術や skin(nipple)-sparing mastectomy 後の一期再建において乳房皮膚はしっかり柔らかさが保たれており、皮膚でできたポケットに皮弁を充填するだけで良好な形態が再現できる。したがって、皮弁の皮島が乳房表面に露出することはなく、整容面で非常に優れている。

　それに比較して、二期再建を行う場合は乳癌術後の瘢痕拘縮により皮膚の柔軟性が失われており、乳癌手術が乳房温存手術や skin(nipple)-sparing mastectomy であったとしても組織を充填する際には皮膚が不足しており、皮弁の皮島が乳房表面に露出せざるを得なくなり、整容性の低下は避けられない。

患者側の利点

- 手術回数が少ない

　一期再建は乳癌手術と同時に再建を行うわけであるから手術回数が少なく患者の身体的・経済的負担も軽減される。また、2006 年 4 月から診療保険点数の改正があり、乳癌術後乳房一期的再建が採用されたため、保険で治療することができる。

- 乳房喪失による精神的苦痛が少なく早期に社会復帰が可能である

　一期再建は乳房切除と同時に再建を行うため、患者は乳房喪失した状態を経験せずに過ごすことができるため精神的苦痛が少なく早期に社会復帰可能と思われる。

- 衣服に対する気遣いから解放される

　乳癌術後の患者の悩みで最も多いのが衣服に関する悩みである。乳房を切除したために乳房の膨らみが欠損し、引っかかりがなくブラジャーの装着が困難である、パットが移動する、胸の開いた服を着ることができないといった悩みをよく聞く。一期的乳房再建をすればこのような悩みは経験しなくてすむ。

術者側の問題点と対策

- 乳癌の取り残しが生じる可能性がある

　乳癌の取り残しは主に乳房温存手術後に生じる。乳房温存手術の際には術中に摘出標本断端を迅速病理検査に出し、取り切れているかどうかを検査するのが常であるが、それで確実に判断がつくとは限らない。永久標本により取り残しが指摘され再度切除する可能性もある。

　そこで、再建を前提とした温存手術の場合には、温存手術のみの切除範囲よりも大きめに切除量を設定して取り残しを防止するようにしなければならない。そのことが乳腺外科医側の安心につな

がっており、乳腺外科医側の利点の一つに挙げられる。われわれの施設では、広背筋皮弁で充填できる組織量であればそれに見合うだけの乳腺量の切除を施行しており、1/2～2/3の切除を行うこともある。このようにして乳癌の取り残しを極力減らすことが可能である。

- 乳癌の局所再発の発見が遅れる可能性がある

再建が行われた場合、皮弁や人工乳房に覆い隠されて胸壁への局所再発の発見が遅れる可能性があるという点が問題となる。その点に関して、以前勤務していた国立病院で乳癌手術のみを行った患者の局所再発に関する調査をしたことがある。

皮弁で覆い隠されて局所再発の発見が遅れるという危惧は、胸壁転移が見つけにくくなるということと同じである。調査の結果、乳癌症例 964 例中 8 例に胸壁転移が発見されたが、その時点で全例に遠隔転移も見つかっている。つまり、胸壁転移が生じた時点では既に遠隔転移も存在しており、胸壁転移を見逃したとしても生命予後は変わらないことを示していた。

そうであれば、患者の術後の社会生活における QOL を向上させるために乳房再建を行っても問題ないと思われる。また、乳癌学会が作成した乳癌診療ガイドラインにおいても、乳房再建（インプラント、自家組織）は局所再発診断の遅れにつながるだけの根拠に乏しいと記載されている。乳癌切除後、一期再建を行った症例の再発率、生存率は再建が影響する結果は得られなかったとしている。

また、二期再建を推奨する医師は再発が生じやすい 1～5 年間は期間をあけた方がよいと主張していた。しかし、実際には 5 年以上経過してから再発することもしばしばであり、何年期間をあければ再建しても大丈夫という意見には根拠が乏しくなっているのが実情である。最近では一期的再建を支持する報告が多いように思われる。

- 乳癌の局所再発により再建が無駄になる可能性がある

乳癌の局所再発により再建乳房が再切除され無駄になる可能性がある。局所再発に関する国立病院での調査結果は、Stage Ⅰであれば 4.4%、Stage Ⅱであれば 11.0%、Stage Ⅲであれば 25.4% といった局所再発率であった。局所再発を来した場合、部分的に切除してすむこともあるし、放射線治療の追加や場合によっては再建組織を含めた切除が必要になることもある。しかし、その危険性を承知のうえで再建を希望する患者が大勢いることも確かである。そのような患者の希望に答えることも必要であろうと考えている。ただし、再発を生じにくい乳癌手術を選択し、再発率の低下を計る努力を怠ってはいけない。

- 乳癌切除時の残存乳房皮膚が壊死に陥る可能性がある

乳癌切除時の創周囲の乳房皮弁血行が不良で壊死に陥る可能性がある。これは残った乳房皮膚の生着を信じて、組織欠損部のみの再建を行う再建外科医にとっては重大な問題である。

こういったトラブルを避けるためには、術前に乳腺外科医とよく相談し、どのような乳癌術式を

行って乳房皮弁の厚さはどのくらいになるかを把握し、患者の喫煙歴や肥満度や基礎疾患にも注意を払う必要がある。また、乳房皮膚の裏面から電気メスによる過度の止血操作により血行不良になる可能性があるため要注意である。術中の判断で、乳房皮弁の創縁の状態をよく観察し、出血が認められなかったり鬱血したりしているようであれば、血行の良好な部位まで乳房皮膚を切除する方がよい。

患者側の問題点

- 乳房を喪失した状態を経験していないために術後の充実感にやや欠ける

　一期再建における患者の利点では乳房喪失を経験しないから精神的苦痛を感じないで過ごせる点を挙げた。しかしこれは医療者側の一方的な意見かもしれない。患者の立場から考えれば、ほぼ正常な形態の乳房が手術を受けた後は乳房表面の傷を伴って若干非対称な乳房として再生されているため、100％の満足感は得られない。必ずマイナスイメージを持っており、不平不満を口にすることも少なからずある。したがって、二期再建の患者よりも術後の充実感にはやや欠ける傾向がある。医療者側も十分にその点は考慮して患者と対応しなければトラブルになる可能性がある。

- 乳癌切除術単独よりも患者の身体的負担は大きい

　乳癌切除術後に続けて再建手術を行うため、患者の身体的負担は乳癌切除術単独よりも大きくなる。人工物による再建の場合は身体他部位を損傷しないためそれほどでもないが、自家組織による再建の場合は背部や下腹部を損傷するため術後の安静が長かったり疼痛が強かったりする可能性がある。入院期間も場合によっては長くなる可能性がある。そういった点も、術前に患者に十分説明しておく必要がある。

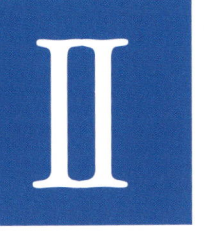

II 乳癌術式の変遷と乳癌術式に応じた乳房再建術

乳癌術式の変遷

　乳癌術式は、1894年にHalstedが報告した乳房、大小胸筋、及び腋窩リンパ節を一塊として切除する定型的乳房切除術が報告され、長い期間標準術式となっていた。その後、1950年代後半には定型的乳房切除に加えて胸骨傍リンパ節と鎖骨上リンパ節を郭清する拡大乳房切除術が一時的に広まった。一方そのころ、早期乳癌が発見されるようになったことや乳癌の"全身病説"が広まったことより、縮小手術も普及するようになった。1940年から1960年にかけて報告されたPateyやAuchinclossの胸筋温存乳房切除術がその先駆けである。さらに放射線治療を伴う乳房温存手術が報告され、わが国でも1980年代後半から急速に普及してきた。

　また、1991年Tothらにより報告されたSkin-sparing mastectomyは必要最小限の皮膚切除を伴う乳房切除術と定義され、乳房皮膚は乳輪乳頭、腫瘍直上皮膚や生検部皮膚のみを必要に応じて切除するだけであり乳房再建にとって非常に有利な乳癌術式である。さらに、乳輪乳頭を含む乳房皮膚全てを残すNipple-sparing mastectomyも行われるようになった。この2法は乳房再建を前提とした乳癌術式といえる。

　最近では、おもに乳癌手術として行われるのは胸筋温存乳房切除、Skin-sparing mastectomy、Nipple-sparing mastectomy、乳房温存手術のいずれかであり、定型的乳房切除術はほとんど行われなくなっている。

乳癌術式に応じた乳房再建術

　乳房再建法を決定する要因

・乳癌治療の要因
　　　乳腺脂肪切除量
　　　皮膚切除量
　　　乳輪乳頭切除の有無
　　　大小胸筋切除の有無
　　　腋窩リンパ節郭清の有無
　　　術前術後の化学療法の有無
　　　術前術後の放射線治療の有無

・患者側の要因
　　　体格
　　　　乳房の大きさ
　　　　下腹部の脂肪厚

背部の脂肪厚
　　　肥満
　　　BMI
　年齢
　　　妊娠・出産の希望
　既往歴
　　　下腹部の手術瘢痕の有無
　　　背部の手術瘢痕の有無
　　　対側乳房の手術歴
　　　糖尿病などの基礎疾患
　嗜好
　　　喫煙歴
　社会的背景
　　　職業
　　　趣味
　精神・心理的状況
　　　乳癌の受け入れ状況
　　　再建に関する理解度

乳癌の位置

　乳癌の位置は乳癌取扱い規約によりABCDE（C'）と分類されている（**図1**）。内上部（A）、内下部（B）、外上部（C）、外下部（D）、乳輪下部（E）、axillary tailに発生したもの（C'）の領域に分け、がんの浸潤が各領域内のみに存在するものは相当する略号をもって表し、2つ以上の領域にまたがるものは、より多く占める領域から順に記載すると定められている。

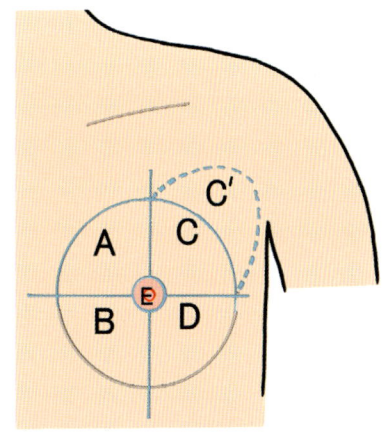

図1　腫瘍占拠部位の略号

乳癌手術の種類

・乳房温存手術（図2）

乳房温存手術は乳腺部分切除術であるが、その切除法により以下の3種類に分類されている。

(a) 乳腺扇状部分切除術：腫瘍から2cm以上離して乳頭を中心に扇状に切除する方法
(b) 乳腺円状部分切除術：腫瘍周囲に1～2cmの正常乳腺組織を付けて切除する方法
(c) 腫瘍切除術：視診触診で明らかな癌遺残がないように腫瘍のみを切除する方法。ほとんど再建はいらず、整容的には最も優れている。しかし、取り残しや再発が多いとされている

　以上のような方法が乳房温存手術として一般的に行われている手技であるが、乳房再建術を前提として行う場合は決して上記のような定義に従う必要はない。われわれの施設では、取り残しや再発を生じないように大きめの切除を心がけており、場合によっては乳腺の1/2～2/3の切除となることもある。

　しかし、いずれの方法を用いても残存乳腺は存在するため術後に放射線療法を併用することを原則としている。

Notice! 乳房温存手術という名称は、患者にとって甘い幻想を抱かせる名称である。乳房形態がほぼ元通り残る手術と考えている患者も多い。実際は乳腺を切除するから少なからず変形が残る。したがって、乳腺部分切除術という名称の方が摘切であるように思われる。

・Nipple-sparing mastectomy（以下NSM）

（皮下乳腺全摘術；Subcutaneous total mastectomy、全乳腺切除術；Total glandectomy）（図3）
　NSMは乳輪乳頭を含めて乳房皮膚を全て温存し、皮下の乳腺を全切除する手術である。NSMは乳房再建術を前提とした乳癌術式であり、乳房本来の皮膚が全て残るため整容的には非常に有効な乳癌術式といえる。つまり、乳癌切除後に生じた皮下ポケット内に切除量に見合うだけの移植物を埋入すれば良好な形態の乳房が再現可能となる。

・Skin-sparing mastectomy（以下SSM）（図4）

　SSMは必要最小限の皮膚切除を伴う乳房切除術と定義され、皮膚切除は乳輪乳頭、腫瘍直上皮膚や生検部皮膚のみを必要に応じて切除する。SSMもNSMと同様に乳房再建術を前提とした乳癌術式であり、乳房本来の皮膚の大半が残るため整容的には非常に有効な乳癌術式といえる。SSMの場合も乳癌切除後に生じた皮下ポケット内に切除量に見合うだけの移植物を埋入すればよく、切除された乳輪乳頭部は一次的に縫合されるか皮弁が欠損部に露出する。乳輪乳頭は術後3カ月以降に再建される。

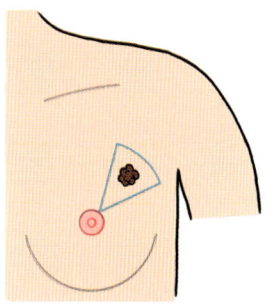
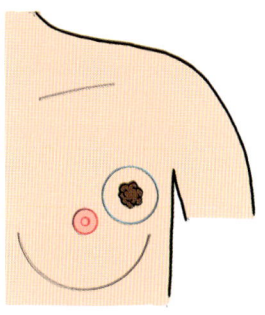
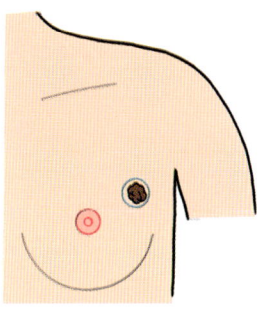

（a）乳腺扇状部分切除術
　乳頭方向に向かう扇状の乳腺部分切除。

（b）乳腺円状部分切除術
　腫瘤縁より1～2cm自由縁をとった乳腺部分切除術。

（c）腫瘍切除術
　腫瘍のみを切除する腫瘍切除術。

図2　乳腺部分切除術の切除法による分類

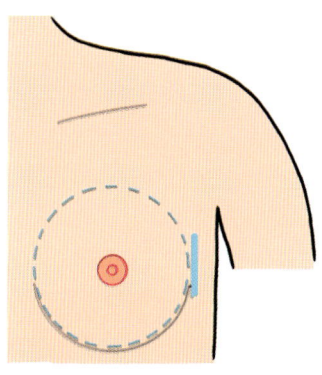
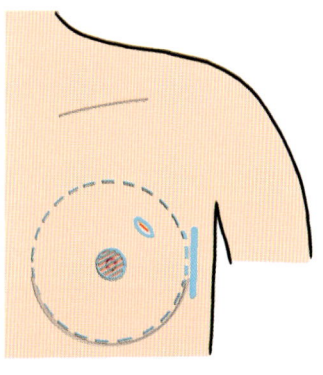

図3　Nipple-sparing mastectomy
　乳房外側の切開線より皮下の乳腺を全て切除するが、乳房皮膚は全て温存される。

図4　Skin-sparing mastectomy
　乳房外側の切開線より全皮下乳腺と必要最小限の皮膚切除を伴う乳房切除術である。皮膚切除は乳輪乳頭、腫瘍直上皮膚や生検部皮膚のみを必要に応じて切除する。

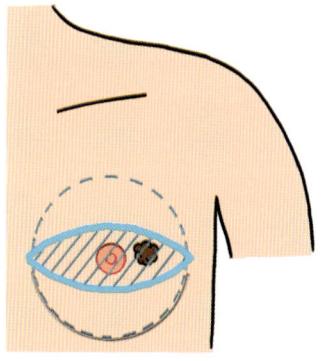
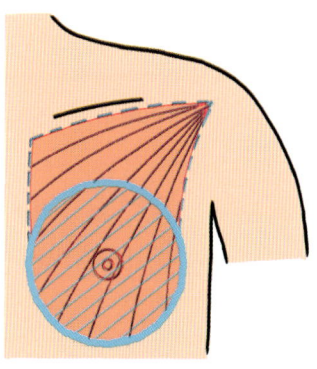

図5　胸筋温存乳房切除術
　大胸筋、小胸筋を温存して全乳腺と腫瘍直上の皮膚を紡錘形に切除する。

図6　定型的乳房切除術
　乳房皮膚乳腺全体と大胸筋、小胸筋、腋窩リンパ節を一括して切除する。

・胸筋温存乳房切除術（図5）

　大胸筋、小胸筋を温存して全乳腺と乳輪乳頭および腫瘍直上の皮膚を含めて紡錘形に切除する術式である。

・定型的乳房切除術（図6）

　乳腺領域の乳房皮膚全体と大胸筋、小胸筋、腋窩リンパ節を一塊として切除する方法で、乳癌手術の古典的な方法である。

乳房再建手術の種類（素材）

　　乳腺弁移行術
　　広背筋皮弁
　　遊離深下腹壁動脈穿通枝皮弁（free DIEP flap）
　　有茎横軸型腹直筋皮弁（TRAM flap）
　　有茎縦軸型腹直筋皮弁（VRAM flap）
　　人工物
　　　Tissue Expander
　　　生食バッグ
　　　シリコンバッグ

乳房再建法の選択

　以上のような要因を総合的に考慮して、乳癌術後乳房再建法を決定する。（図7）

　乳房温存手術で組織欠損量が小さい場合は、乳癌手術に引き続いて通常行われている手技であるが乳腺弁移行術が適応となる。ただし、乳癌の局在部位が問題となり、BD領域（乳房尾側部の部分欠損）に関しては乳腺弁移行術だけでは必ず変形を来たすため、何らかの組織の充填が必要となる。乳房温存手術で組織欠損量が大きい場合は、広背筋皮弁の充填が最適である。広背筋皮弁充填を前提とするならば、全乳腺組織量の1/2切除程度であれば十分に組織補填が可能である。

　Nipple-sparing mastectomy や Skin-sparing mastectomy で乳房の大きさが小さい場合は、広背筋皮弁で再建する。乳房が大きい場合は遊離深下腹壁動脈穿通枝皮弁で再建する。

　胸筋温存乳房切除術で患者の年齢が中高年者の場合は、遊離深下腹壁動脈穿通枝皮弁もしくは横軸型腹直筋皮弁で再建する。妊娠出産を望む若年者の場合や下腹部に十分な脂肪組織が備わっていない場合には人工物での再建を計画する。

　進行乳癌や再発乳癌で拡大切除を余儀なくされる場合には、創面被覆の目的で植皮術の適応となることが多い。

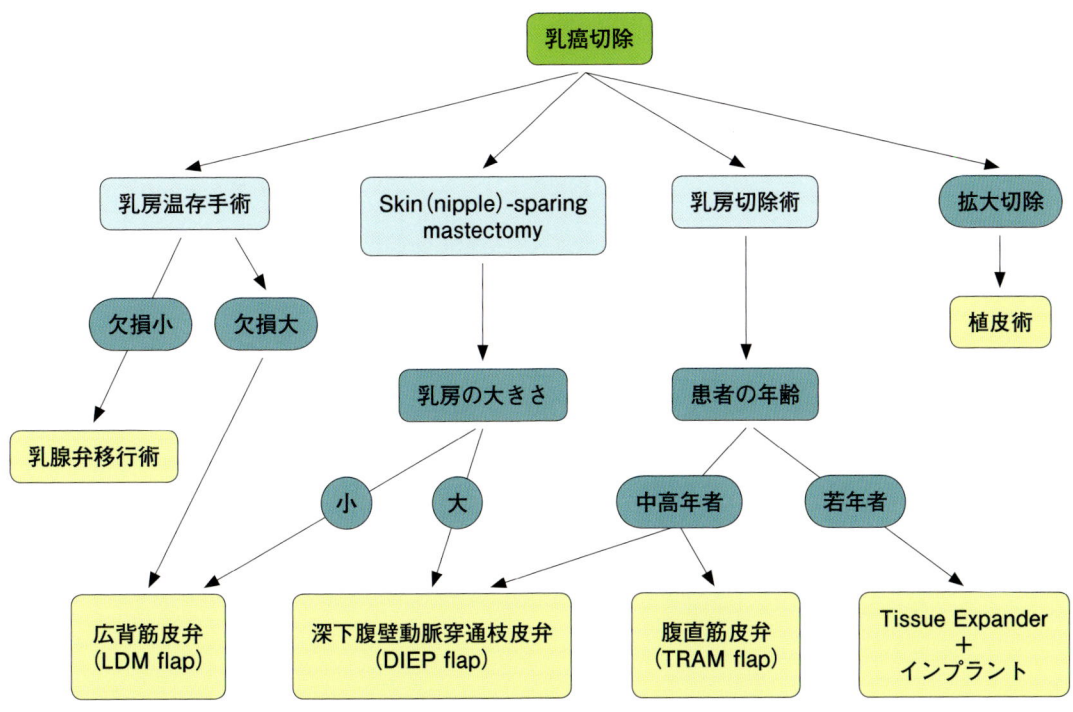

図7　乳癌手術に応じた基本的な乳房再建法の選択

　しかし、このフローチャートはあくまで一般論であり、前述のような乳癌手術や患者の要因を加味して総合的に判断して再建術式を決定する。

III 乳腺弁移行術の限界

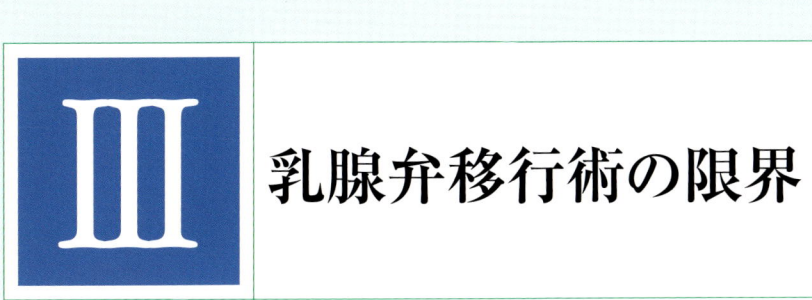

1 適応と手術手技

適応

① 乳房温存手術で切除量が比較的少ない
② 乳癌の部位がA またはC 領域である
③ 乳癌の部位がB 領域の最内側またはD 領域の最外側である

要点

　乳腺弁移行術は、乳癌切除した部位の周囲の乳腺上と乳腺下を剥離して残存乳腺の可動性を増加させ、それを縫い寄せることにより切除部の欠損を補填し陥凹変形を防ぎ、乳房の変形を最小限に食い止める手術手技であり、乳房温存手術後には通常の手技として行われている。乳房温存手術後の乳腺弁移行術は乳癌の位置や乳腺切除量によってはほとんど変形を残さずに治癒させることが可能である。ただし、B 領域やD 領域の尾側を部分切除されたりA 領域やC 領域であっても大きく切除されたりした場合は変形を生じるため適応とはならない。

手順

1. 切除部位周囲の乳腺弁の剥離
2. 剥離した乳腺同士の縫合
3. 創閉鎖

手術手技

1．切除部位周囲の乳腺弁の剥離（図1-a）

① 乳癌切除部位の周囲の乳腺上を剥離する。　　　　　　　◀……… 脂肪層内を切り込まないように、乳腺と脂肪層の境界部を剥離する。
② 乳癌切除部位の周囲の乳腺下を剥離する。　　　　　　　◀……… 大胸筋筋膜上で剥離する。
③ 乳腺を組織欠損部方向に寄せてみて皮膚に皺が生じないか否かを確認する。皮膚に皺が生じるようであれば、その部位の乳腺剥離を追加する。
④ 再度乳腺を寄せてみて強い緊張がかからないことを確認す

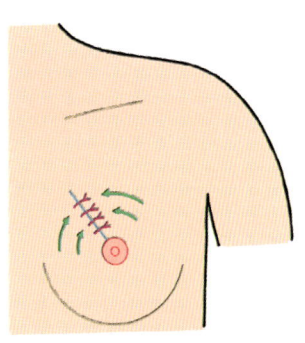

(a) 乳房の剥離
扇状部分切除の後、周囲の乳腺を剥離する。乳腺を組織欠損部方向に寄せてみて皮膚に皺が寄らないかどうかを確認する。皮膚の皺が目立つようであれば、その部位の乳腺剥離を追加する。

(b) 縫合
剥離した乳腺を水平方向に寄せて、吸収糸で縫合固定する。

図1　乳腺弁の剥離と縫合

る。もし、緊張が強いようであれば、乳腺弁を伸展しやすいように乳腺内に補助切開を加えてもよい。ただし、乳腺弁の血行を考慮して切開を行う。

2．剥離した乳腺同士の縫合（図1-b）

剥離した乳腺をできるだけ水平方向に寄せて、吸収糸で縫合固定する。

> 乳腺を上下方向に寄せると通常は乳房に変形を生じることが多い。いろいろ寄せてみて寄せる方向を決定すればよいが、水平方向に寄せるのが無難。

3．創閉鎖

① しっかり止血をしておけばドレーンは必要ないが、術後出血が予想されるような場合には陰圧吸引ドレーンを挿入する。
② 創を二層に縫合する。

●症例

〈AC領域〉

　AC領域は乳腺切除量が少なく乳房の大きさが小さい場合は乳腺弁移行術だけであまり変形を残さないことが多い。

症例1：左AC領域の乳癌に対して乳房温存手術を施行。乳腺弁移行術症例（図2）
　　　　小範囲の欠損であれば、ほとんど変形は目立たない。

症例2：他院で右乳房C領域の乳癌に対して乳房温存手術を施行（図3）
　　　　乳房の左右の対称性はかなり損なわれている。

〈AB領域、CD領域〉

　AB領域やCD領域の乳癌でそれぞれB領域やD領域がほとんど残っている場合は、切除量が少なければ乳腺弁移行術だけであまり変形を残さず治癒させることができる。

症例3：左AB領域の乳癌に対して乳房温存手術を施行。乳腺弁移行術症例（図4）
　　　　乳房内側に残った瘢痕は少し目立つが、乳房の大きさ・形は健側とあまり変わらず対称性が保たれている。

症例4：左AB領域の乳癌に対して乳房温存手術を施行。乳腺弁移行術症例（図5）
　　　　乳房内側から乳輪下に残った瘢痕は少し陥凹し目立つが、乳房の大きさ・形は健側とあまり変わらず対称性が保たれている。

症例5：他院で左CD領域の乳癌に対して乳房温存手術を施行（図6）
　　　　患側の乳房の大きさ、形態とも健側とかなり異なっており、切除部の陥凹変形も目立つ。

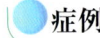AC領域やAB領域，CD領域の乳癌であっても欠損量が大きい場合は強い変形を来たすことがある。特に、乳房の大きな患者で乳腺の1/3以上を切除するような場合には変形は必発である。再建外科医と相談のうえ組織の充填を考慮する。

〈BD領域〉

　BD領域の尾側の乳癌はたとえ少量の組織を切除した場合であっても乳房下縁のなだらかなラインが崩れる。周囲の乳腺組織を剥離して寄せたとしても寄せた組織が吊り橋状となり乳腺組織が下方に下がることはなく、乳房下縁の丸みを再現することはできない。必ず乳房下縁が引き上げられて乳輪最下端と乳房下溝線間の距離が短くなり、強い変形が残ることになる。

症例6：右 BD 領域の乳癌に対して乳房温存手術を施行。乳腺弁移行術症例（図7）
　　　乳輪乳頭が下方偏位し、乳輪と乳房下溝間距離が短くなっている。

症例7：左 BD 領域の乳癌に対して乳房温存手術を施行。乳腺弁移行術症例（図8）
　　　乳輪と乳房下溝間距離が短くなり、乳房尾側部の変形が強い。

Notice! BD 領域の乳癌切除は強い変形が必発であり、組織の充填を考慮する。

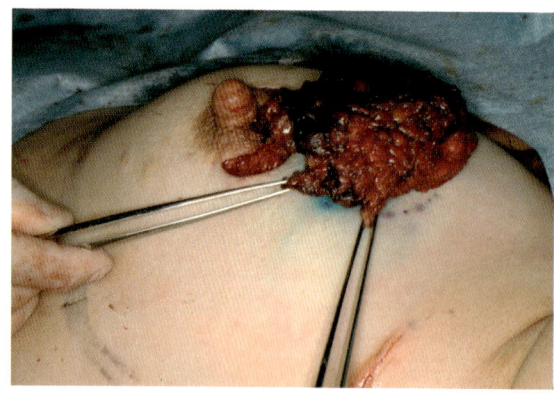

乳腺切除組織量を示している。

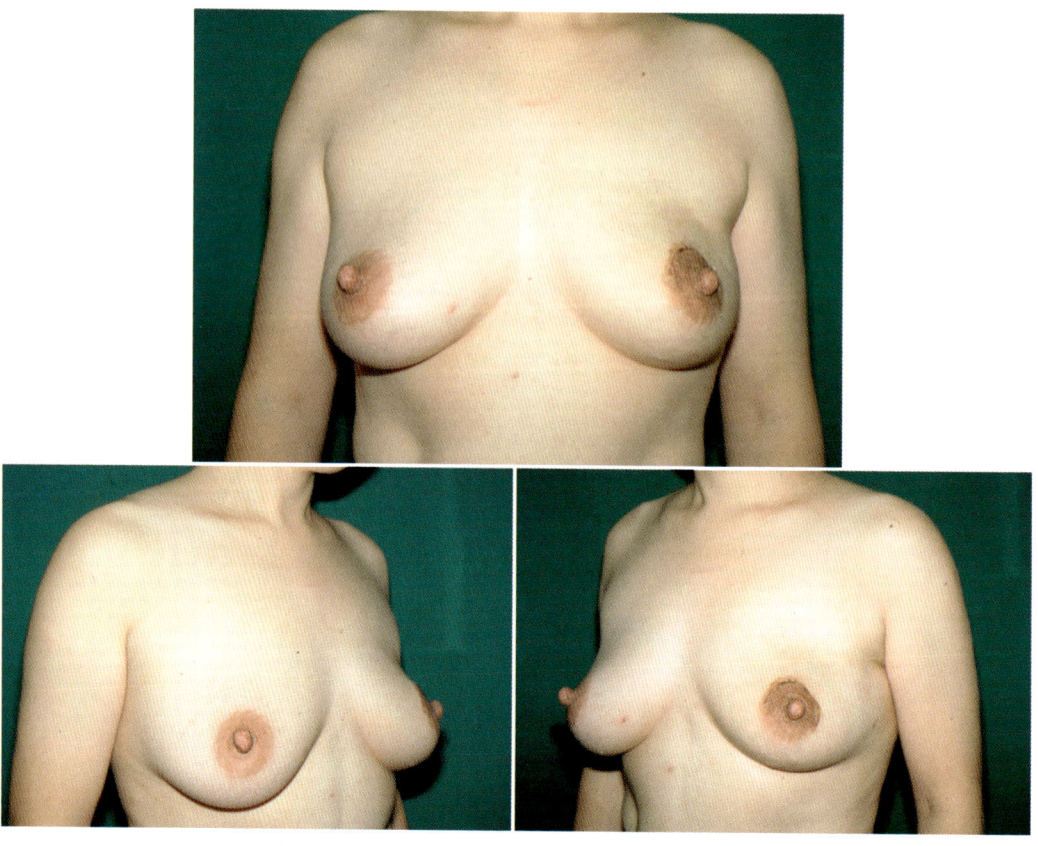

乳輪辺縁の瘢痕も目立たず切除部位の陥凹も目立たない。

図2 症例1：左AC領域の乳癌 術後1カ月

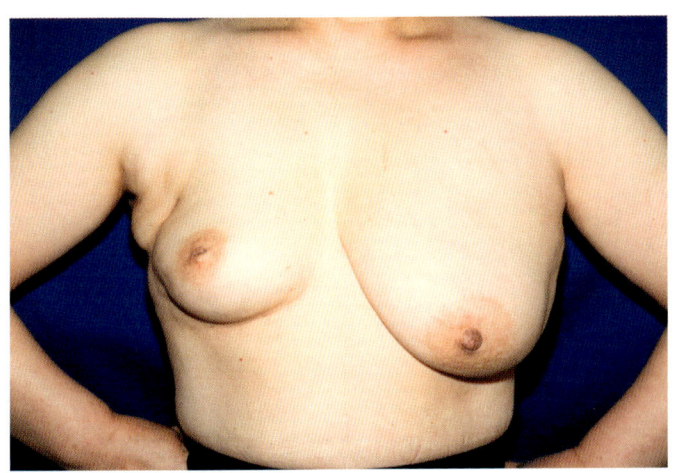

図3　症例2：他院で右C領域の乳癌に対して乳房温存手術を受けた患者

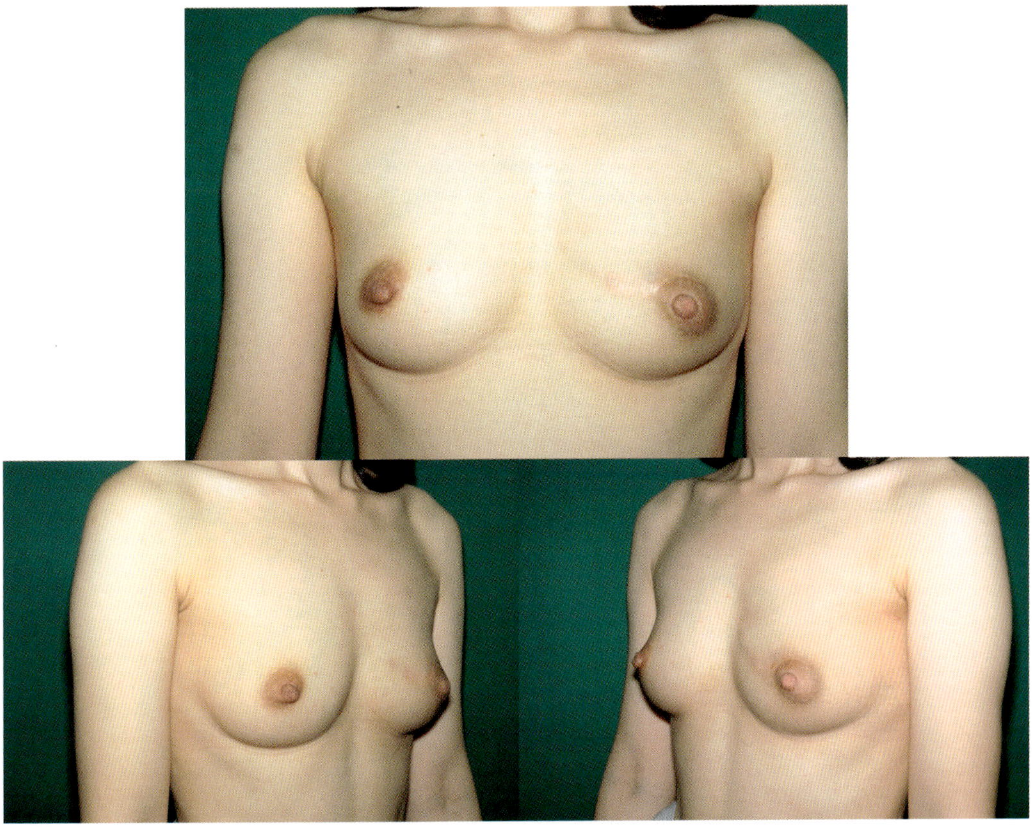

乳輪から乳房内側にかけての瘢痕はやや目立つが、乳房の大きさ・形はほぼ保たれている。

図4　症例3：左AB領域の乳癌　術後1年

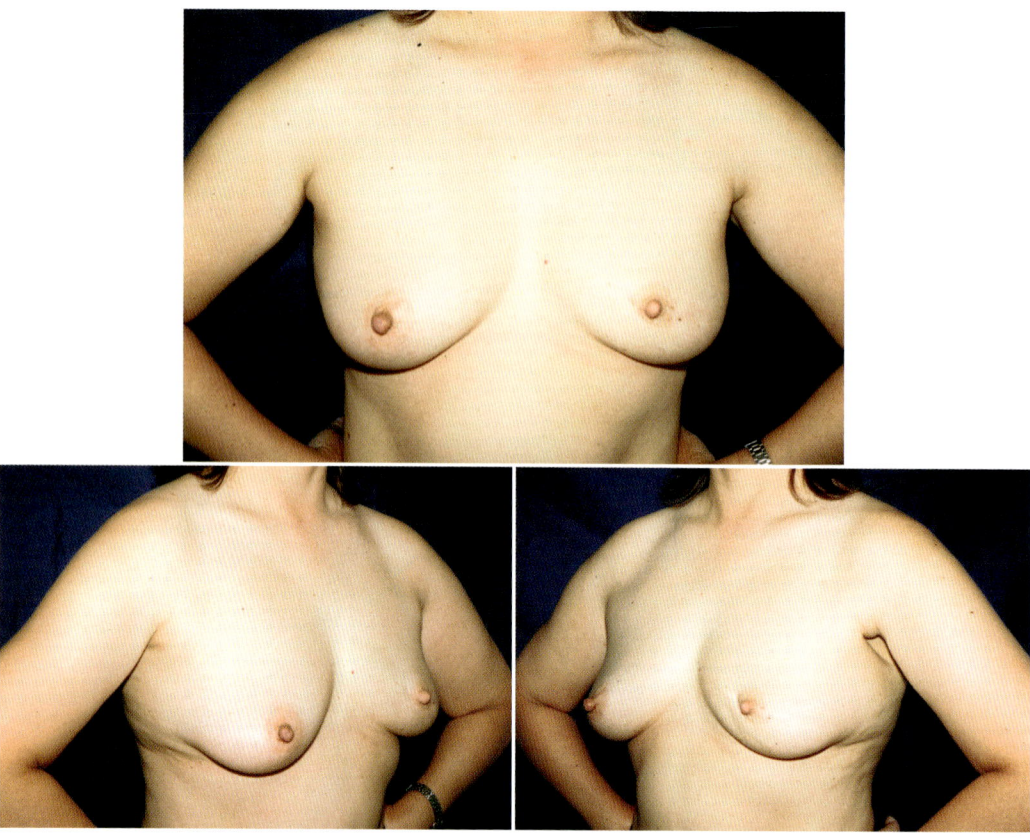

乳輪から乳房内側にかけての瘢痕はあまり目立たず、乳房の大きさ・形はほぼ保たれている。

図5　症例4：左AB領域の乳癌　術後3年

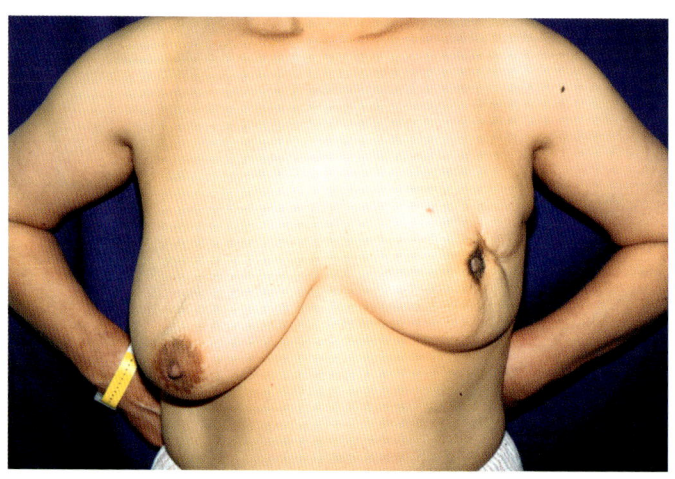

図6　症例5：他院で左CD領域の乳癌に対して乳房温存手術を受けた患者

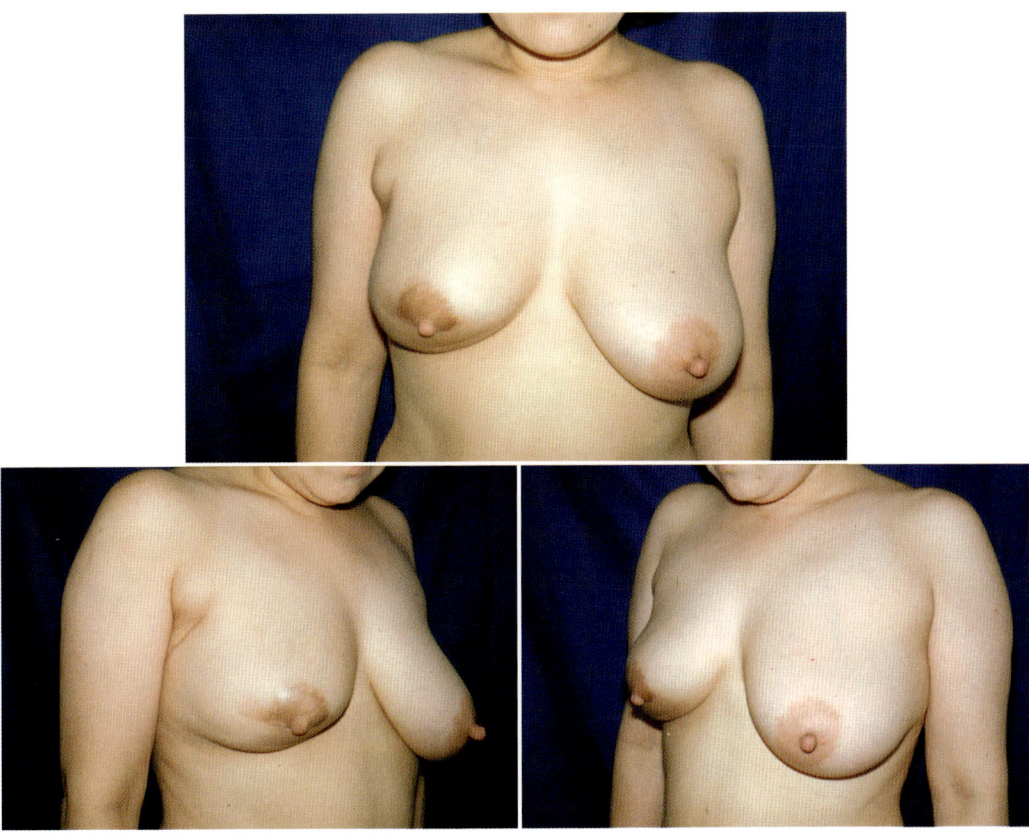

乳輪乳頭が偏位し、乳房の形態が左右で全く異なっている。

図7 症例6：右BD領域の乳癌 術後2年

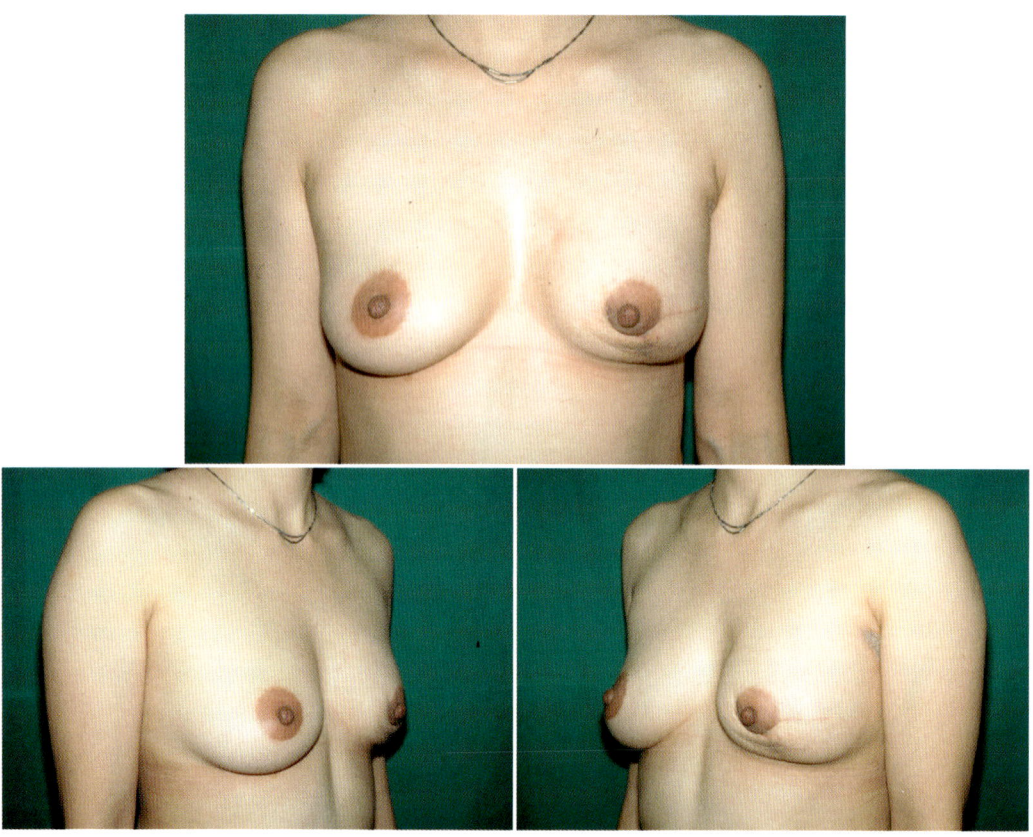

乳輪と乳房下溝間距離が短くなり、乳房下方の変形が強い。

図8 症例7：左BD領域の乳癌 術後1カ月

2 乳腺弁移行術　まとめ
―合併症とその対策

● 利点

1．手技が簡単である
　乳房温存術後に周囲乳腺組織を剥離して寄せて縫合するだけであるから、手技的には簡単である。

2．身体の他部位に傷がつかない
　切開する部位は乳癌直上および乳輪周囲のみであるから身体他部位の犠牲はない。

● 欠点

1．乳癌の部位によって術後変形が強く残る
　乳癌の部位が AC 領域であれば変形はあまり残さずに再建することができるが、BD 領域であれば少量の組織切除であっても強い変形を来たすことが多い。

2．乳房表面に術後瘢痕が残る
　通常、腫瘍直上の皮膚を切開して乳癌組織を切除するため、乳房表面に術後瘢痕が残る。

● 術後の合併症とその対策

1．乳腺弁移行術後の乳房変形
　BD 領域の乳癌切除後は乳腺弁移行術を行っても乳房下縁のなだらかな曲線を再現することは難しく、強い変形を来たすことが多い。したがって、BD 領域の乳腺部分切除後は乳腺弁を引き寄せるだけでは形態を温存することは不可能であり、少量の乳腺切除であっても何らかの組織充填が必要と考えている。

　充填する組織は広背筋皮弁が第 1 選択である。一時期乳腺部分切除後に生理食塩水や血液を充填する方法が報告されたが、手術直後の死腔に液体が貯留している時期は形態が保持されていても、必ず吸収され変形が残るため推奨できない。側胸部や乳房下溝尾側部からの脂肪弁を挿入する報告もあるが、脂肪弁の血流が不安定であるため脂肪硬化を来たし、放射線照射後に再変形を来たすことも多い。

２．乳頭偏位や乳輪乳頭位置異常

　乳輪乳頭周囲の乳腺組織が切除され残存乳腺組織を引き寄せられて再建されたとしても、術後の放射線治療により瘢痕拘縮を生じ乳頭偏位や乳輪乳頭位置異常を来たすこともしばしばある。乳輪乳頭の下方偏位であれば乳房固定術に準じてある程度乳輪乳頭を上方に引き上げることができる。乳輪乳頭の上方偏位であれば局所皮弁を利用して乳輪乳頭を下方に引き下げることができるが、乳房表面に瘢痕が残る。

IV 広背筋皮弁

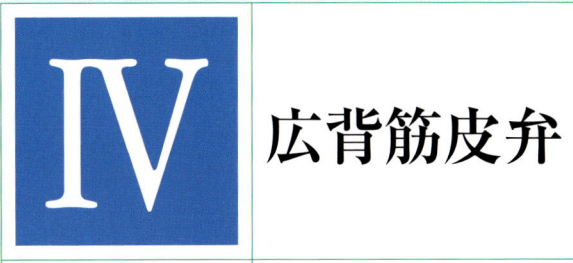

1 適応と手術手技

適応

① 乳房温存手術後
② Skin (Nipple)-sparing mastectomy 後で比較的乳房が小さい
③ 胸筋温存乳房切除術後で比較的乳房が小さい
④ 術後妊娠出産を希望
⑤ 人工物の使用を希望しない

要点

　広背筋皮弁は乳房再建において最も利用しやすい自家組織の一つである。その利点としていくつか挙げられる。位置的に腋窩部を支点として前胸部に移動できるため乳房部の再建に適している。広背筋は広く薄い筋肉であるためその直上のどの部位に皮島を作成したとしても皮弁への血行は良好である。広背筋採取による筋の脱落症状が少ない。広背筋の採取創は背部で下着に隠れる部位であり患者にとっても目立たない。このため、いろいろな形の乳房再建に利用可能である。
　ただし、広背筋皮弁の採取量には限度があり、大きな組織量を必要とする再建には向いていない。したがって、乳房温存手術後や乳房の比較的小さい Skin (Nipple)-sparing mastectomy 後や胸筋温存乳房切除術後の患者に適応される。

解剖

　広背筋は第6〜8胸椎以下の棘突起、腰背腱膜浅葉、腸骨稜、第3〜4の下位肋骨および肩甲骨下角から起こり、上部はほとんど水平に外方へ、下部はしだいに斜め外上方へ向かう。停止部は、上腕骨の小結節稜である。主たる栄養血管は、腋窩動静脈の枝である肩甲下動静脈が肩甲回旋動静脈を分枝した後の胸背動静脈である。胸背動静脈だけで広背筋全体が栄養され、多数の筋肉皮膚穿通枝を分枝しており、広背筋上の広範な皮膚皮下組織も栄養されている。広背筋の運動支配神経は胸背神経である（図1）。広背筋上皮膚の知覚を支配する神経はTh6〜12の胸神経後枝である。胸神経後枝は胸椎の横突起間を通って体幹の後壁に出て、外側皮枝と内側皮枝とに分かれて広背筋を貫き、直上の皮膚に分布する。

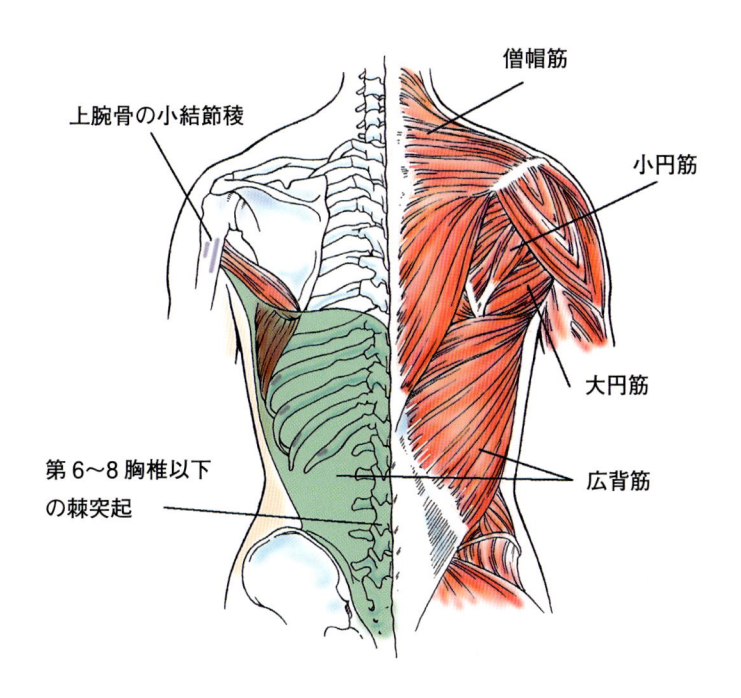

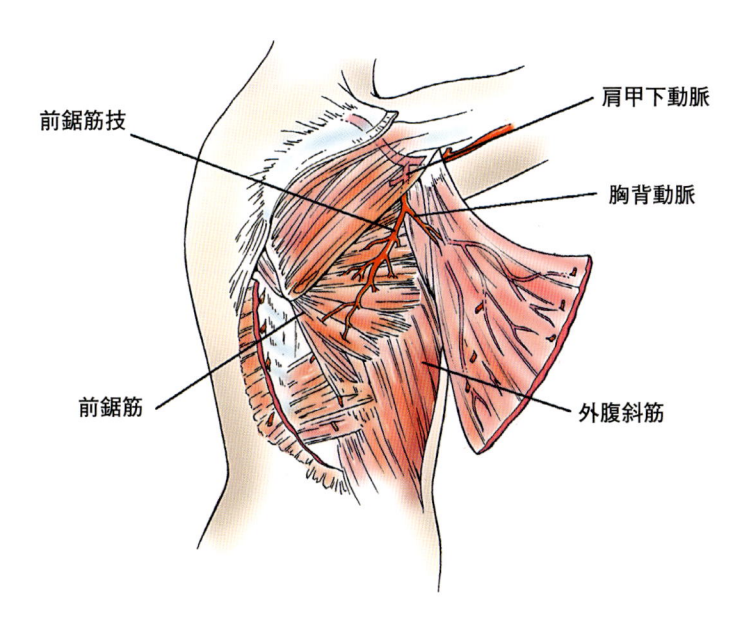

図1 広背筋皮弁の解剖学的所見

手順

1. 皮弁のデザイン
2. 皮弁の切開
3. 浅筋膜層での剥離
4. 広背筋の外側縁の剥離
5. 広背筋の尾側での切離
6. 広背筋の内側縁の切開
7. 広背筋筋体裏面の剥離
8. 広背筋の上縁の剥離
9. 前胸部からの広背筋の剥離
10. 筋体の停止部の切離
11. 広背筋皮弁の充填と背部創の閉鎖
12. 広背筋皮弁の術後管理

手術手技 —広背筋皮弁の挙上法—

1．皮弁のデザイン（図2）

① 乳房温存手術後の再建における皮膚切開線は基本的にブラジャーラインに沿った横方向の紡錘形切開とし、通常3〜6cm×15cmの皮島をデザインする。

> 紡錘形に採取した採取部の創を縫縮した時に生じる外側端のdog earは非常に目立ち何年たっても持ち上がったまま。これに対して内側端のdog earは持ち上がったとしても数カ月すると平らになってきて目立たなくなる（図3）。

② 皮島のデザインは外側が狭く正中側が広いろうそくの炎型にデザインするのがよい。

> ろうそくの炎型にすることにより外側端のdog earの持ち上がりが少なくなり目立たない。

③ 皮島の幅は最も広い部分で8cm程度であれば縫縮可能である。

④ 乳房切除術やSkin（Nipple）-sparing mastectomy術後の再建ではできるだけ多くの組織量を必要とするため、（横型切開ではなく）背部皮膚のしわの方向である内上方から外下方に向かう斜め方向の皮膚切開とし、通常6〜9×17〜20cmの皮島をデザインする。

> この時のデザインも外側端にdog earを生じないように外側端の角度は小さくする。

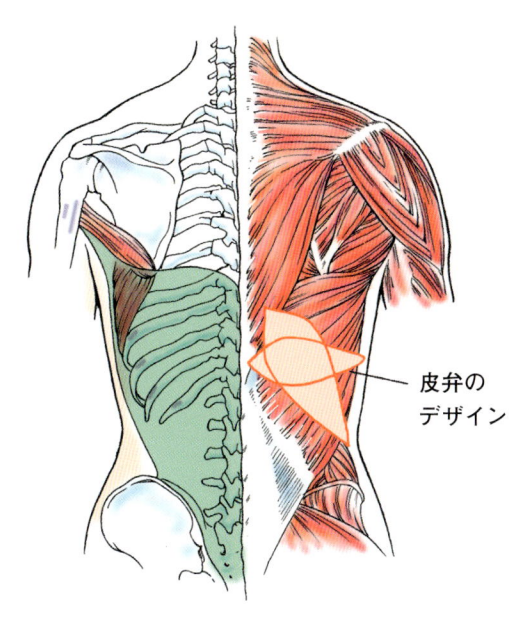

図2　広背筋皮弁のデザイン
皮島のデザインは外側が狭く正中側が広いろうそくの炎型にデザインするのがよい。

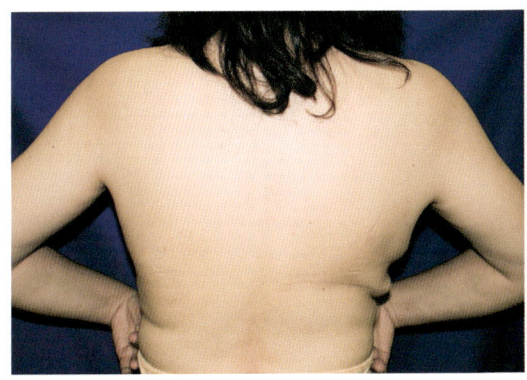

(a) 最外側部の dog ear が目立つ。

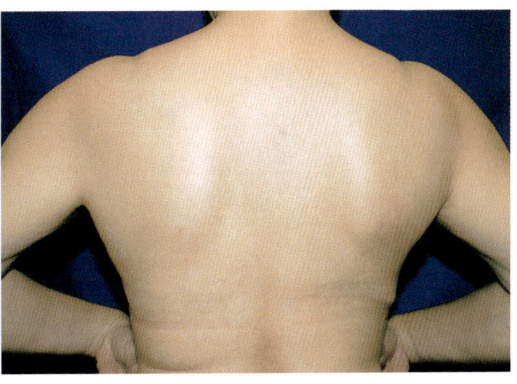

(b) 最内側部の dog ear は数カ月すると平らになってきて目立たなくなる。

図3　広背筋皮弁採取後の縫合創の状態

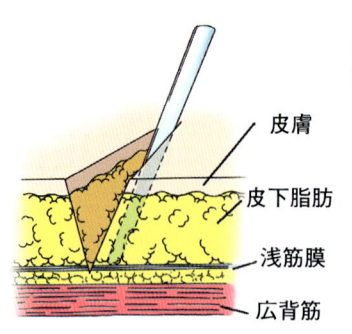

皮膚切開はほぼ垂直に、浅筋膜まで行う。

図4　皮弁の切開

2．皮弁の切開（図4）

① 20万倍ボスミン液をデザイン線に沿って注射する。　　　　　　　ボスミン注射後、止血効果が現れるまで5分程度待機する。
② 皮膚切開はほぼ垂直に浅筋膜まで行う。
③ 皮弁に脂肪をたくさん含めようとして皮膚切開線から外側斜め方向にメスで切開を加えて真皮下の脂肪組織を取りすぎない方がよい。 **POINT!**

創縁の脂肪組織を取りすぎると縫合時に真皮が下床の筋肉と癒着して陥凹瘢痕となり、術後に上肢の可動制限や背部皮膚のつっぱり感を訴える患者がいる。

3．浅筋膜層での剝離

浅筋膜まで切開を加えて単鉤で創縁を引き上げると、浅筋膜下に糸を引くような粗な層があるので、その層で剝離を行う（図5-a）。

筋皮弁の採取量の増量を計るために浅筋膜上の脂肪組織も皮弁に含めたくなるが、浅筋膜上の皮下脂肪を採取すると背部の陥凹変形を来しやすいため避けるべきである。

① 最初に創縁から頭側に向かって剝離を行う。
② 上方は肩甲骨の下端まで、上外側は乳房切除時に切開した創まで皮下トンネルを作成する。皮下トンネルと乳房外側部の切開創を連続させ、筋皮弁を前胸部に引き抜ける程度の大きさの開口部を作成しておく。
③ 上内側に向かって剝離を進めていくと僧帽筋の外側縁が見えてくるので剝離はそこまでとする（図5-b）。
④ 創縁から尾側に向かって同じ層で剝離していくが、剝離する範囲は乳腺の切除量に応じて決定する。

尾側の筋体は非常に薄くすぐに筋膜となり、浅筋膜下にある脂肪組織も少ないため、剝離範囲を多くしてもそれほど採取量の増加にならないことが多い。採取量の調整は、皮島の大きさ、つまり皮島の皮下脂肪の量で調整すべきである。

4．広背筋の外側縁の剝離（図6）

① 広背筋の外側縁より外側は胸郭部分では前鋸筋、腹壁部分では外腹斜筋が存在するので筋体の走行をよく確認して境界を見極める。

広背筋はほぼ縦方向に走行し、前鋸筋は水平方向に走行し、外腹斜筋は斜め下方に走行するので、よく観察すればすぐに広背筋の外側縁は見つけられる。

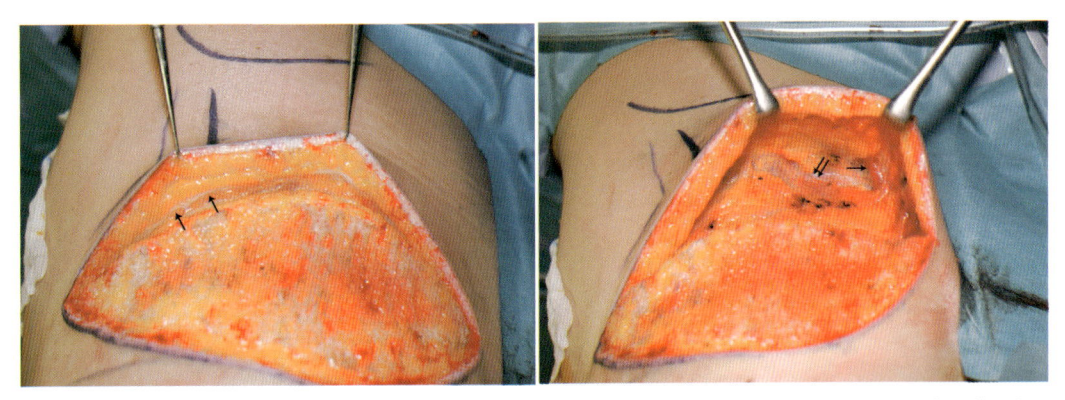

(a) 浅筋膜（↑）まで切開を加えた状態。単鉤で創縁を引き上げると浅筋膜下に糸を引くような粗な層が見える。

(b) 内側を上方へ剥離した状態。僧帽筋の外側縁（↓）と広背筋の上縁（↓↓）が見える。

図5 浅筋膜層での剥離

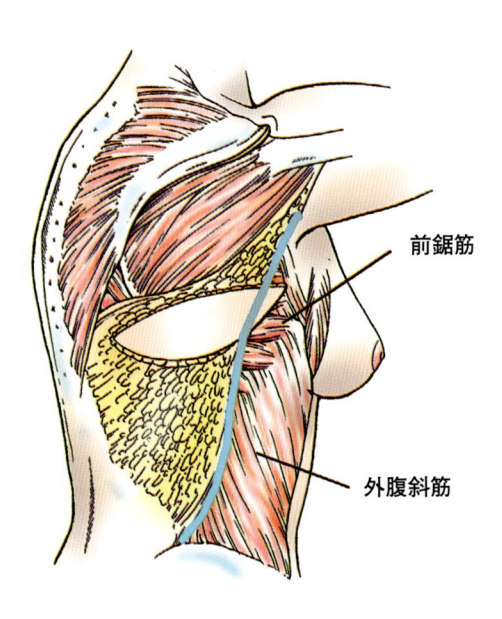

前鋸筋

外腹斜筋

図6 広背筋の外側縁の剥離

② 広背筋の外側縁を有鉤摂子で把持挙上し剥離剪刀で剥離して剥離部位に指を挿入すると容易に剥がれる層が広背筋裏面である。
③ 続いて広背筋を生食ガーゼで持ち上げて軽く引っぱりながら電気メスで裏面を剥離していく。

5．広背筋の尾側での切離（図7）

筋体の尾側における切離レベルは組織の充填量により決定する。
① 筋体の切離部位まで裏面を剥がしたら、筋体を電気メスの凝固モードで水平に切離する。
② 筋体の切離を行いながら筋体裏面の剥離も進めていく。 ←········ 筋体は内側に行くほど薄くなり腱膜状となり腰背腱膜浅葉や下位肋骨に強固に付着する。

6．広背筋の内側縁の切開（図8）

最内側まで筋体を剥がしたら、先ほど確認した僧帽筋の外側縁を広背筋の上端から下端まで電気メスで切開を加える。 ←········ この時点で広背筋の内外尾側縁が切離されたことになる。

7．広背筋筋体裏面の剥離

広背筋の周囲を切離した後、筋体を下端から剥離していく。
① 剥離する際は、助手が筋体の断端を生食ガーゼで把持して軽く引っぱり上げた状態にしておき、術者は筋体下の脂肪層を有鉤摂子で下方に引き下げて筋体直下で電気メスを用いて剥がしていく（図9‒a）。 ←········ 筋体裏面に脂肪組織を付着させ、剥離しやすい層で上方に剥離していくと、前鋸筋や大菱形筋下の層に入っていくので注意する（図9‒b）。
② 肋間から立ち上がる肋間動静脈の枝は電気メスやバイポーラで止血するか、太い血管は絹糸で結紮切離する。
③ 特に僧帽筋外側縁に沿って広背筋を上方に切り上げていく時には筋間から多くの穿通枝が立ち上がっているため止血に注意する。

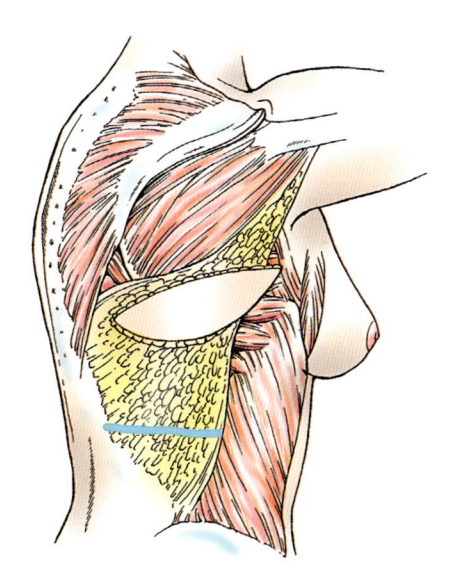

図7 広背筋の尾側での切離

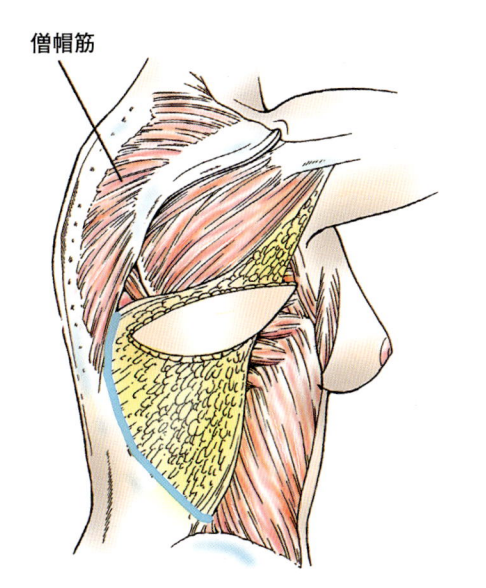

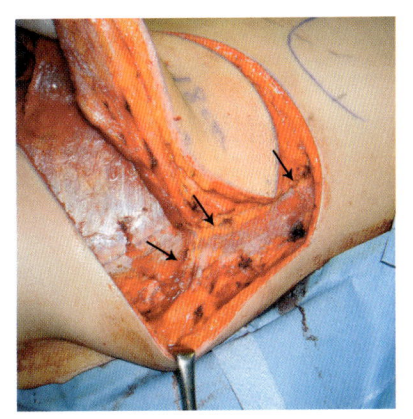

僧帽筋

最内側まで筋体を剥離したら、僧帽筋の外側縁（↓）を広背筋の上端から下端まで電気メスで切開を加える。

図8 広背筋の内側縁の切開

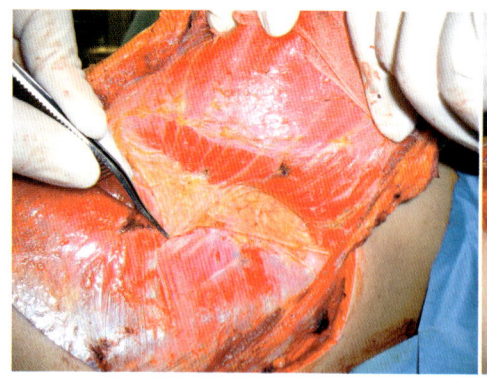

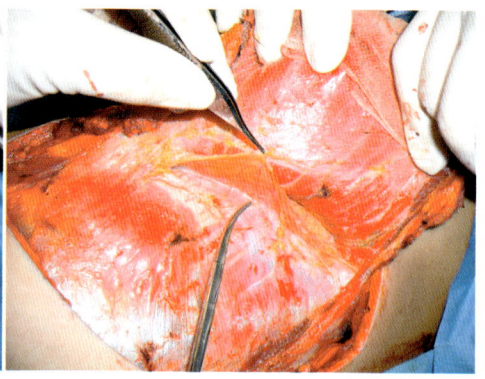

(a) 広背筋裏面を剥離する際は、助手が筋体の断端を生食ガーゼで把持して軽く引っぱり上げた状態にしておき、術者は脂肪層を有鈎摂子で下方に下げて筋体直下で電気メスを用いて剥離する。

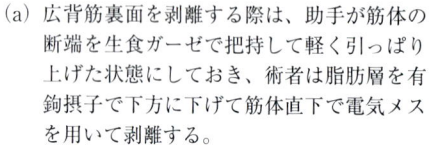

(b) 筋体裏面の脂肪組織下で剥離していくと、前鋸筋や大菱形筋下の層に入っていくので注意する。

図9　広背筋筋体裏面の剥離

8．広背筋の上縁の剥離

① 広背筋の上縁まで僧帽筋外側縁を切り上げていくと広背筋は水平に腋窩方向に走行するため、筋体を腋窩方向に引っぱり上げて剥離を進める（図10-a）。

　　　その際には大円筋との境界部に注意して剥離する。

② 乳房外側の切開創尾側端のレベルまで筋体裏面を剥離したら、筋皮弁を乳房外側の創から前方に引き出す（図10-b）。

9．前胸部からの広背筋の剥離

① 術者は患者の前面に位置を変え、乳房外側部の創から筋皮弁を前方に引っぱりながら、筋体の表面と裏面の剥離を続ける。

② 筋体裏面の剥離を腋窩方向に進めていくと栄養血管である胸背動静脈が透けて見えてくる。それをさらに剥離していき、胸背動静脈が前鋸筋枝と分岐する部位を同定する。

　　　胸背動静脈は前鋸筋枝の分岐部よりも末梢で筋体に入り込んでおり、分岐部よりも中枢では動静脈は筋体と離れて走行している。

③ 筋体と胸背動静脈の隙間を剥離剪刀やモスキートペアンを用いて剥離し、筋体と神経血管束を完全に分離する。

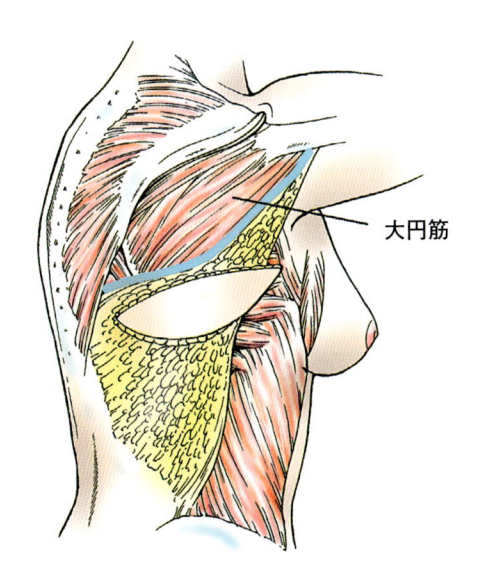

大円筋

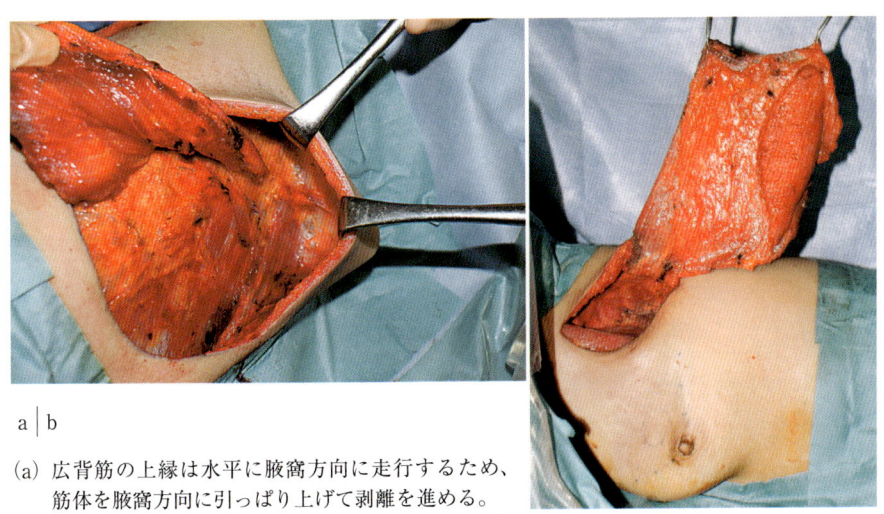

a | b

(a) 広背筋の上縁は水平に腋窩方向に走行するため、筋体を腋窩方向に引っぱり上げて剥離を進める。
(b) 広背筋皮弁を乳房外側の創から前方に引っぱり出した状態。

図10 広背筋の上縁の剥離

10. 筋体の停止部の切離（図11）

① 筋体と胸背動静脈の隙間に術者の左示指を挿入し、左示指よりも中枢側で広背筋の筋体を電気メスで離断する（図11-a）。

② 筋体を乳房方向に伸展させ、まだ十分な可動性が得られない場合は、神経血管束周囲の結合組織を剥離剪刀で剥離し、拘縮を来している結合組織を切離する。

> 神経血管束周囲の結合組織をあまり切りすぎると、皮弁を組織欠損部に充填した時に神経血管束が過緊張となり血流障害を生じることがあるため注意を要する。

③ この時点で、広背筋皮弁は神経血管束のみで繋がった島状筋皮弁となり、組織欠損部に充填する（図11-b）。

> 神経血管束のねじれに注意する。

11. 広背筋皮弁の充填と背部創の閉鎖

広背筋皮弁の組織欠損部への充填に関しては後の項目で詳述する。

① 組織欠損部へ広背筋皮弁を充填している間に別チームが背部創の閉鎖を行う。

② 背部創の閉鎖を行う前に剥離創面の入念な止血操作を行う。

③ 止血操作終了後、温生食で洗浄し陰圧吸引ドレーンを留置する。

④ そののち創の縫合に移るが、ここで大事なのは「創の最外側にdog earを生じない」という点である。　**POINT!**

> 最外側部のdog earはいったん生じると術後期間が経過してもほとんど変化せず、患者が正面から鏡で見た時に皮膚の突出が見えるため気にすることが多い。
> 創の最外側部はほとんど緊張がかからないため真皮埋没縫合により皮膚を持ち上げる必要はなく、平らに縫合するのがよい。

12. 広背筋皮弁の術後管理

① 手術当日はベッド上安静を保つが、翌日から離床し病棟内の歩行を許可する。

② 胸部のガーゼは乳房の形を整えるように圧迫固定するので、必ず医師が施行するようにする。

③ 1週間は上腕の可動域制限を行い、あまり動かさないようにする。

> 広背筋の停止部は上腕骨であり、停止部の筋体は切離するがあまり上肢を動かすと筋体の後戻りがあるので、1週間は上腕の安静を守る。

④ 術後5日目に抜糸する。

⑤ 抜糸後ブラジャーの装着は可能であるが、移植した筋皮弁の自然な下垂を期待してワイヤーの入っていないソフトブラを装着する。

> 特に患側の腕が後ろに回りにくいためフロントホックが便利。
> 再建乳房は通常健側よりも若干大きめに作製しているため、それに合わせて術前に使用していたブラジャーよりも大きめのサイズを使用する。
> 再建乳房は術後、知覚麻痺が存在するため、きつめのブラジャー装着により乳房表面に接触性皮膚炎を生じやすいため、注意する（図12）。

⑥ 陰圧吸引ドレーンは1日の排液量が20ml以下となったら抜去する。

> ドレーンの留置期間は長くても2週間とする。

⑦ 術後1カ月から運動を許可する。

前鋸筋枝　　筋体切離部位

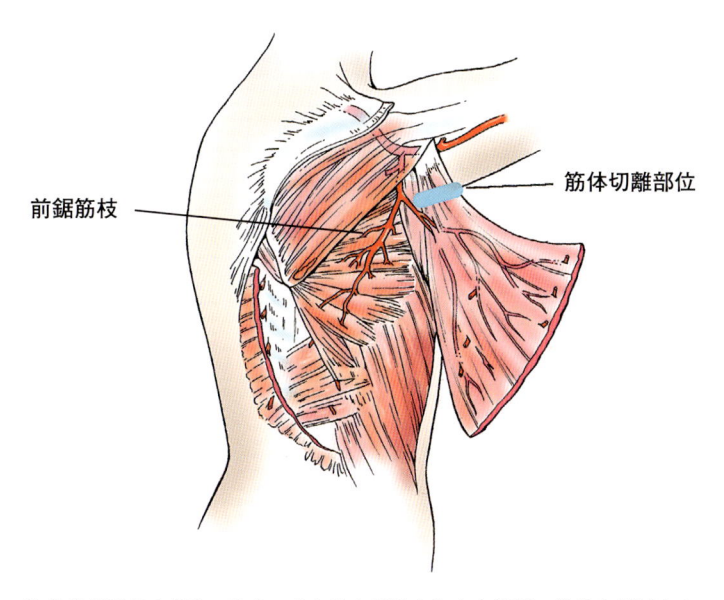

胸背動静脈が広背筋の筋体に入り込む部位よりも中枢側で筋体を離断する。

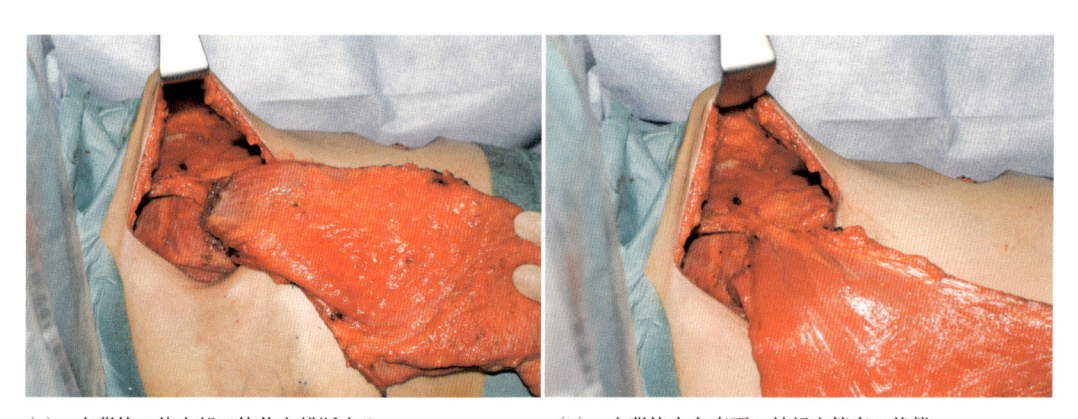

(a) 広背筋の停止部で筋体を離断する。　　(b) 広背筋皮弁裏面の神経血管束の状態。

図11　広背筋の停止部の切離

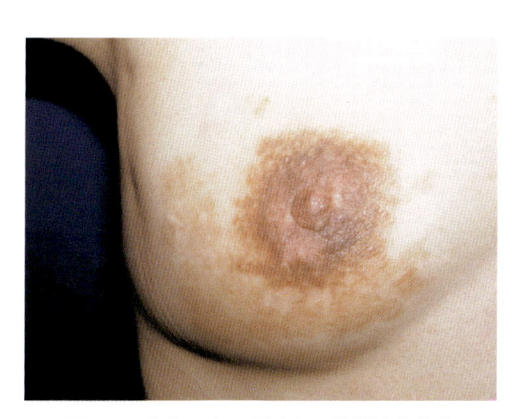

図12　術後1年で発症した接触性皮膚炎

2 乳房温存手術に対する再建

　広背筋皮弁による乳房温存手術に対する再建は、切除する乳腺の大きさ、腫瘍の占拠部位、皮下脂肪量、乳房の大きさなどにより若干再建手技が異なる。本書では乳癌の占拠部位による再建方法の相違について詳述する。

　手術の体位は乳癌手術を仰臥位で行い、再建手術の際に側臥位に体位変換する。

　乳房再建では、乳房の形を作る時には患者を仰臥位に戻して左右の乳房を見比べながら手術をするのが通常であるが、温存手術後の再建では部分欠損の組織量を充填するだけであるので側臥位のままでも十分再建手術が行え、手術時間の短縮ともなる。

2-1）AC、CD 領域の部分切除

手術手技

1．広背筋皮弁採取量の決定

　乳房温存手術に対する再建の中では AC、CD 領域の再建は最も容易であり、挙上した広背筋皮弁を乳房外側の切開創から目的とする組織欠損部に充填してやればよい。

① 再建手術前に乳癌手術で切除された組織をよく観察する。
② 切除された組織を不潔野で拡げてその形や厚みを観察し、手袋をした両手でつかんでその組織量を手で感じ取ることが大事である。その際に切除組織の重量を計測しておく。
③ 両手でつかんだ組織量に合わせて広背筋の挙上量を決定する。

> 乳房温存療法は術後に放射線治療があるため、放射線治療による組織の減少を考慮して、採取する組織量を決定する必要がある。

④ 通常は切除量の 20 〜 30％増の量を目標に採取するようにする。 **POINT!**

2．広背筋皮弁の固定

① AC または CD 領域に乳腺組織を切除したあとの皮下ポケットが存在するため、基本的にはそのポケット内に同等の量を充填しておくだけでよい（図 13）。

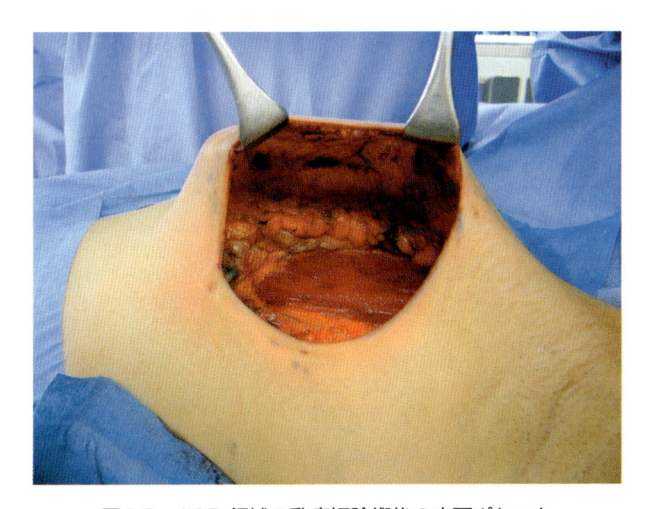

図13 ACD領域の乳癌切除術後の皮下ポケット
乳房外側切開創から連続する皮下ポケットが存在する。奥に乳腺断端が見える。

② ポケット奥での縫合糸による組織の固定は特に必要としない。 ←……… 側臥位でポケット奥の組織を固定すると仰臥位に戻した時に充填した組織がいびつな形となって戻らないことがあり、固定しない方がよい。

③ 広背筋皮弁は主体が筋肉であり、筋肉の収縮による後戻り防止のためにポケット入口部での固定は必要である。ポケット入口部で広背筋と大胸筋外側縁を3～4針吸収糸で固定する。

3．縫合とガーゼ固定

① 皮下ポケット内に陰圧吸引ドレーンを挿入し、乳房外側部の創を縫合する。
② 創縫合終了後、患者の体位を仰臥位に戻す。 ←……… 仰臥位に戻した時点では皮弁が均一に充填されておらず、乳房がいびつな形態を呈していることが多い。
③ 皮弁充填部の乳房を左右に振動させて皮弁が均一に充填されるように手直しをする。
④ 皮弁が後戻りしないように乳房外側部と皮弁充填部直上にガーゼを当てて伸縮テープにより圧迫固定する。

症例

症例1：左CD領域の乳癌に対して乳房温存手術を施行。広背筋皮弁再建症例（図14）

乳房外側切開から乳房温存手術と腋窩リンパ節郭清術施行後、広背筋皮弁充填術を施行した。手術後50Gyの放射線治療を受けた。術後5年の状態は、リンパ節郭清後の陥凹は認めるが、乳房外側の瘢痕は目立たず、乳房の大きさ・形ともほぼ対称的である。

症例2：右CA領域の乳癌に対して乳房温存手術を施行。広背筋皮弁再建症例（図15）

乳房外側切開から乳房温存手術とセンチネルリンパ節生検施行後、広背筋皮弁充填術を施行した。手術後50Gyの放射線治療を受けた。術後5年の状態では、乳房外側の瘢痕は目立たず、乳房の大きさ・形ともほぼ対称的である。

症例3：右CD領域の乳癌に対して乳房温存手術を施行。広背筋皮弁再建症例（図16）

乳房外側切開から乳房温存手術と腫瘍直上の皮膚を切除し腋窩リンパ節郭清術施行後、広背筋皮弁充填術を施行した。手術後50Gyの放射線治療を受けた。術後4年の状態は、リンパ節郭清後の腋窩部陥凹は若干認めるが、乳房皮膚切除部に当てはめたパッチ状背部皮膚および乳房外側の瘢痕は目立たない。乳房の大きさ・形ともほぼ対称的である。

症例4：右AC領域の乳癌に対して乳房温存手術を施行。広背筋皮弁再建症例（図17）

乳房外側小切開および乳輪内側半周切開から内視鏡補助下乳腺部分切除術施行後、広背筋皮弁充填術を施行した。腋窩リンパ節はセンチネルリンパ節生検のみ施行した。手術後50Gyの放射線治療を受けた。術後3年の状態では、乳房外側と乳輪周囲の瘢痕はやや目立つが乳房の大きさ・形ともほぼ対称的である。

症例5：左ACD領域の乳癌に対して乳房温存手術を施行。広背筋皮弁再建症例（図18）

乳房外側切開および乳輪外側切開から乳房温存手術とセンチネルリンパ節生検施行後、広背筋皮弁充填術を施行した。手術後50Gyの放射線治療を受けた。術後2年の状態は、乳房外側の瘢痕は目立たず、乳房の大きさ・形ともほぼ対照的である。背部の筋皮弁採取瘢痕は目立たないが、後腋窩線の若干の陥凹を認める。

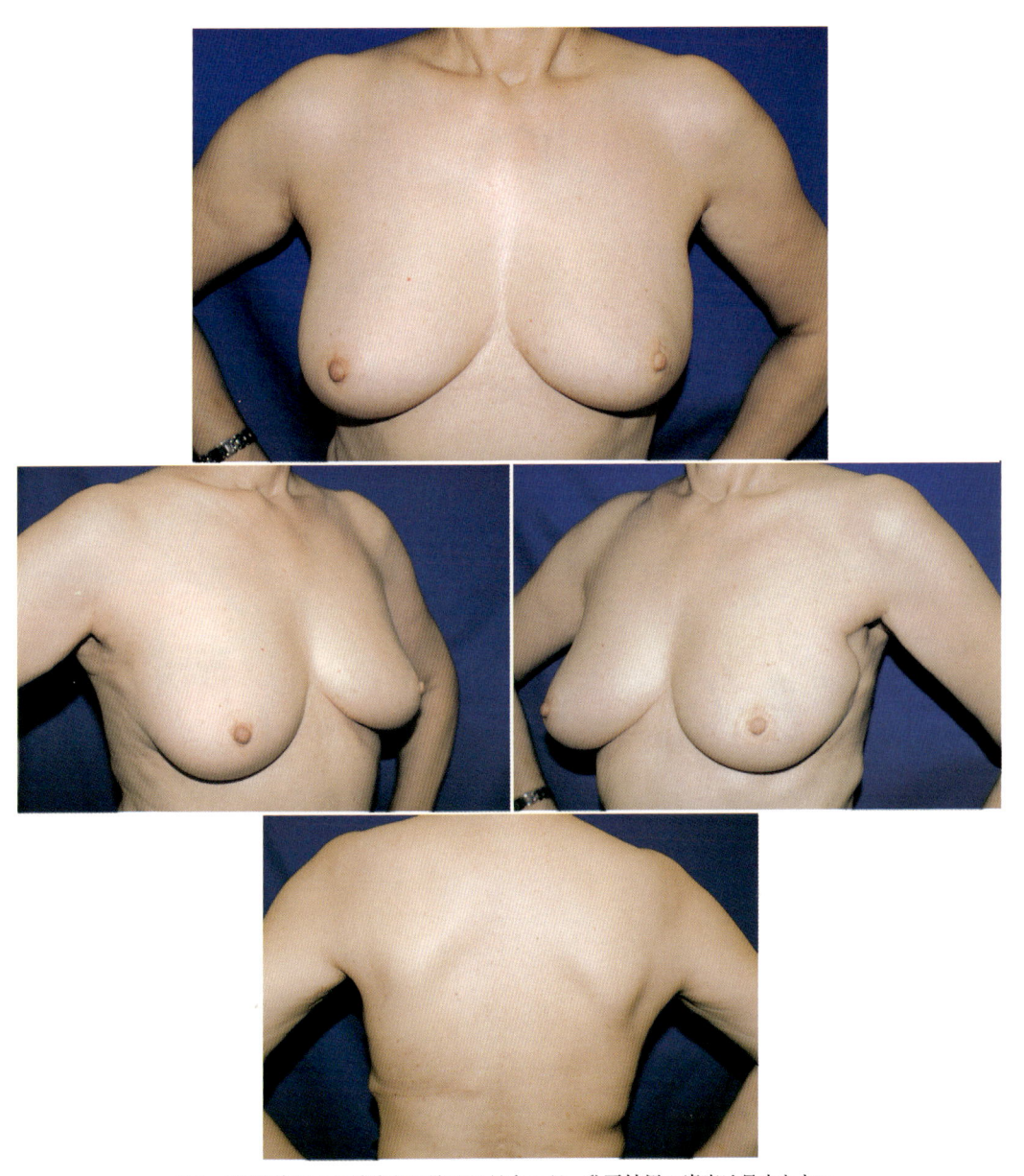

リンパ節郭清による腋窩部の陥凹は目立つが、乳房外側の瘢痕は目立たない。

図 14 症例 1：左 CD 領域の乳癌に対する広背筋皮弁充填術　術後 5 年

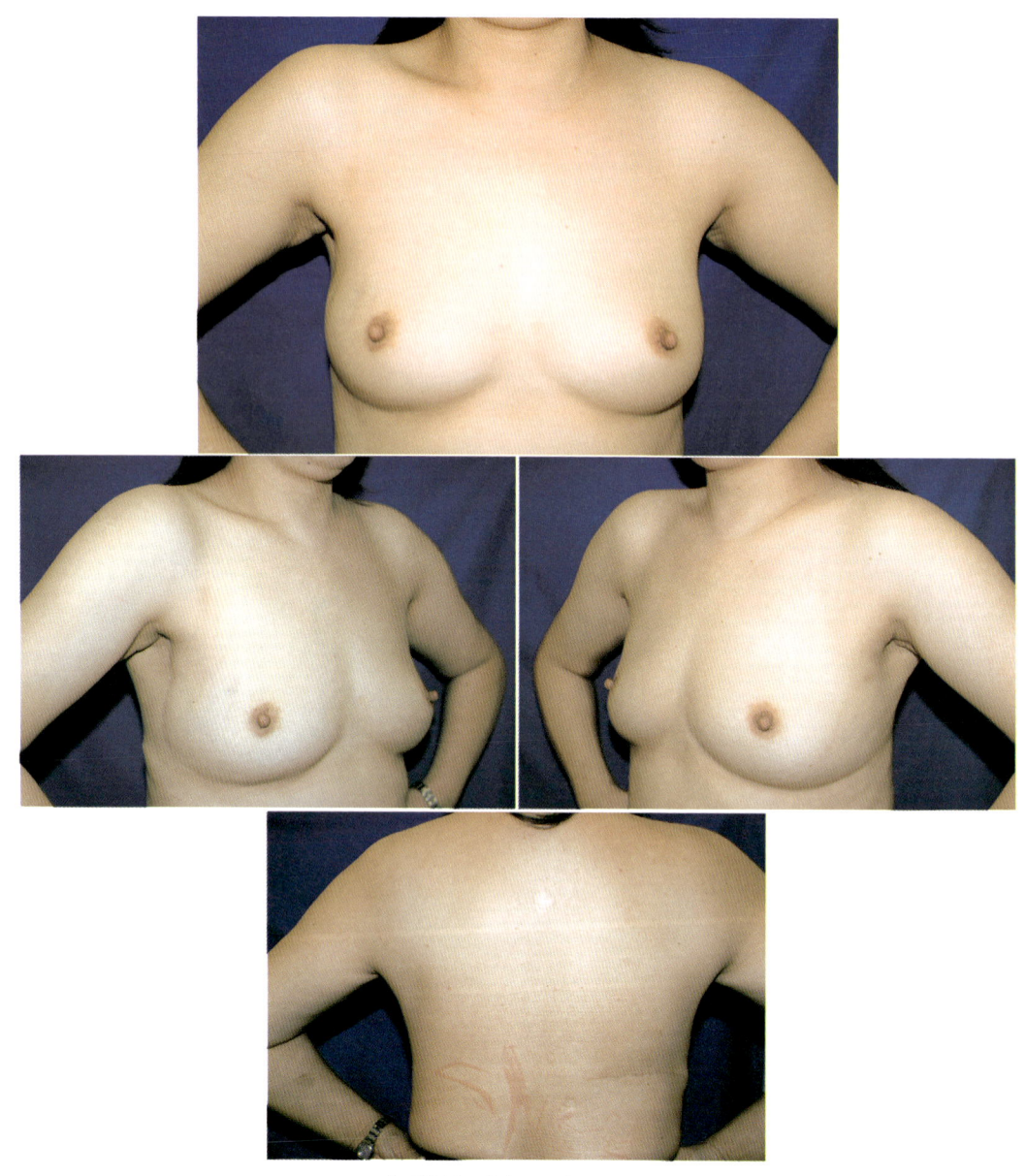

乳房外側の瘢痕は目立たない。

図15　症例2：右CA領域の乳癌に対する広背筋皮弁充填術　術後5年

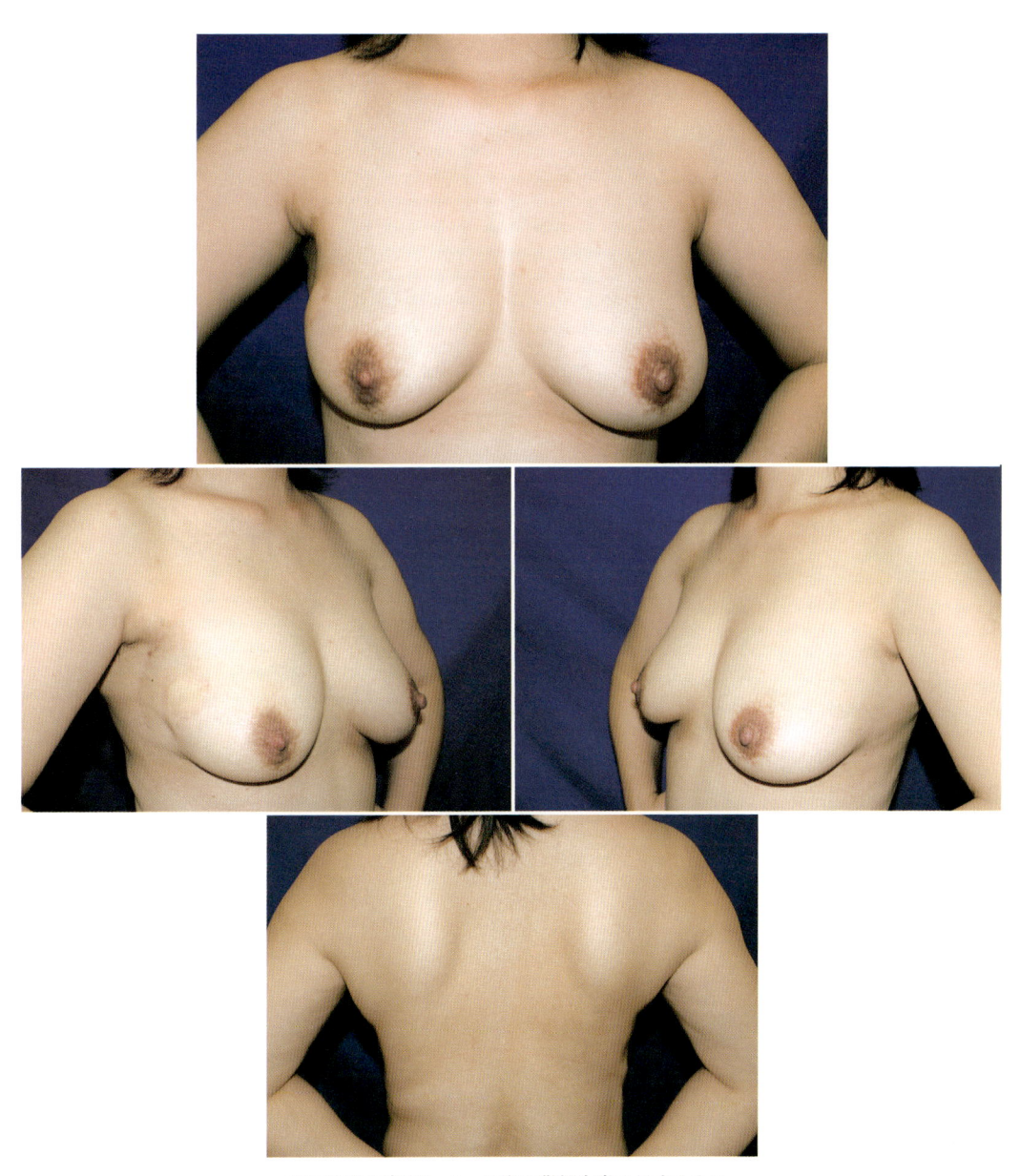

乳房外側の瘢痕とパッチ状の背部皮膚は目立たない。

図16　症例3：右CD領域の乳癌に対する広背筋皮弁充填術　術後4年

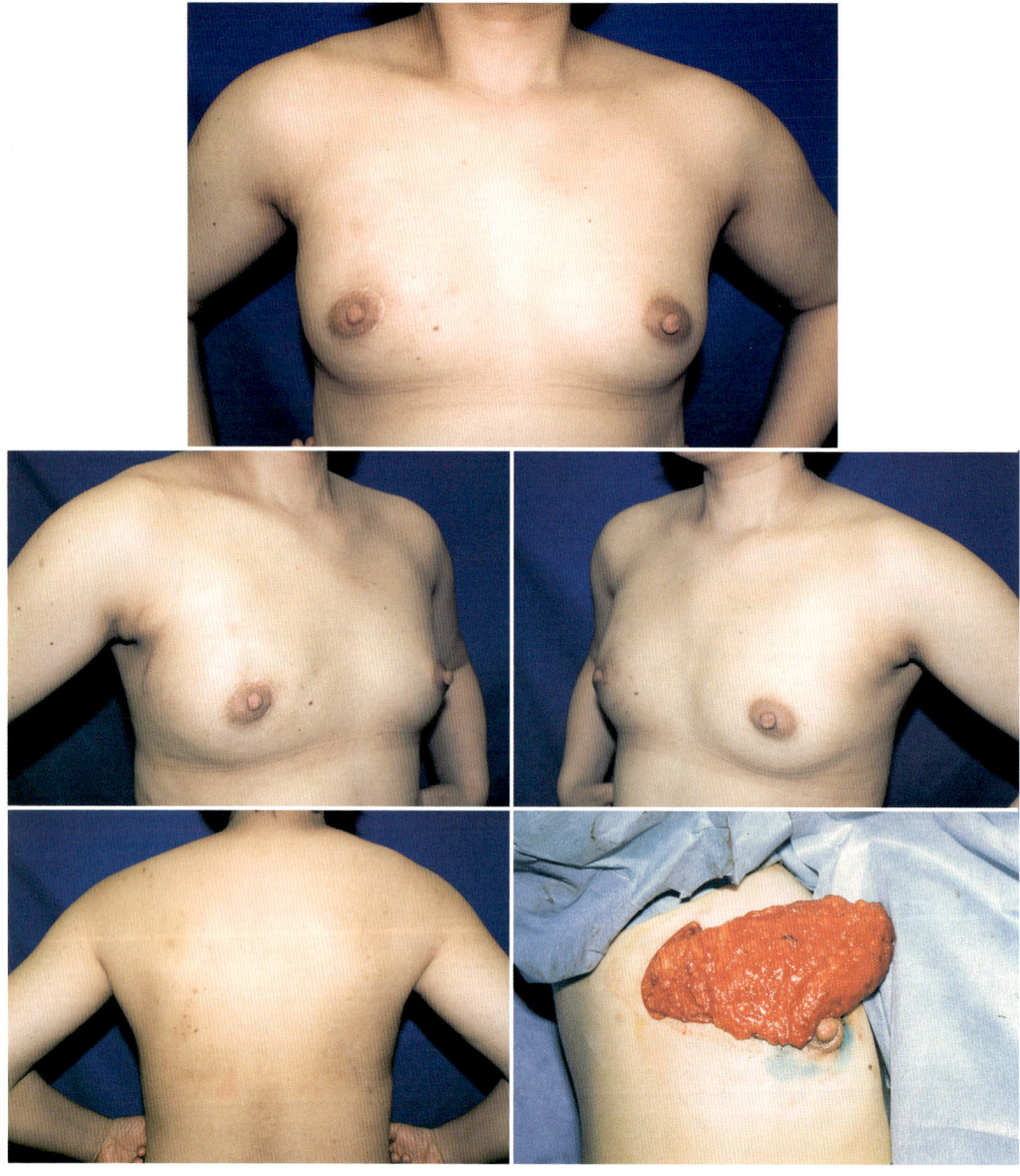

広背筋皮弁を乳房部に移動させた状態。
乳輪辺縁の瘢痕は若干目立つ。乳房外側の瘢痕はあまり目立たない。

図17 症例4：右AC領域の乳癌に対する広背筋皮弁充填術 術後3年

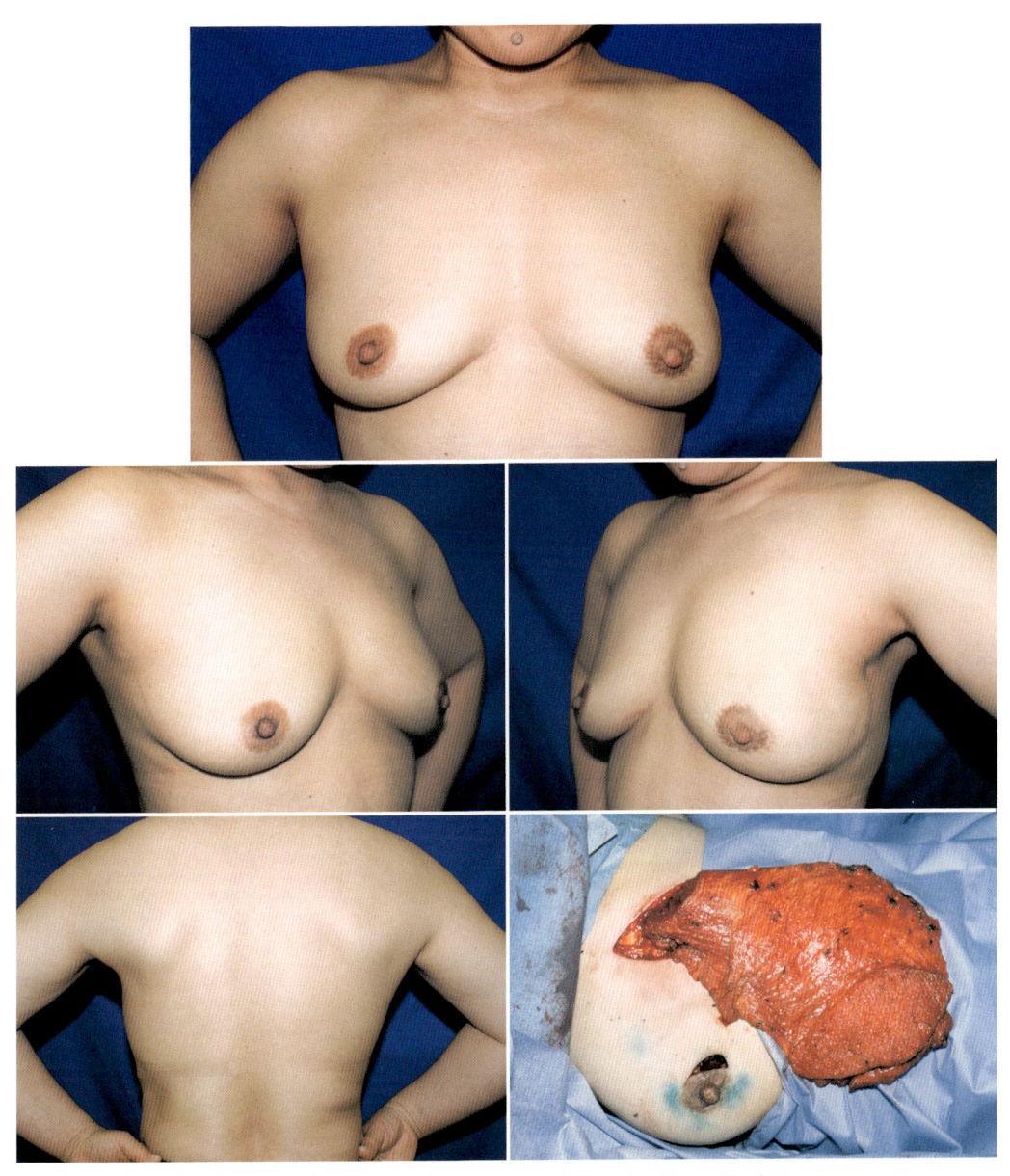

乳房外側および背部の瘢痕は目立たないが、後腋窩線の若干の陥凹を認める。

図18 症例5：左 ACD 領域の乳癌に対する広背筋皮弁充填術　術後2年

2-2) AB 領域の部分切除で、CD 領域の乳腺脂肪組織が残存している場合

●手術手技

1．広背筋皮弁採取量の決定

① AB 領域の乳腺部分切除は広背筋の筋体の一部がいったん CD 領域の残存乳腺の下を通るため、その部分を考慮しなければならない。CD 領域の下を通る皮弁はできるだけ薄い方がよいため、その部分の広背筋上にはできるだけ脂肪を付けないようにする。

② CD 領域下を通過する筋体以外の組織が皮下ポケットに充填されるため、それを考慮して広背筋皮弁は皮島を少し大きめにデザインして挙上する。

　　AC、CD 領域の部分切除の場合は皮弁のほぼ全体が欠損部に充填されるため、採取量決定が比較的容易であった。

2．広背筋皮弁の固定

① 腋窩から AB 領域の組織欠損部に至るトンネルを CD 領域の乳腺下に作成し、筋皮弁を通す。

② トンネルを作成する時に大事な点は十分広く作成することである。乳房下溝や乳房外側縁の輪郭を乱さない程度に十分なスペースを作成するようにする。

③ 筋肉の収縮による後戻り防止のための固定は必要である。トンネル部で広背筋とその周囲の大胸筋外側縁および正常乳腺を 3～4 針吸収糸で縫合固定する。

POINT!
　その理由の一つは、正常乳腺の下に広背筋を通すのでその分ボリュームアップとなり、CD 領域が健側より膨隆するためである。したがって、CD 領域を通る広背筋はなるべく拡げて平らにし、高さを増加させないようにする。
　もう一つの理由は、術中に筋皮弁が楽に通過して十分なスペースがあるように思えても、術後に筋体や周囲組織の腫脹により相対的にトンネルのスペースが狭くなり筋体が圧迫され、ひいては血管柄が圧迫されることがあるためである。

3．縫合とガーゼ固定

① AB 領域の皮下ポケット内に陰圧吸引ドレーンを挿入し、乳房外側部の創を縫合する。

② 創縫合終了後、患者の体位を仰臥位に戻す。

③ 皮弁充填部の乳房を左右に振動させて皮弁が均一に充填されるように手直しをする。

④ 皮弁が後戻りしないように乳房外側部と乳房全体にガーゼを当てて伸縮テープにより軽く圧迫固定する。

　仰臥位に戻した時点では皮弁が均一に充填されておらず、乳房がいびつな形態を呈していることが多い。

　術後のガーゼ貼付時、CD 領域の過度の圧迫は血管柄の圧迫につながるため禁忌。

症例

症例1：左AB領域の乳癌に対して乳房温存手術を施行。広背筋皮弁再建症例（図19）

腋窩部小切開と乳輪半周切開から内視鏡補助下に乳房内側約1/2切除と腋窩リンパ節郭清術施行後、広背筋皮弁充填術を施行した。手術後50Gyの放射線治療を受けた。術後1年の状態は、筋体が通過しているC領域の若干の盛り上がりとリンパ節郭清による腋窩部の陥凹は認めるが乳輪周囲と腋窩部の瘢痕は目立たず、乳房の大きさ・形ともほぼ対称的である。

症例2：右AB領域の乳癌に対して乳房温存手術を施行。広背筋皮弁再建症例（図20）。

腋窩部小切開と乳輪半周切開から内視鏡補助下にAB領域の乳腺部分切除術を施行した。腋窩リンパ節はセンチネルリンパ節生検のみ施行した。切除した乳腺の大きさ・形をよく確認したうえで広背筋皮弁の採取量を決定した（図20-a）。広背筋皮弁はC領域の乳腺下を通過するため、通過部位の筋体には脂肪組織を付着させずに採取し、充填術を施行した（図20-b）。手術後50Gyの放射線治療を受けた。術後1年の状態は、C領域の盛り上がりはほとんど目立たず、腋窩部と乳輪周囲の瘢痕も目立たない。乳房の大きさ・形ともほぼ対称的である。

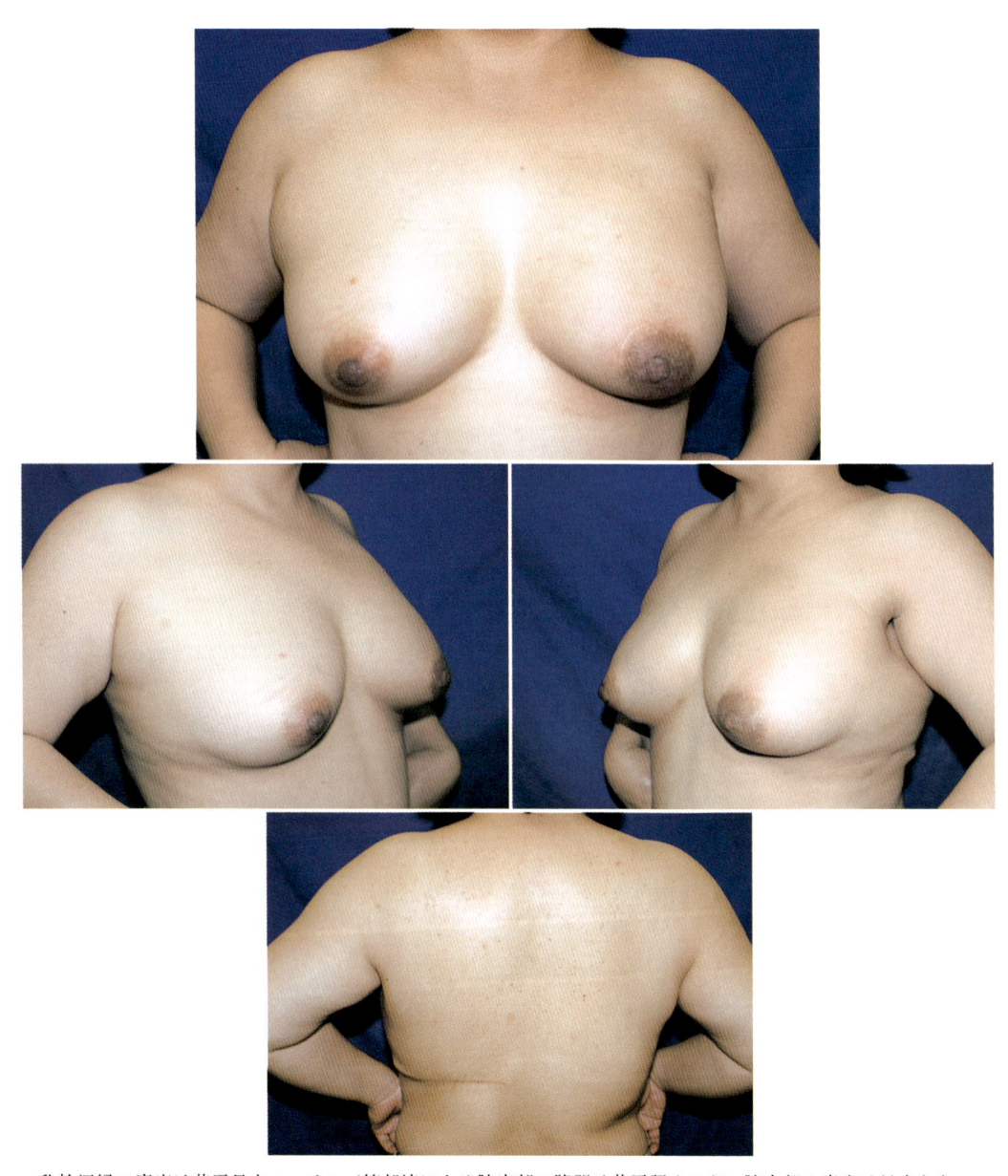

乳輪辺縁の瘢痕は若干目立つ。リンパ節郭清による腋窩部の陥凹は若干認めるが、腋窩部の瘢痕は目立たない。

図 19　症例 1：左 AB 領域の乳癌に対する広背筋皮弁充填術　術後 1 年

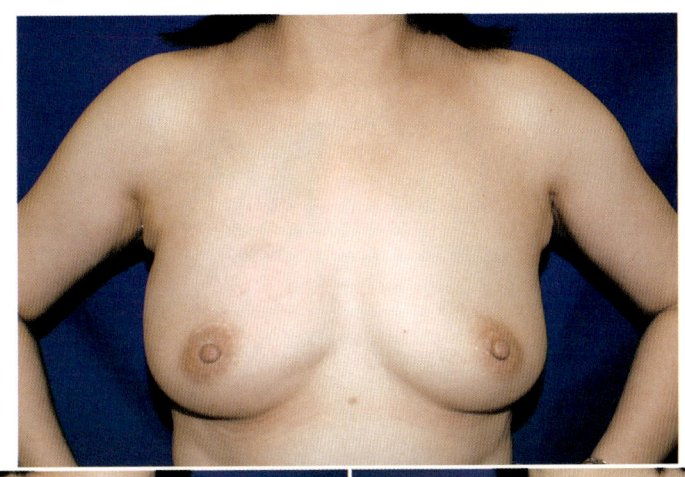

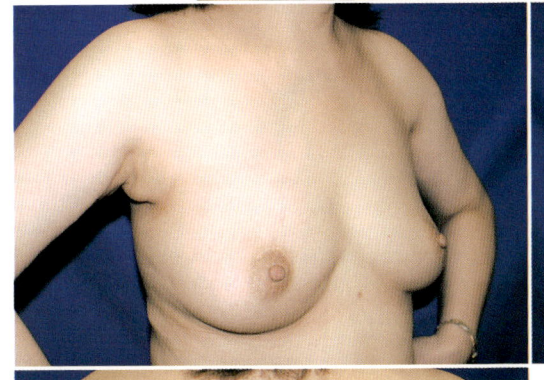

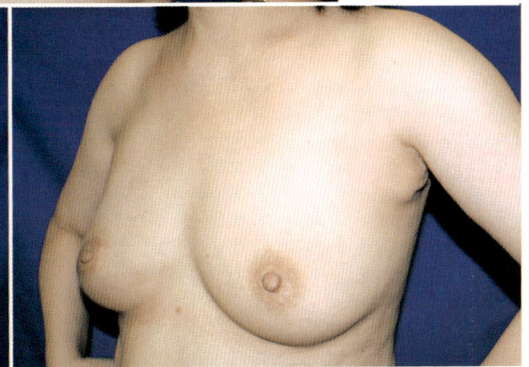

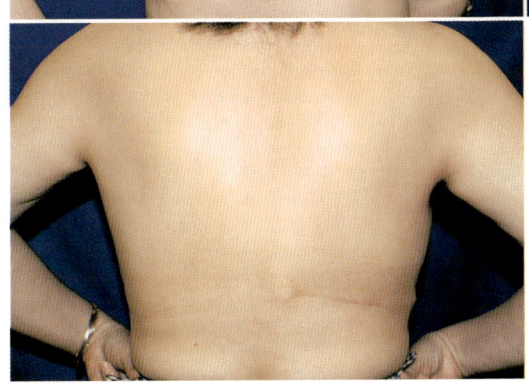

IV. 広背筋皮弁　51

乳輪辺縁と乳房外側の瘢痕はあまり目立たない。

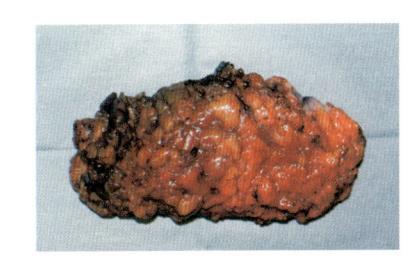

(a) 乳癌切除組織の大きさと形を十分確認し、広背筋の採取量を決定する。

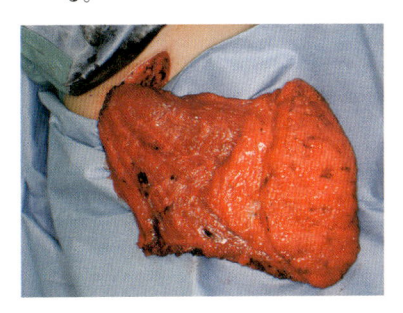

(b) 挙上した広背筋皮弁の状態。

図20　症例2：右AB領域の乳癌に対する広背筋皮弁充填術　術後1年

2-3) BD 領域の部分切除

手術手技

1. 広背筋皮弁採取量の決定

① BD 領域は広背筋皮弁を移動する際に最も遠い部位となるため、背部に作製する皮島の位置を通常よりやや尾側にし、遠位部に最もボリュームが届くようにする。そして、通常より少し大きめに皮島をデザインする。

② C 領域の乳腺下または外側を通る皮弁はできるだけ薄い方がよいため、その部分は広背筋の筋体のみとする。

> BD 領域の部分切除も AB 領域の部分切除と同様に、広背筋の筋体の一部が C 領域の残存乳腺下または外側を通るため、その部分のボリュームを除いて皮弁の採取量を決定しなければならない。

2. 広背筋皮弁の固定

広背筋皮弁は停止部を切離し、より遠位部に届きやすいようにする。BD 領域における最も大事なポイントは皮弁の固定である。 ◀ POINT!

① BD 領域の部分切除の場合には乳房下溝線や乳房外側縁を超えて剥離されることが多いため、それを超えて剥離されている場合は乳房下溝の元の位置に乳房下溝の真皮を縫合固定し乳房下溝を再構築しておく必要がある。

② この部位の再建では皮弁を周囲の組織に固定するだけでは不十分であり、皮弁の皮島を露出させて皮膚そのものを固定する必要がある。

③ 乳房の皮膚欠損がある場合はその部位に皮弁を露出させて縫合固定すればよいが、皮膚欠損がない場合でも乳房下溝に小切開を加え、小さい皮弁を露出させて皮弁を縫合固定する。

> 術前に乳房下溝線から外側縁をしっかりマーキングしておき、術中も消えないようにしておく。
> ピオクタニンでラインを書くだけではなく、26G 針の針先をピオクタニン液に漬けて 4〜5 カ所ラインに沿って tattoo すればよい。

> BD 領域は乳房の最も遠位部の再建であり広背筋の筋体に軽い緊張がかかった状態で再建される。そこで、皮弁の固定を強固に行わなければ筋体の収縮により皮弁の後戻りは必発である。

> BD 領域の乳腺部分切除後に放射線治療を行うと、乳房皮膚が収縮して乳輪―乳房下溝間距離が短縮する傾向がある。これは、乳房下溝に皮弁を挿入することにより予防できる。

3. 縫合とガーゼ固定

① BD 領域の皮下ポケット内に陰圧吸引ドレーンを挿入し、乳房外側部の創を縫合する。

② 創縫合終了後、患者の体位を仰臥位に戻す。

③ 皮弁充填部の乳房を左右に振動させて皮弁が均一に充填されるように手直しをする。

④ 皮弁が後戻りしないように乳房外側部と乳房全体にガーゼ

> 仰臥位に戻した時点では皮弁が均一に充填されておらず、乳房がいびつな形態を呈していることが多い。

を当てて伸縮テープにより軽く圧迫固定する。C領域の過度の圧迫は血管柄の圧迫につながるため禁忌である。

●症例

症例1：左BD領域の乳癌に対して乳房温存手術を施行。広背筋皮弁再建症例（図21）

乳房外側と乳輪下半周切開からBD領域の乳腺部分切除術を施行し、切除組織の形態と大きさを検討した。腋窩リンパ節はセンチネルリンパ節のみ採取した。広背筋皮弁は最も遠位部に組織量が必要となるため若干背部の尾側に皮島をデザインし充填術を施行した。本症例では、皮弁の皮島は露出していない。手術後50Gyの放射線治療を受けた。術後1年の状態は、乳輪─乳房下溝間の皮膚が収縮して乳輪乳頭の若干の下方変位を認めるため乳房下半分の組織不足を生じているように見える。乳房外側と乳輪周囲の瘢痕は目立たず、乳房の大きさ・形ともほぼ対称的である。

症例2：左BD領域の乳癌に対して乳房温存手術を施行。広背筋皮弁再建症例（図22）

乳房下外側切開からBD領域の約1/2乳腺部分切除術を施行した。腋窩部の小切開からセンチネルリンパ節生検を施行した。広背筋皮弁を採取してBD領域のスペースに充填し、乳房外側で筋体のみ数針固定した。腋窩部の切開が小さいため広背筋停止部の切離は行っていない。手術後50Gyの放射線治療を受けた。術後2カ月頃から筋体の収縮により乳房の変形を来たした。術後3年の状態は、筋体の収縮による後戻りにより、高度の変形を来たしている。乳房外側の瘢痕は目立たない。

症例3：左BD領域の乳癌に対して乳房温存手術を施行。広背筋皮弁再建症例（図23）

乳房外側切開からBD領域の約1/2乳腺部分切除術と腫瘍直上の皮膚を切除し、腋窩リンパ節郭清術を施行した。乳腺組織欠損部と皮膚欠損部に広背筋皮弁充填術を施行した。手術後50Gyの放射線治療を受けた。術後3年の状態は、リンパ節郭清後の腋窩部陥凹は認めるが、皮膚切除部のパッチ状背部皮膚および乳房外側の瘢痕は目立たない。乳房表面に露出した皮島により筋皮弁はしっかりと固定され乳房の大きさ・形ともほぼ対称的である。

症例4：右BD領域の乳癌に対して乳房温存手術を施行。広背筋皮弁再建症例（図24）

乳房外側切開および乳房下溝切開からBD領域の乳腺部分切除術施行後、腋窩リンパ節郭清術を施行した。乳腺切除量の大きさ・形をよく確認し、広背筋皮弁を挙上した（図24-a, b）。広背筋皮弁は乳房下溝に皮弁の一部を露出させて固定し、充填術を施行した（図24-c）。術後6カ月の状態であるが、乳房の大きさ・形ともほぼ対称的である。乳房下溝部に露出した小皮弁は目立たない（図24-d）。

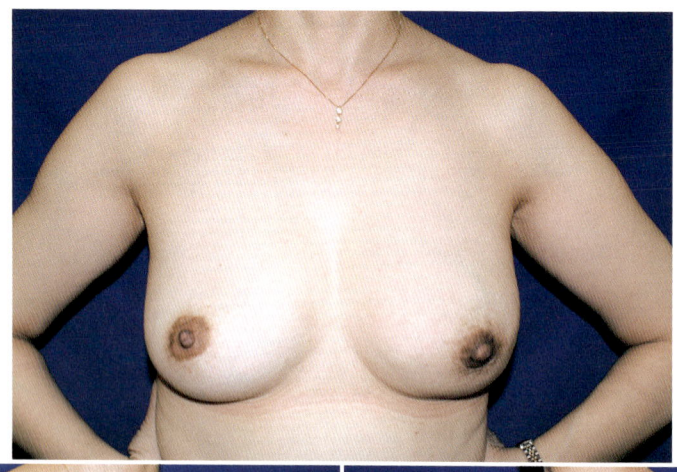

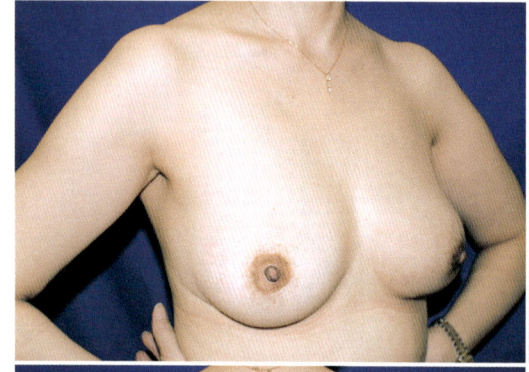

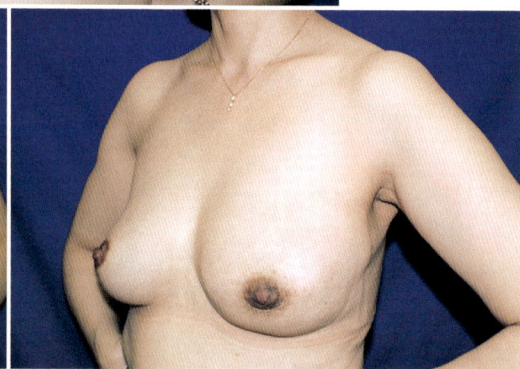

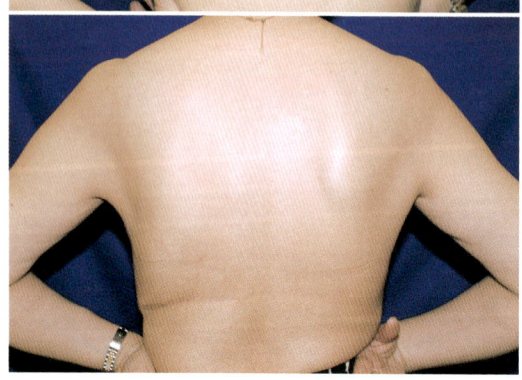

乳輪乳頭の若干の下方変位を認める。乳輪辺縁と乳房外側の瘢痕はあまり目立たない。

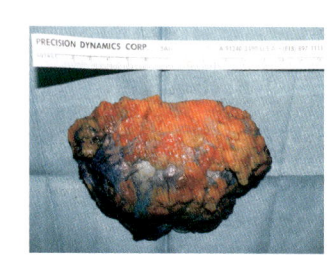

(a) 乳癌切除組織。

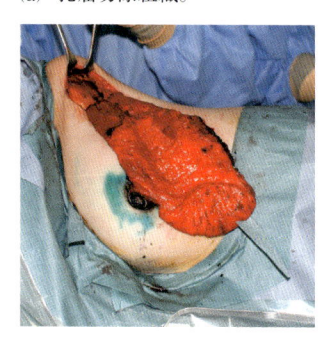

(b) 挙上した広背筋皮弁を乳房欠損部の上に置いた状態。

図21　症例1：左BD領域の乳癌に対する広背筋皮弁充填術　術後1年

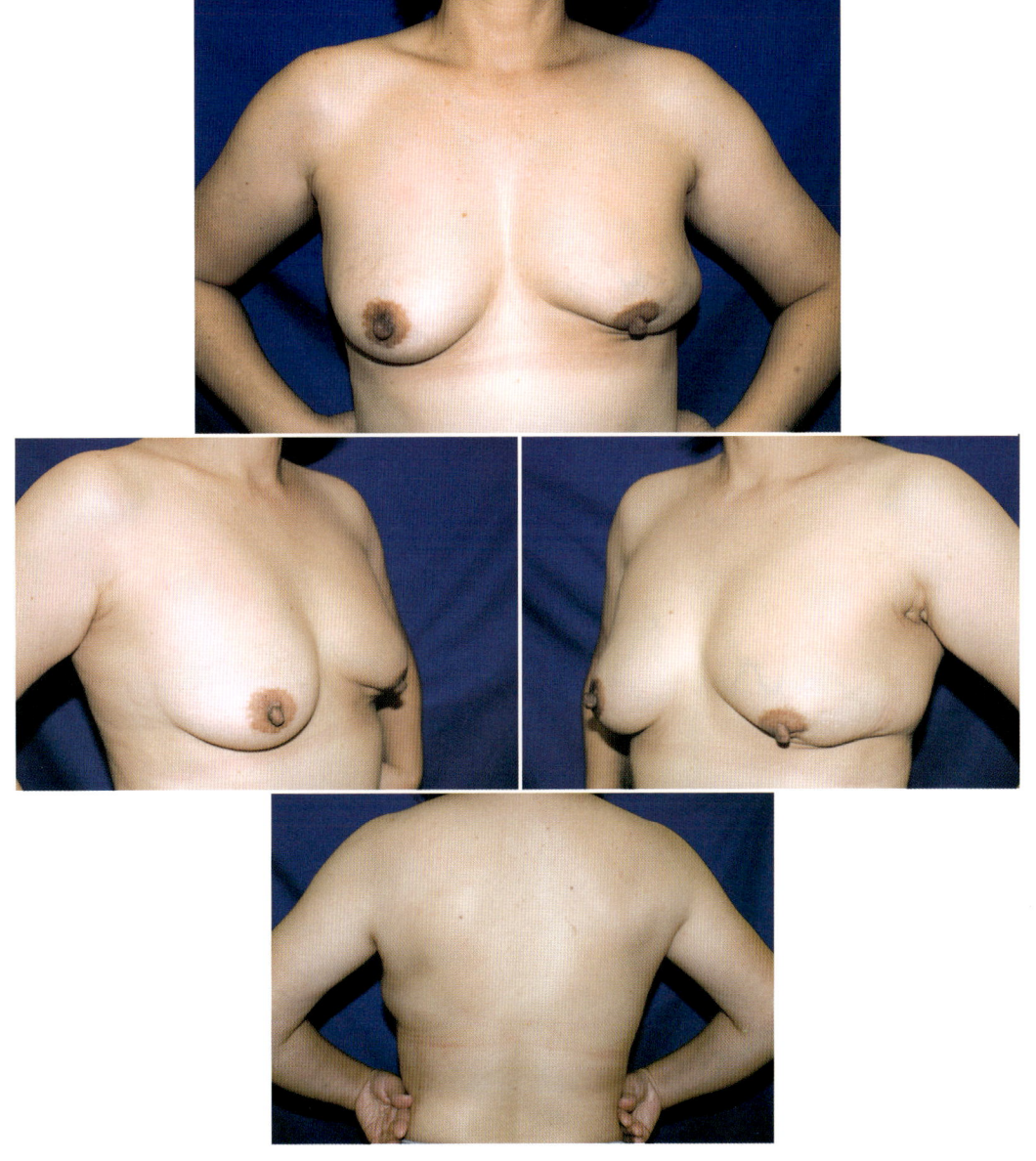

筋体の収縮による後戻りにより、高度の変形を来している。乳房外側の瘢痕は目立たない。

図 22 症例 2：左 BD 領域の乳癌に対する広背筋皮弁充填術　術後 3 年

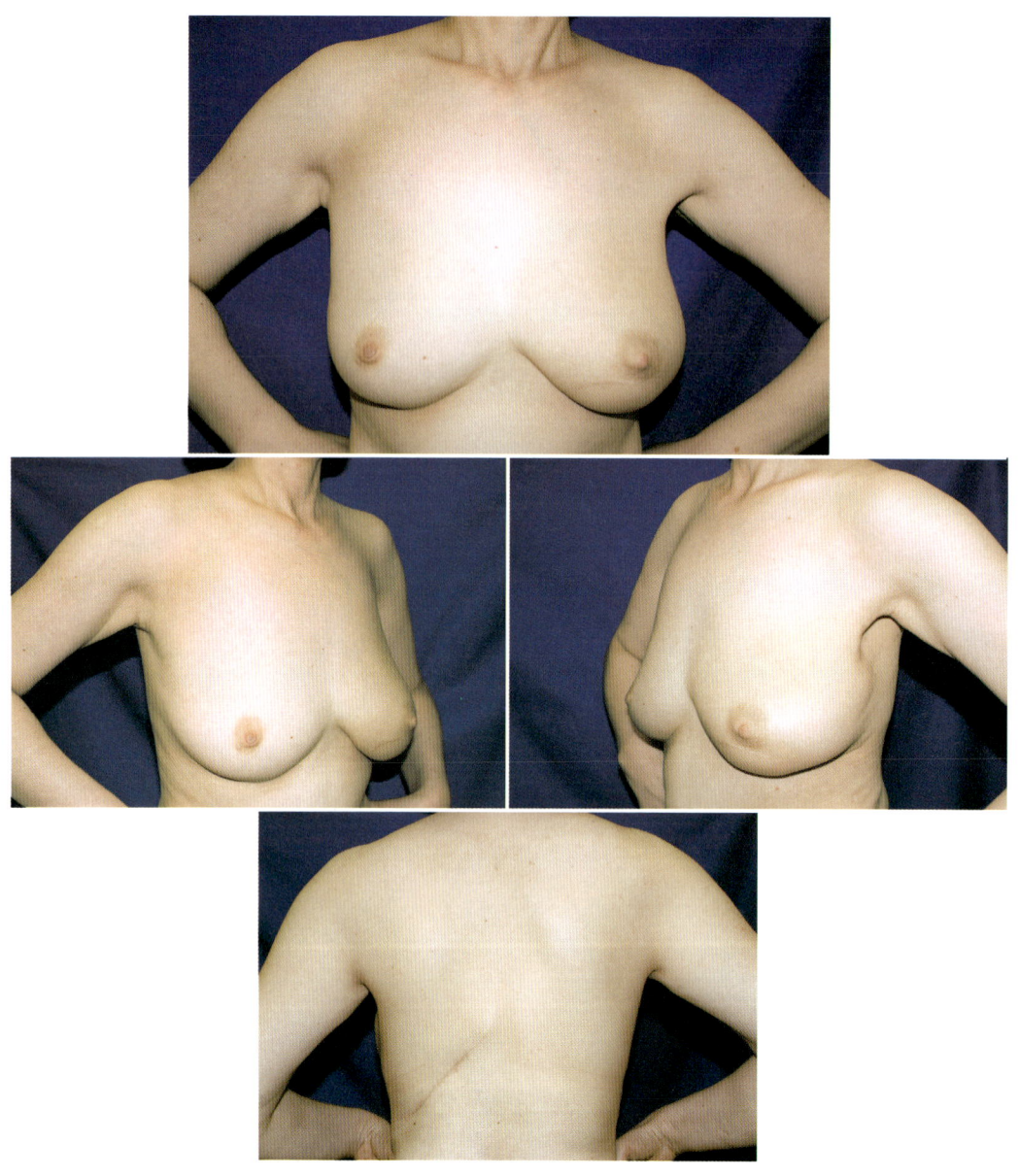

BD領域の皮膚欠損部にパッチ状の背部皮膚を認めるが目立たない。リンパ節郭清による腋窩部の陥凹を若干認めるが乳房外側の瘢痕は目立たない。

図23　症例3：左BD領域の乳癌に対する広背筋皮弁充填術　術後3年

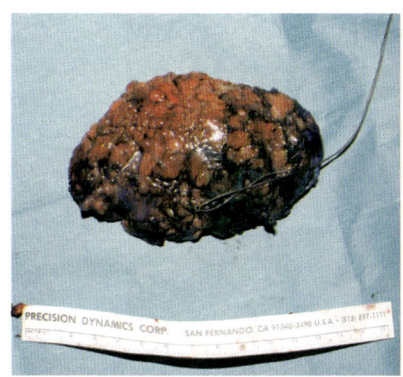

(a) 乳癌切除組織。乳癌切除組織の大きさと形を充分確認し、広背筋の採取量を決定する。

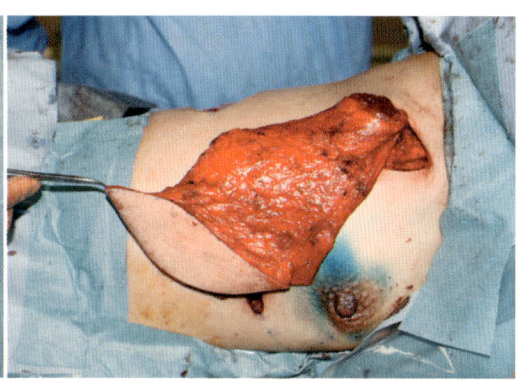

(b) 挙上した広背筋皮弁を乳房欠損部の上に置いた状態。

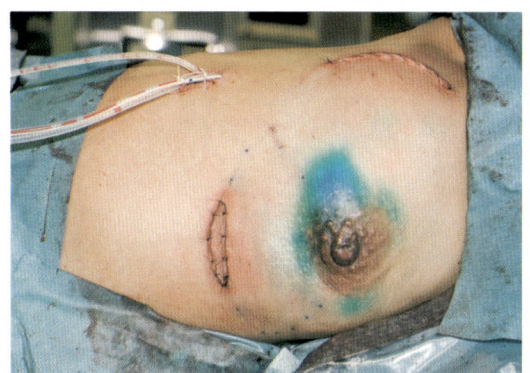

(c) 乳房下溝の小切開から小皮弁を縫合固定した状態。

図 24　症例 4：右 BD 領域の乳癌に対する広背筋皮弁充填術

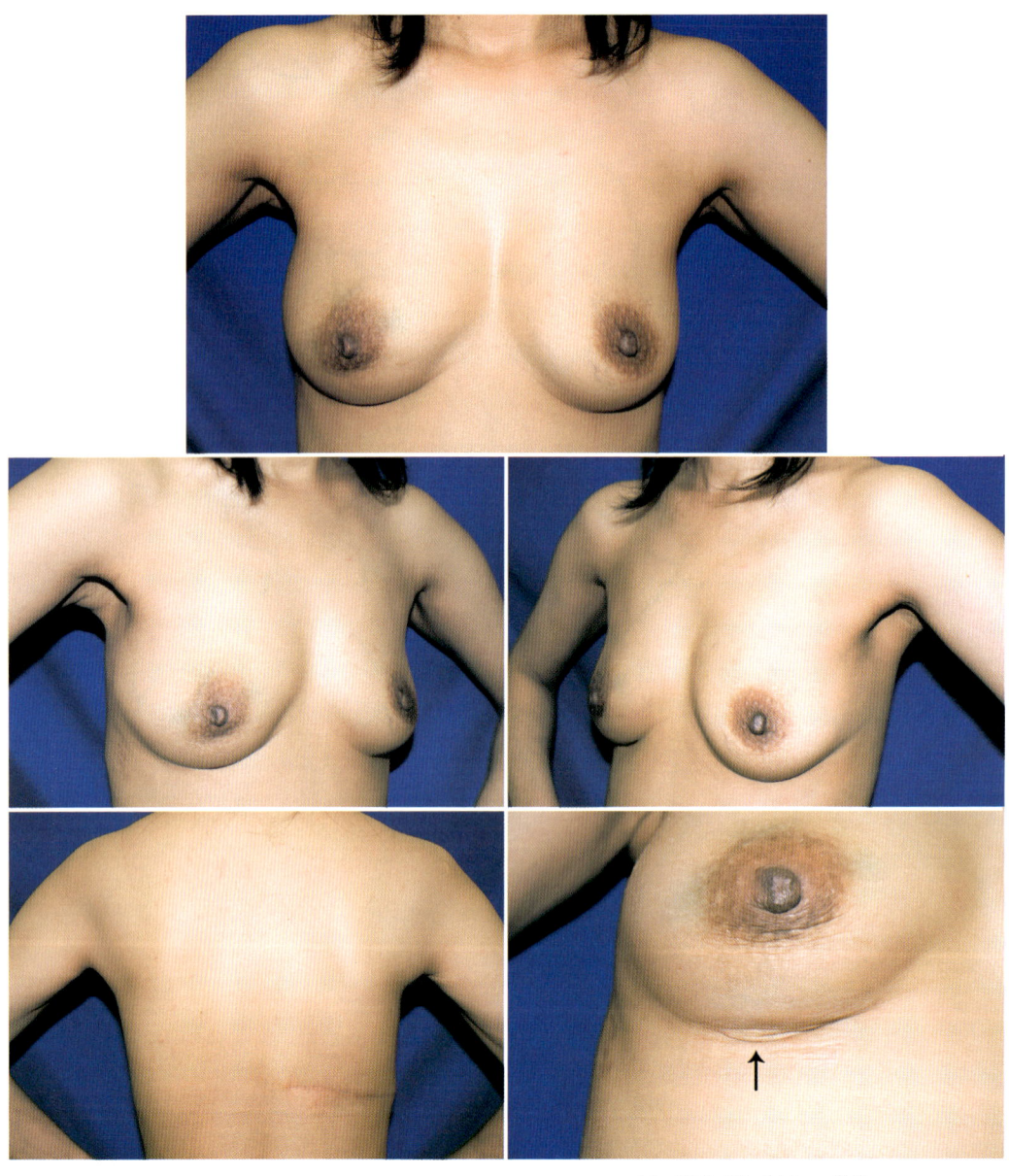

(d) 乳房下溝（↑）の状態。
乳房の大きさ・形ともほぼ対称的である。乳房外側の瘢痕はあまり目立たない。

図24 症例4（つづき） 術後6カ月

3 Skin(Nipple)-sparing mastectomy に対する再建

　広背筋皮弁による Skin(Nipple)-sparing mastectomy の再建は、乳房温存手術に対する再建より容易である。Skin(Nipple)-sparing mastectomy により作成された皮下ポケットに、切除された乳腺組織に相当する量の広背筋皮弁を採取して挿入すればよいだけである。

● 手術手技

1．広背筋皮弁採取量の決定
① 再建手術前に乳癌手術で切除された組織をよく観察する。　　　切除された組織を不潔野で拡げてその形
② 切除組織量に合わせて広背筋皮弁の挙上量を決定する。　　や厚みを観察し、手袋をした両手でつかんでその組織量を手で感じ取り、その量と形態を頭の中でシミュレーションする。
③ Skin(Nipple)-sparing mastectomy による再建では背部横切開よりも多めに採取できるように皮膚のしわの線に沿った斜め切開による広背筋皮弁採取が必要となることが多い。

　　Skin(Nipple)-sparing mastectomy は通常、術後に放射線治療がないため放射線治療による組織の減少は考慮しなくてよい。しかし、筋体の廃用性萎縮を考慮して可能であれば健側よりも少し大きめに充填しておく方が無難である。

2．広背筋皮弁の固定
① 術後は乳腺を切除したあとの皮下ポケットが存在するため、基本的にはそのポケット内に同等の量を充填しておくだけでよい。
② 切除された乳腺の形態と同様になるように筋皮弁を折り返して挿入する。
③ 皮膚欠損がなければ脂肪組織を内側にして折りたたみ、ポケット内に挿入する。　　　筋体を外側にする方が、柔らかい乳房を再建できる。
④ 皮膚欠損がある場合には筋皮弁をポケットに挿入して最適な位置を決め、その皮膚欠損部に露出した皮島をマーキングする。　　　乳輪乳頭欠損の場合は切除後の状態では皮膚欠損量が拡大しているため、健側の乳輪の大きさを計測し、その大きさで皮弁上にマーキングする。
⑤ 皮弁をポケット内に挿入した後、ポケット奥での組織の縫合糸による固定は特に必要ない。　　　側臥位でポケット奥の組織を固定すると仰臥位に戻した時に充填した組織がいびつな形となっていることがあり、固定しない方がよい。
⑥ 筋肉の収縮による後戻り防止のためにポケット入口部での固定を行う。ポケット入口部で広背筋と大胸筋外側縁を3～4針吸収糸で縫合固定する。

3．縫合とガーゼ固定

① 皮下ポケット内に陰圧吸引ドレーンを挿入し、乳房外側部の創を縫合する。
② 創縫合終了後、患者の体位を仰臥位に戻す。
③ 皮弁充填部の乳房を左右に振動させて皮弁が均一に充填されるように手直しをする。
④ 皮弁が後戻りしないように乳房外側部と再建乳房上半分にガーゼを当てて伸縮テープを用いて圧迫固定する。

> 仰臥位に戻した時点では皮弁が均一に充填されておらず、乳房がいびつな形態を呈していることが多い。

> 特に、乳房内側部の充填が不十分となることが多いため注意する。

●症例

症例1：右乳癌に対してNipple-sparing mastectomyを施行。広背筋皮弁再建症例（図25）

乳房外側切開からNipple-sparing mastectomyを施行し、腋窩リンパ節はセンチネルリンパ節のみ採取した。広背筋皮弁は大きめに採取して皮下ポケットへの充填術を施行した。術後4年の状態は、乳房外側の瘢痕は目立たず、乳房の大きさ・形ともほぼ対称的である。

症例2：左乳癌に対してNipple-sparing mastectomyを施行。広背筋皮弁再建症例（図26）

乳房外側切開からNipple-sparing mastectomyを施行し、腋窩リンパ節はセンチネルリンパ節生検を施行した。広背筋皮弁を大きめに採取して皮下ポケット内へ充填した。術後2年の状態は、乳房外側の瘢痕は目立たず、乳房の大きさ・形ともほぼ対称的である。

症例3：右乳癌に対してNipple-sparing mastectomyを施行。広背筋皮弁再建症例（図27）

乳房外側切開および腫瘍直上の皮膚切除部からNipple-sparing mastectomyを施行し、腋窩リンパ節はセンチネルリンパ節生検を施行した。広背筋皮弁を大きめに採取して皮膚欠損部に皮弁をはめ込み充填術を施行した。術後2年の状態は、乳房表面の皮膚切除部に背部皮膚が露出してパッチワーク様の外観を呈しているが、乳房外側の瘢痕は目立たず、乳房の大きさ・形ともほぼ対称的である。

症例4：左乳癌に対してSkin-sparing mastectomyを施行。広背筋皮弁再建症例（図28）

乳房外側切開から乳輪乳頭切除を含めたSkin-sparing mastectomyを施行した（図28-a, b）。腋窩リンパ節はセンチネルリンパ節生検を施行した。広背筋皮弁を大きめに採取するために背部に斜め方向の皮弁をデザインした（図28-c）。広背筋皮弁を前胸部に移動し乳輪乳頭部に皮弁をはめ込み、乳腺組織欠損部に広背筋皮弁充填術を施行した（図28-d）。術後6カ月に健側の乳頭半切移植と大腿内側基部からの全層植皮術による乳輪

乳頭再建術を施行した。術後2年の状態は、乳房内側部の充填組織量不足による陥凹は若干認めるが、乳房の大きさ・形ともほぼ対称的である。乳房外側の瘢痕は目立たない。

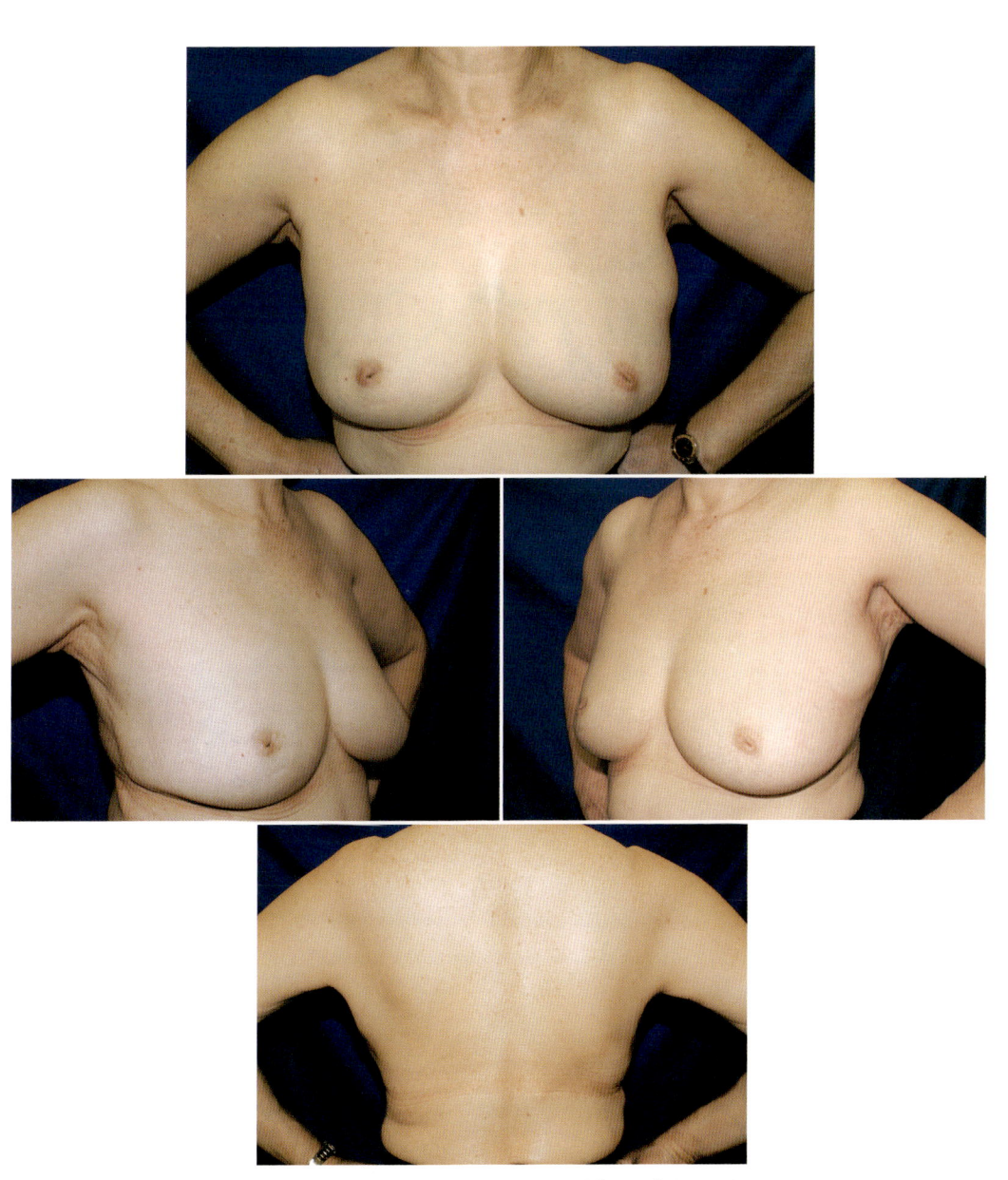

乳房の大きさ・形ともほぼ対称的である。乳房外側の瘢痕は目立たない。

図25 症例1：右乳癌に対するNipple-sparing mastectomy 術後4年

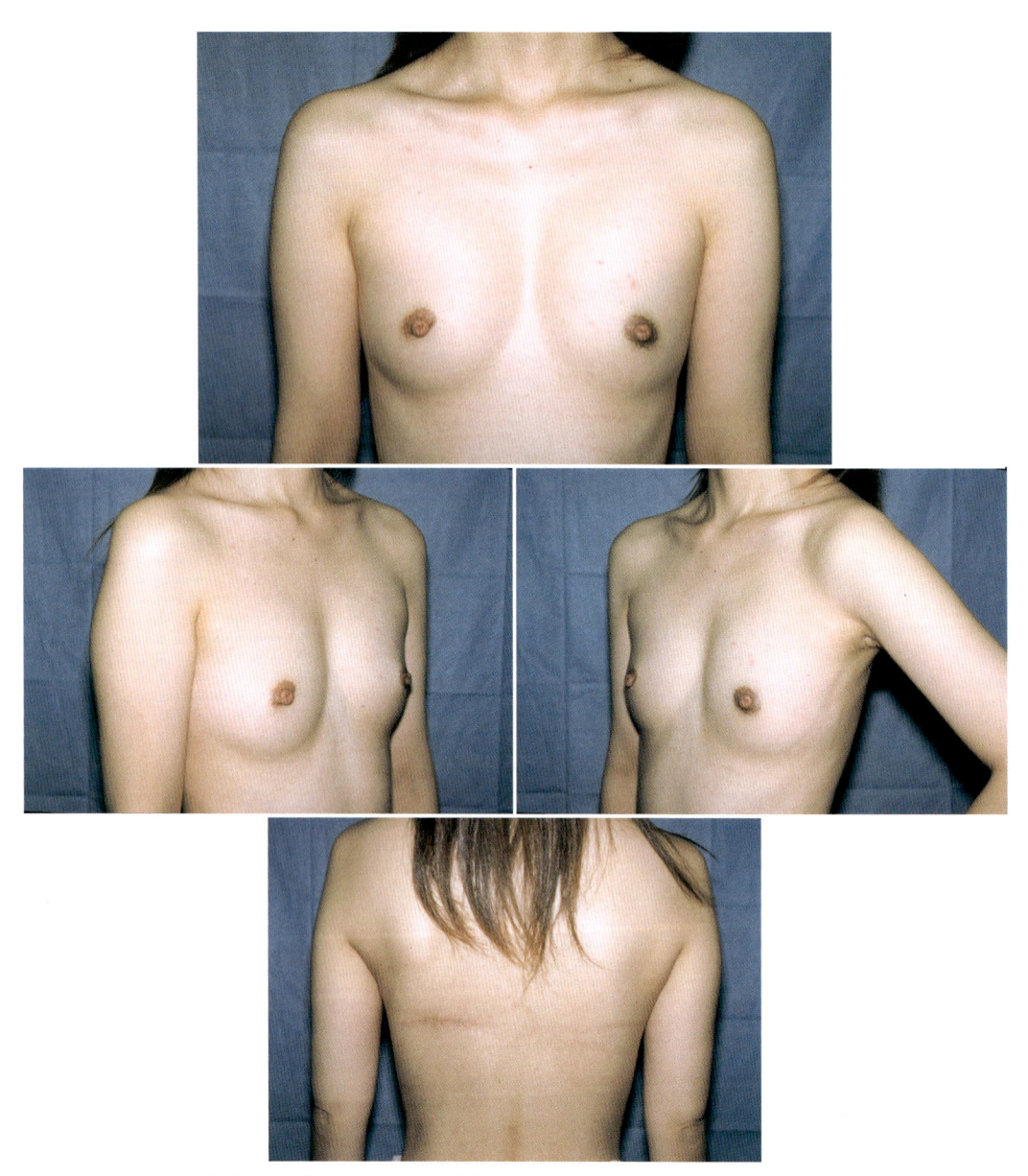

乳房の形・大きさともほぼ対称的である。乳房外側の瘢痕は目立たない。

図26　症例2：左乳癌に対する Nipple-sparing mastectomy　術後2年

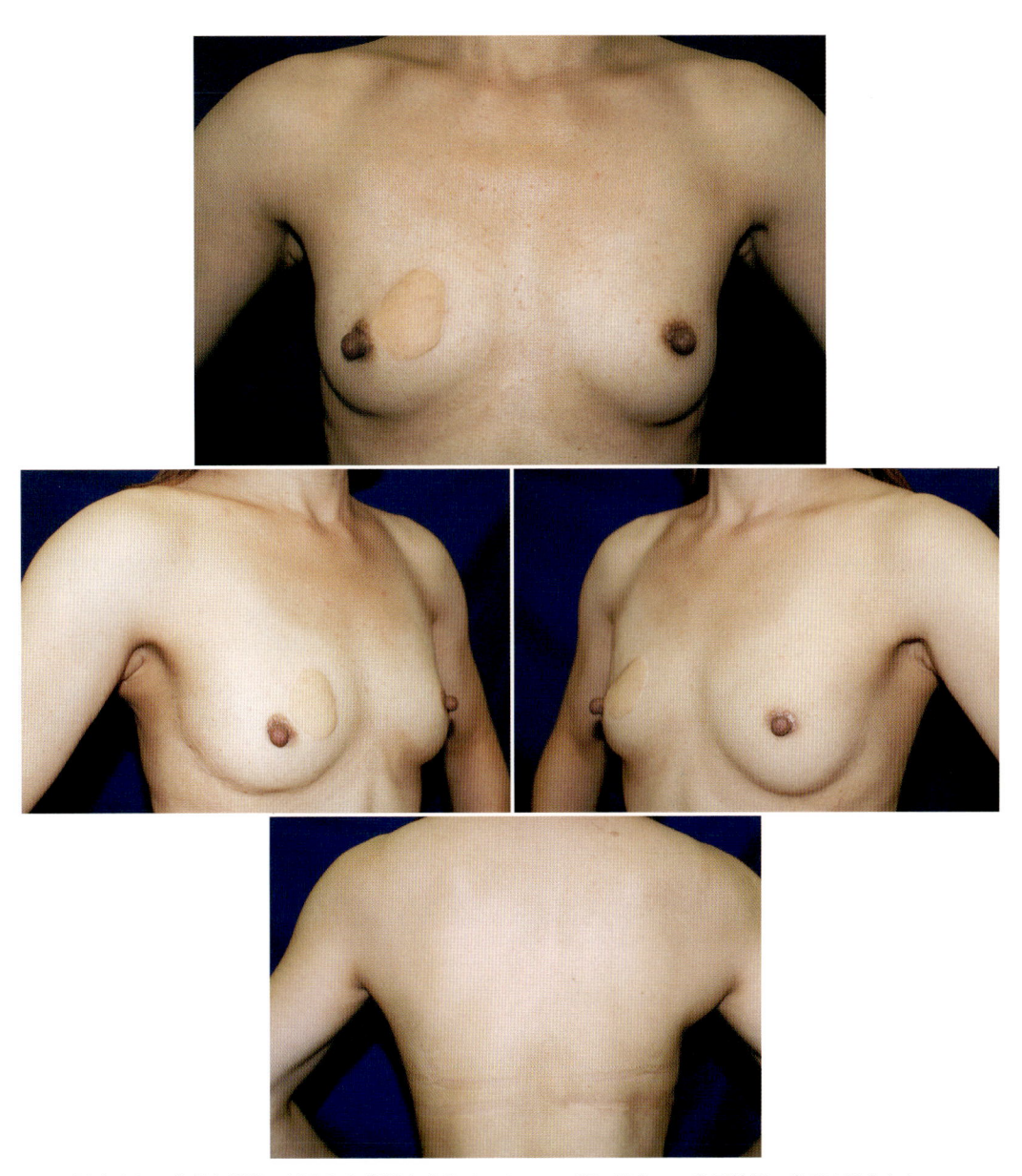

腫瘍直上の皮膚欠損部に挿入した背部皮膚がパッチワーク状に目立つ。乳房外側の瘢痕は目立たない。

図27　症例3：右乳癌に対するNipple-sparing mastectomy　術後2年

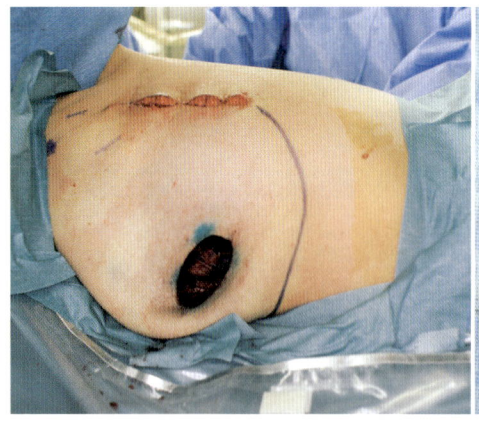

(a) Skin-sparing mastectomy を施行した直後の乳房の状態。乳房外側切開から乳輪乳頭を含む乳腺組織が全切除されている。

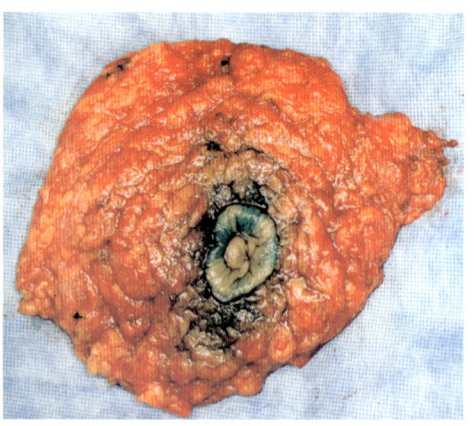

(b) 乳癌切除組織。乳輪乳頭を含む全乳腺組織。

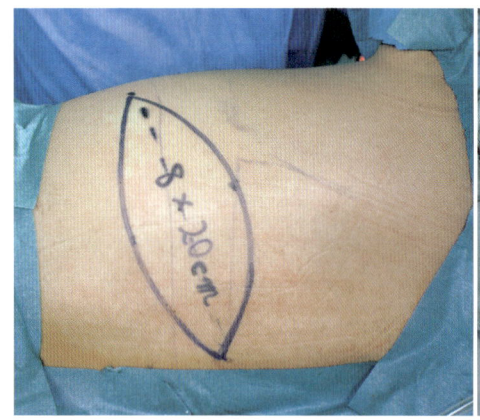

(c) 広背筋皮弁のデザイン。背部皮膚のしわの線に沿った斜め方向の 8 × 20cm の紡錘形切開を計画した。

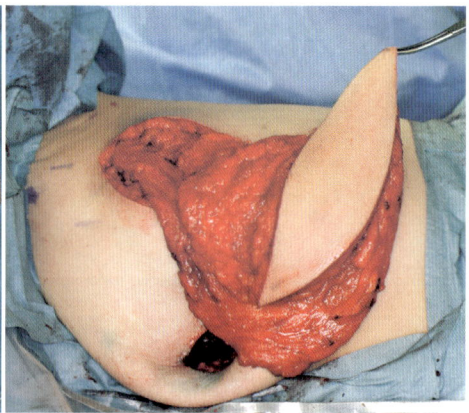

(d) 広背筋皮弁を挙上し、胸部に移動した状態。

図 28 症例 4：左乳癌に対する Skin-sparing mastectomy

IV. 広背筋皮弁　65

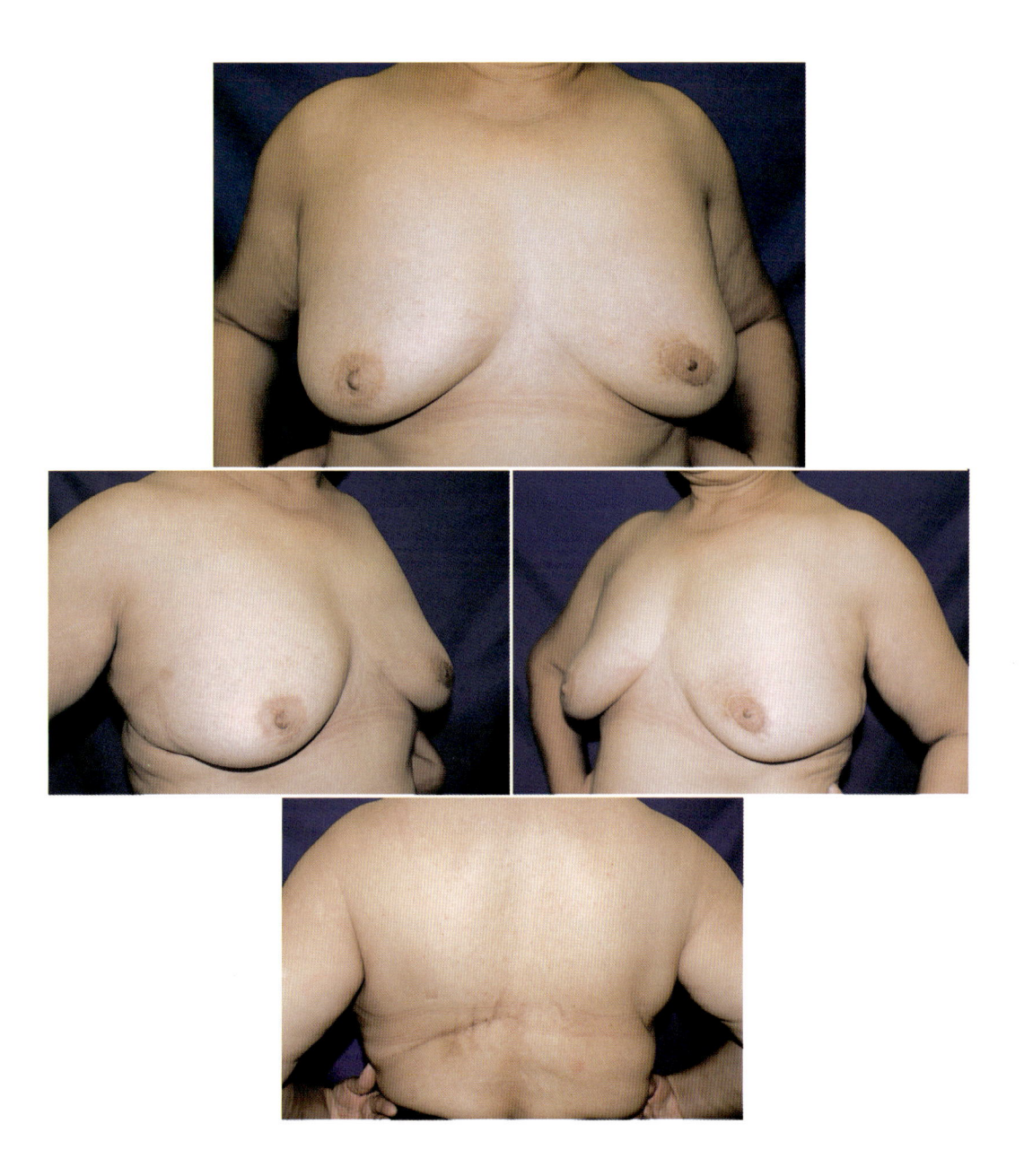

　乳房内側の若干の組織不足は認めるが、ほぼ対称的な乳房が形成されている。乳輪周囲の瘢痕は少し目立つが、乳房外側の瘢痕はあまり目立たない。

図28　症例4（つづき）　術後2年

4 胸筋温存乳房切除術に対する再建

　広背筋皮弁による胸筋温存乳房切除術の再建は、乳房の小さい患者か広背筋皮弁しか選択肢がない患者か広背筋皮弁を強く希望する患者に限られる。乳房皮膚切除に相当する部位に背部皮膚が露出する欠点を有する。

手術手技

1．広背筋皮弁採取量の決定
① 乳癌切除前に乳房皮膚切開予定線を濾紙に写し取る。
② 再建手術前に乳癌手術で切除された組織をよく観察する。
③ 皮膚切除量および乳腺組織切除量に合わせて広背筋皮弁の採取量を決定する。
④ 胸筋温存乳房切除術による再建では背部横切開よりも多めに採取できるように皮膚のしわの線に沿った斜め切開による広背筋皮弁採取が必要となることが多い。

> 皮膚切開予定線をピオクタニンでマーキングし、その上に濾紙を押しつけて生食ガーゼで上から軽く押さえるとピオクタニンの跡が濾紙に写る。ピオクタニンが付いた線上をハサミで切り取り保存しておく。

> 切除された組織を不潔野で拡げてその形や厚みを観察し、手袋をした両手でつかんでその組織量を手で感じ取り、その量と形態を頭の中でシミュレーションする。

> 胸筋温存乳房切除術は通常術後に放射線治療がないため、放射線治療による組織の減少は考慮しなくてよい。しかし、筋体の廃用性萎縮を考慮して可能であれば健側よりも少し大きめに再建しておく方が無難である。

2．広背筋皮弁の固定
① 胸筋温存乳房切除術後は乳房皮膚欠損があるため、皮膚欠損部に皮弁をはめ込めば筋皮弁の固定となる。
② 皮膚欠損部の大きさは型取りした濾紙を皮弁に当てはめて決定し、ピオクタニンでマーキングする。
③ 当てはめる皮弁部位以外は脱上皮して筋皮弁尾側を内側に折り返して乳房下半分に挿入する。
④ 筋肉の収縮による後戻り防止のために広背筋と大胸筋外側縁を3〜4針吸収糸で縫合固定する。

> 通常、乳房下半分のボリューム充填が重要となるため、皮弁の上縁が皮膚欠損上縁となるようにデザインする。

3．縫合とガーゼ固定
① 皮弁下に陰圧吸引ドレーンを挿入し、皮弁周囲の創を縫合閉鎖する。
② 創縫合終了後、患者の体位を仰臥位に戻す。
③ 皮弁充填部の乳房を左右に振動させて皮弁が均一に充填さ

> 仰臥位に戻した時点では皮弁が均一に充填されておらず、乳房がいびつな形態を呈していることが多い。

れるように手直しをする。
④ 皮弁が後戻りしないように乳房外側部と再建乳房上半分にガーゼを当てて圧迫固定する。

●症例

症例1：左乳癌に対して胸筋温存乳房切除術を施行。広背筋皮弁再建症例（図29）

紡錘形の皮膚切除を伴う胸筋温存乳房切除術と腋窩リンパ節郭清術を施行した。広背筋皮弁は大きめに採取して皮弁を皮膚欠損部に当てはめて残りの組織を充填した。術後4カ月目に健側の乳頭半切移植と大腿内側基部からの全層植皮術による乳輪乳頭再建術を施行した。術後2年の状態は、乳房表面に露出した皮弁はパッチワーク様であり目立つ。乳房下溝が少し剥離されているため患側乳房が若干下垂しているが、乳房の対称性はほぼ得られている。

症例2：右乳癌に対して胸筋温存乳房切除術を施行。広背筋皮弁再建症例（図30）

CD領域の紡錘形の皮膚切除を伴う胸筋温存乳房切除術と腋窩リンパ節郭清術を施行した。広背筋皮弁を大きめに採取して皮弁下縁を乳房下溝に一致させて移植した。術後6カ月に健側の乳頭半切移植と大腿内側基部からの全層植皮術による乳輪乳頭再建術を施行した。術後2年の状態は、乳房表面に露出した皮弁はパッチワーク様であるが、乳房の大きさ・形ともほぼ対称的である。

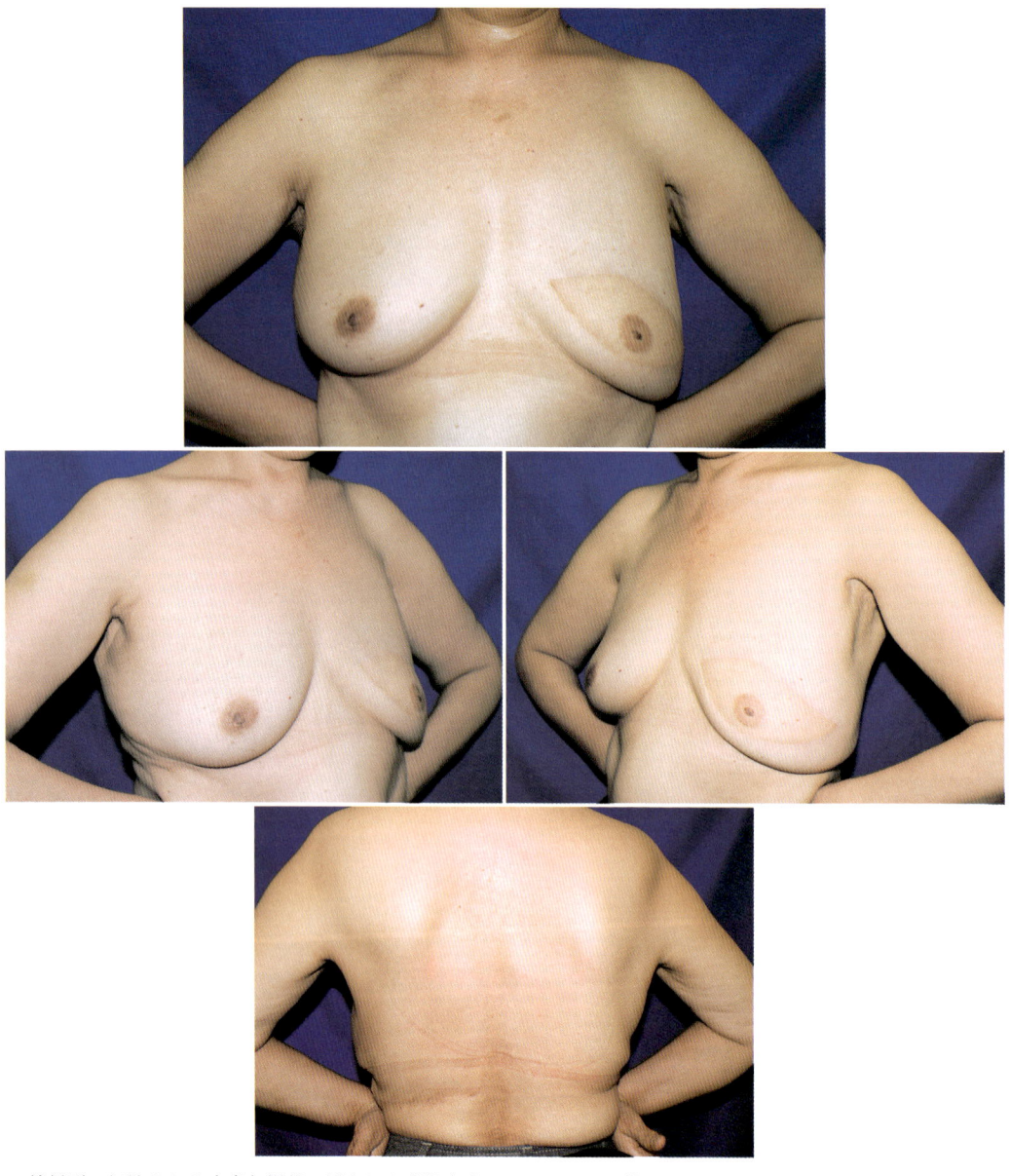

紡錘形に切除された皮膚欠損部に挿入した背部皮膚がパッチワーク状に目立つ。乳房下溝が少し剥離されているため、患側乳房は若干下垂傾向が強い。

図29 症例1：左乳癌に対する胸筋温存乳房切除術　術後2年

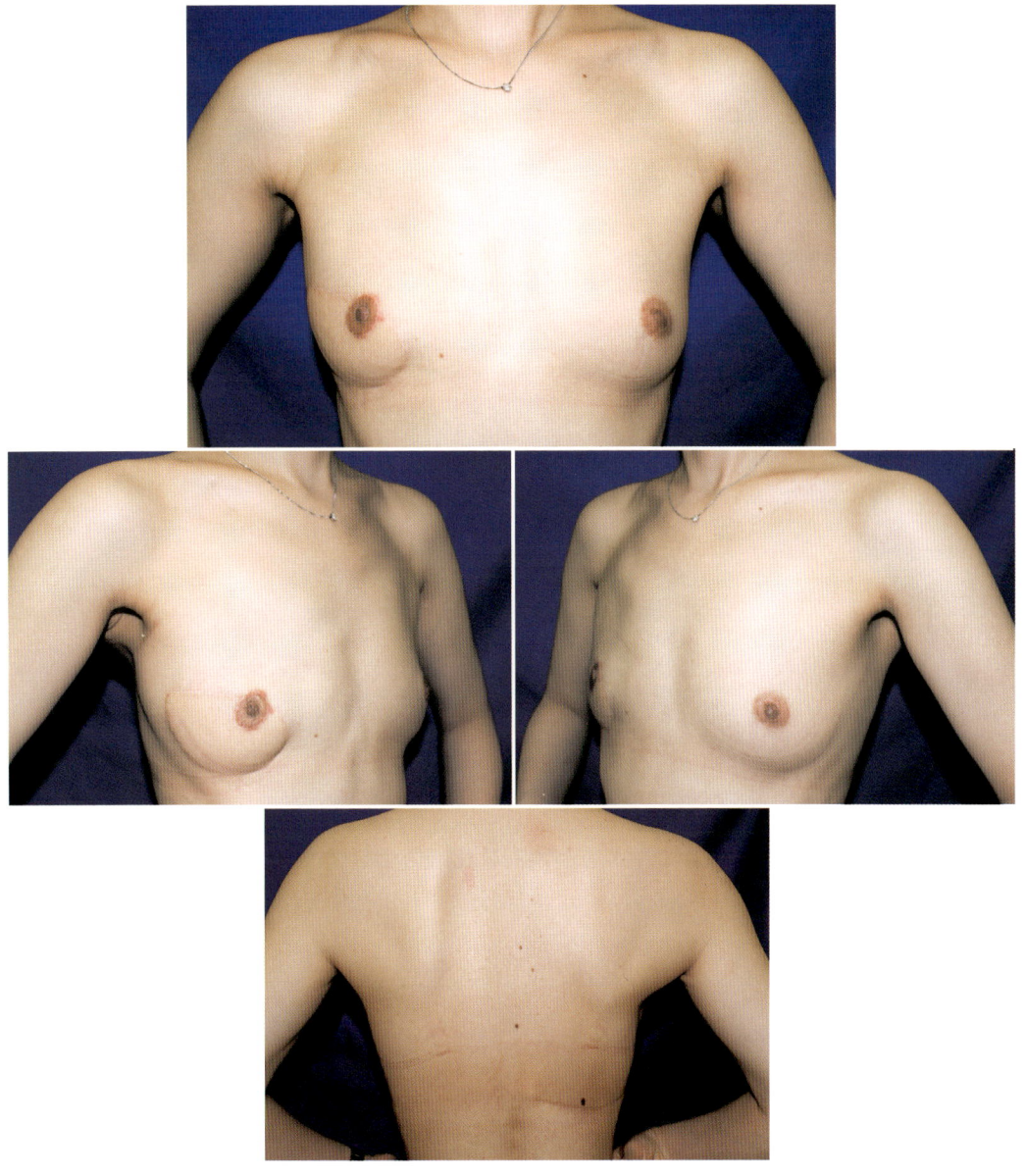

紡錘形に切除された皮膚欠損部に挿入した背部皮膚がパッチワーク状に目立つ。ただ、皮弁下方の瘢痕は乳房下溝に一致しているためそれほど目立たない。

図 30　症例 2：右乳癌に対する胸筋温存乳房切除術　術後 2 年

5 広背筋皮弁 まとめ
―合併症とその対策

●利点

1．位置的に乳房や前腋窩ひだを作りやすい

　広背筋は肩甲下動静脈の末梢枝である胸背動静脈が栄養血管である。したがって、背部に作成した広背筋皮弁は、腋窩部を振り子の支点にして乳房部に移植することができるため位置的に乳房再建に好都合である。筋皮弁の配置により前腋窩ひだの作成も可能である。

2．筋皮弁への血行が良好である

　広背筋は胸背動脈から流入する血流により筋体全体が栄養され、筋体上の皮膚であればどの部分に皮島を乗せてもほぼ生着するため自由に皮弁をデザインできる。皮弁の部分壊死等の心配をせずに再建材料として使用することができる。

3．採取部での筋の脱落症状が少ない

　広背筋の機能は上腕の内転と上腕を後方に引く運動であるが、それを代償するような筋（大胸筋、三角筋、大円筋など）があるため機能的な損失はほとんど目立たない。手術直後は上腕の挙上や内転が困難なこともあるが、1カ月もすれば可動域は十分に得られるようになってくる。その後は日常生活や軽いスポーツには特に支障はない。

4．採取創は目立たず下着に隠れる部位である

　採取創の傷は背部であり、目立たず下着で隠れる部位であり患者の目にはほとんど触れない。ただし、採取創の最外側の dog ear を作らないように注意が必要である。背部の横方向に縫合した瘢痕はブラジャーのひもで圧迫されるため、より目立たなくなる傾向にある。

●欠点

1．術中の体位が側臥位である

　広背筋皮弁を採取するためには患者を側臥位としなければならず、術中に体位変換が必要である。乳房温存手術や Skin(Nipple)-sparing mastectomy では乳腺切除後に皮下ポケットが形成されており、その中に切除された組織と同等の大きさの筋皮弁を充填すればよいので、側臥位のまま再建して手術を終了することが可能である。そして、手術終了後体位を仰臥位に戻した後、皮弁の状

態を徒手的に整えればよい。しかし、胸筋温存乳房切除の場合は乳房皮膚欠損部に大きな皮島を充填しなければならないため、筋皮弁挙上後仰臥位に戻し、患者の上体を挙上して坐位で左右を見比べながら再建しなければ左右の対称性を得るのは困難であり、術中の体位変換が必要である。

2. 十分な組織量が得られないことがある

　広背筋は非常に薄い筋肉であり、広背筋の筋体のみ採取して乳房再建を行うのは困難であることが多い。そこで、広背筋上にデザインした皮島の皮下脂肪で採取組織量を調整する。しかし、皮下脂肪をたくさん採ろうと思っても限界があり、大きな乳房の全摘症例では広背筋皮弁のみでの再建はまず不可能である。

3. 術後筋肉が萎縮する―特に放射線治療後

　筋肉は廃用性萎縮により術後に若干萎縮する。したがって、広背筋皮弁の充填量は摘出された組織よりも少し大きめに充填する。特に術後に放射線治療を行う乳房温存手術の場合はさらに萎縮する可能性が高いため、摘出された組織の2～3割増の量を充填する必要がある。

4. 移植した皮膚の color match、texture match が悪いことが多い

　乳房表面の皮膚に欠損がある場合はその欠損部に背部皮膚が顔を出すことになる。しかし、乳房表面の皮膚と背部の皮膚は皮膚の色調から厚さまで全く異なる。したがって、乳房表面に露出した背部皮膚は color match、texture match が悪く、目立つ場合が多い。

5. 術後の筋肉の収縮運動により乳房が一過性に変形することがある

　術後、移植した筋肉の収縮により、一過性に乳房の変形を来すことがある（**図31**）。筋肉の収縮

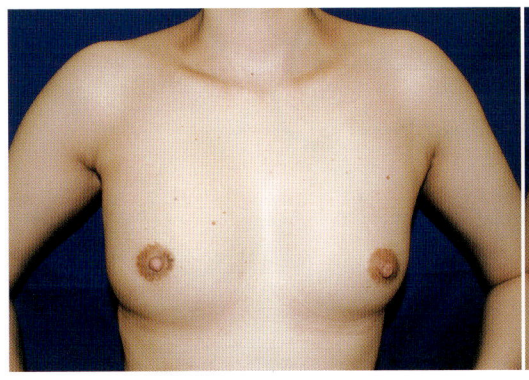

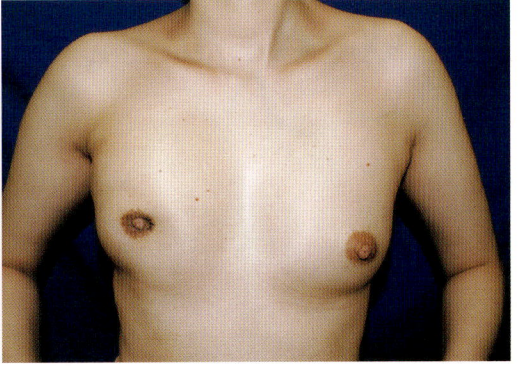

（a）ほぼ左右対称的な大きさ・形が再建されている。　　（b）時々、広背筋が収縮して乳房変形を来たす。

図31　右CD領域の乳腺約1/2切除後に広背筋皮弁で再建したのち，筋収縮により一過性の変形を来たす症例　術後1年

には個人差があり、収縮する程度が大きく頻度が高い人もいれば全く収縮しない人もいる。しかし、ある程度期間がたてば通常収まってくることが多い。筋肉の収縮を予防するために胸背神経を切ったり胸背神経と知覚神経を縫合したりすることもあるが、胸背神経を切ると筋体の萎縮がより強く生じるため、採取した皮下脂肪だけで組織欠損がほぼ賄えるような症例を選び、適応を限定する方がよい。

● 術後の合併症とその対策

1．背部の筋皮弁採取部の浸出液の貯留

背部は皮下を広範囲に剥離するため浸出液が貯まりやすく、陰圧吸引ドレーンを挿入して抜去するまでにおよそ2週間かかる。しかしドレーンを抜去した後も貯まり続けしばしば漿液腫（Seroma）といった状態となり、1週間に1度ずつ注射器で漿液を抜かなければならないこともある。それでも最長4～6週で消失する。

われわれの症例の調査では、広背筋皮弁採取後の漿液腫の発生率は約20％であった。漿液腫の発生頻度と危険因子についての検討では、50歳以上、BMI23以上、より侵襲の大きな乳癌術式後の再建において発生頻度が高い傾向があった。

2．皮弁の部分壊死

通常、胸背動静脈が開存していれば筋肉全体の血流は問題ないし、筋肉上にデザインされる皮弁もまず問題なく生着する。気をつけないといけないのは、**血管柄のねじれや圧迫による狭窄や閉塞**である。広背筋皮弁は広背筋の停止部を切離し血管柄のみとするため特に注意しなければならない。乳房再建部に皮膚欠損がある場合は血管柄をねじらずにそのままの状態で乳房部に移植する。乳房再建部に皮膚欠損がない場合は皮下脂肪を内側にして外側を筋体で包むため血管柄を180°回転して乳房部に移植することになる。180°の回転であれば全く問題はないが、360°や540°血管柄が回転するようであれば静脈が閉塞するため皮弁が鬱血し皮弁の部分壊死や全壊死を生じる可能性がある。したがって、皮弁を前胸部に移植する際に血管柄のねじれには十分注意を払わなければならない。また、術後の血管柄上のガーゼ貼付時の過圧迫にも注意する。

3．血腫

乳房再建部の皮下ポケット内に皮弁を挿入する前に陰圧吸引ドレーンを挿入するが、通常皮弁の下面にチューブが挿入されるため皮弁の上面に血腫を生じることがある。したがって、皮弁上の止血を十分行うことは当然であるが、皮弁の上面にもドレーンチューブを挿入しておくと血腫の合併症は予防できる。

4．皮弁の知覚麻痺

　腹直筋皮弁の項で述べたように、皮弁の知覚麻痺による皮膚病変などに注意を払う必要がある。
　また、腹直筋皮弁と同様に知覚神経付き広背筋皮弁を作製することが可能である。広背筋上皮膚の知覚を支配する神経は第6〜12の胸神経後枝である。胸神経後枝は胸椎の横突起間を通って体幹の後壁に出て、外側皮枝と内側皮枝とに分かれて広背筋を貫き、直上の皮膚に分布する。したがって、筋皮弁を挙上していく際に、下床の肋間から立ち上がり広背筋に入る胸神経後枝の外側皮枝を確認し、皮島の下面に一致して入る皮神経を温存する。だいたい、第7〜10胸神経後枝が中心である。神経は内側斜め上方から入り込んでいるため、下床の筋間を剥離し中枢側へたどれば7〜8cmの神経は採取可能である。筋皮弁を前胸部に移行後、乳房皮膚の知覚神経である第4肋間神経外側皮枝と縫合すればよい。

V 腹直筋皮弁

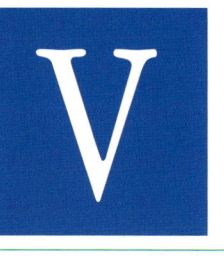

腹直筋皮弁は片側の腹直筋を血流の担体として腹部の皮膚皮下脂肪組織を移植する再建方法である。腹直筋の停止部であり栄養血管が入り込む季肋部が振り子の支点となるため乳房再建には最適である。

腹部の皮膚皮下脂肪組織の採取法により、横軸型腹直筋皮弁と縦軸型腹直筋皮弁の2通りに分けられる。それぞれ別項目で解説する。

1 横軸型腹直筋皮弁（TRAM flap）

適応

① 乳房全摘後で比較的乳房が大きい
② 下腹部に乳房に相当する皮下脂肪が存在する
③ 術後の妊娠・出産を望まない
④ 人工物の使用を希望しない
⑤ 内胸動静脈から上腹壁動静脈が存在する
⑥ 下腹部に術後瘢痕がない方が望ましい

要点

横軸型腹直筋皮弁 Transverse Rectus Abdominis Myocutaneous flap（TRAM flap）は片側の腹直筋を血流の担体とし、臍より尾側の下腹部皮膚皮下脂肪組織を横方向に紡錘形に切開して移植材料とする筋皮弁である。もともと乳房再建を目的として開発され、世界的に普及し乳房再建におけるスタンダード手術となり、現在でもその地位は揺るぎない。しかし、皮弁の血行に関しては必ずしも良好なものではなく、皮弁の部位によっては部分壊死を生じることが多く、さまざまな工夫がなされた。一方、最近になり腹直筋を採取することによる合併症が問題となり、腹直筋を犠牲にしない同様な手術が出現したため今後もスタンダード手術であり続けるか否かは疑問である。

解剖

腹直筋は左右一対の太い筋体を有する筋肉で腱性に恥骨結合と恥骨結節との間から起こり、第5〜第7肋軟骨および胸骨剣状突起前面に停止する。筋肉は3〜4個の腱画で仕切られている。腹直筋は胸郭と骨盤を固定した時は腹圧を高め、骨盤を固定した時は体幹を前方に曲げ、胸郭を固定した時は骨盤を引き上げる作用がある。栄養血管は内胸動脈の末梢枝である上腹壁動脈と外腸骨動脈

から分枝する下腹壁動脈であり、両者から派生する血管が臍周囲でネットワークを形成している。そして、臍周囲で太い穿通枝が筋鞘を貫いて立ち上がり、下腹部の皮膚皮下組織を栄養している（**図1**）。通常 TRAM flap は上腹壁動静脈を栄養血管とする有茎筋皮弁である。腹直筋は筋鞘で覆われており、前面は全て前鞘で覆われているが、後面は弓状線以下で後鞘が欠損しているため術後の腹壁の脆弱化に注意が必要である（**図2**）。また、上腹部より下腹部の方が皮下脂肪は厚いため、乳房再建は下腹部の組織がよく適合する。腹直筋の運動神経と腹壁の知覚を司る神経はTh6〜12の肋間神経である。

腹直筋皮弁の皮弁部分はその血行の特異性から「Zone分類」がなされている（**図3**）。

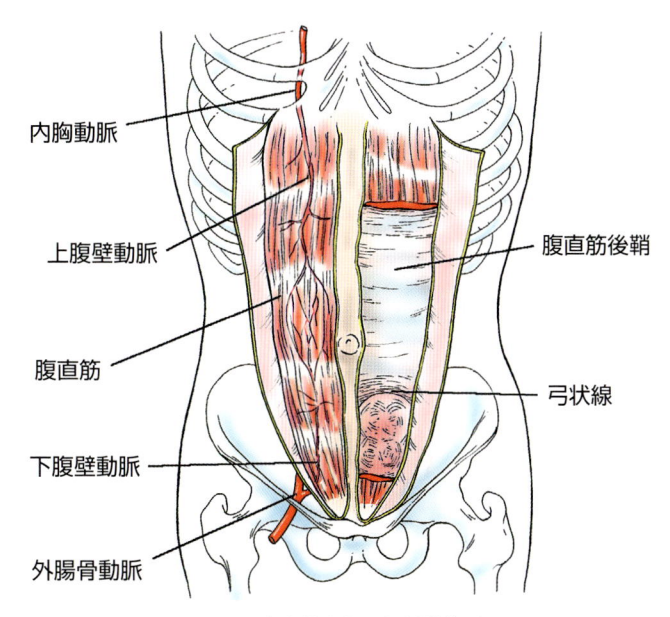

図1　腹直筋皮弁の解剖学的所見
腹直筋の栄養血管は上腹壁動脈と下腹壁動脈であり、臍周囲でネットワークを形成している。筋体の前面は全て前鞘で覆われているが後面は弓状線以下で後鞘が欠損している。

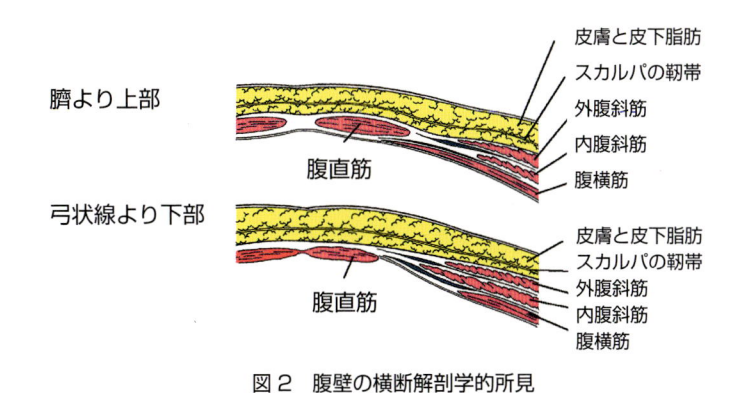

図2　腹壁の横断解剖学的所見
弓状線以下で後鞘が欠損している。

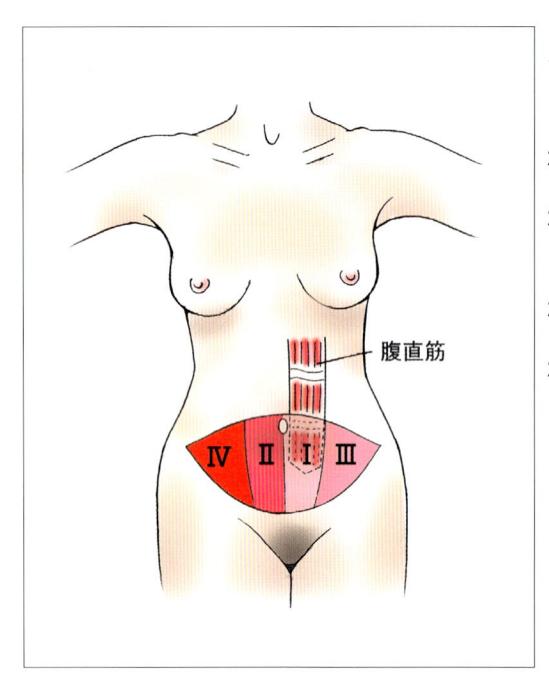

腹直筋皮弁はその血行の特異性から Zone 分類がなされている。

血流は、Zone Ⅰ, Ⅲ, Ⅱ, Ⅳの順でよい。

Zone Ⅰ：採取する腹直筋直上の皮弁であり最も血流がよい。
Zone Ⅱ：採取する腹直筋と反対側の腹直筋直上の皮弁であり通常血流は問題ないが、Zone Ⅰ, Ⅲよりも血流は悪い。
Zone Ⅲ：採取する腹直筋と同側の最外側の皮弁であり、この部位の血流は通常問題ない。
Zone Ⅳ：採取する腹直筋と反対側最外側の皮弁であり通常静脈還流が悪く鬱血を呈しており血流は悪い。

図3　腹直筋皮弁の Zone 分類

手順

1. 術前の準備
2. 皮弁の筋膜上剥離
3. 筋膜切開
4. 筋体の剥離挙上
5. 筋皮弁を乳房欠損部に通す上腹部皮下トンネルの作成
6. 筋皮弁を乳房欠損部に移動
7. 筋皮弁の位置を決定
8. 腹壁の閉鎖
9. 臍形成
10. 縫合とガーゼ固定
11. 腹直筋皮弁の術後管理

手術手技

1．術前の準備

① カラーレーザードップラー装置を用いて下腹部特に臍周囲の穿通枝血管を検索する。
② 太い穿通枝についてドップラー血流計で動脈音を聴取してその部位をマーキングする。
③ なるべく多くの穿通枝血管を含めるように腹直筋皮弁をデザインする。

2．皮弁の筋膜上剥離

① 臍の上端を皮弁の上縁とし、下に凸の舟形の皮弁をデザインする（図4）。
② 20万倍ボスミン液をデザイン線に沿って注射する。 ・・・・・・・ ボスミン注射は皮下の浅い層に打つ。深い層に打つと穿通枝を直接傷つけることがあるため避ける。
③ 最初に臍周囲を切開し、筋膜上まで剥離して臍を遊離した後、皮弁周囲の皮膚切開を加える。切開は筋膜までほぼ垂直に行う。 ・・・・・・・ 切開を垂直に加えずに少しでも脂肪を含めようとして斜め外側に切開を行うと、縫合後に縫合創が筋膜と癒着し癒着性の陥凹瘢痕を生じることが多い。
④ 患側乳房と反対側の皮弁を外側から筋膜上で電気メスを用いて剥離挙上する。
⑤ 腹直筋前鞘外側縁に到達した後、術前にマーキングした穿通枝の位置を参考にしながらさらに数cm内側に向かって剥離し、穿通枝が確認できたら剥離を中止する。
⑥ 筋体採取側と反対側の皮弁を筋膜上で剥離する。こちらは正中の白線まで完全に剥離し、白線を越えて前鞘を約1cmさらに剥離する。
⑦ Zone Iの皮弁は臍下5～6cmの弓状線より尾側の部位を前鞘上で剥離する。

3．筋膜切開

① 腹直筋前鞘の白線から約1cm外側、腹直筋前鞘外側縁から約2cm内側を筋鞘切開線とする。皮弁が前鞘に付着している尾側端から上方に向かって肋軟骨付着部までまっすぐにピオクタニンでマーキングし、切開線とする。
② 前鞘の切開線の尾側端はだいたい弓状線のレベルとする。 ・・・・・・・ 弓状線より尾側の前鞘を残しておくと腹壁の膨隆やヘルニアの予防となる。
③ マーキングした前鞘は電気メスで上から下まで切開する。

4．筋体の剥離挙上

① 腹直筋は内側部を全て含め、外側部は外側から約2cm残して筋体に切開を加える。
② 尾側端の腹直筋裏面に筋鉤を挿入し、筋体を挙上し下腹壁動静脈を確認する。
③ 最初に下腹壁動静脈より内側の筋体のみを筋鉤で挙上し電気メスの凝固モードで切離する。
④ 下腹壁動静脈はペアンで挟み上下端を3-0絹糸で結紮切離する。
⑤ 下腹壁動静脈を切離した後、外側の筋体を筋鉤で挙上し電気メスの凝固モードで切離する。
⑥ 筋体の尾側端を切離した後、前鞘と筋体を丸針4-0吸収糸で縫合固定し、筋体の剥離作業や筋皮弁移動中に前鞘と筋体が剥がれて穿通枝が損傷を受けないように予防する。
⑦ 尾側から筋皮弁を挙上し、筋体の裏面を鈍的に剥離する。
⑧ 剥離中、後鞘から立ち上がる穿通枝血管や肋間神経とともに筋鞘外側縁から侵入してくる血管を凝固切離する。
⑨ 筋体の上縁まで剥離すると筋体の内側1/3の肋軟骨下から筋体に入り込む上腹壁動静脈が確認できる。

5．筋皮弁を乳房欠損部に通す上腹部皮下トンネルの作成

① 筋皮弁を乳房欠損部に通すための上腹部皮下トンネルは筋皮弁が通ればいいので必要最小限の大きさで作成する（図5）。
② 採取側の腹直筋の上縁から季肋部を通って斜め上方にトンネルを作成する。
③ トンネル作成部位には内胸動脈から立ち上がる穿通枝が数本あるので注意深く剥離し、確実に止血する。

6．筋皮弁を乳房欠損部に移動する

① 筋皮弁はトンネルを通して乳房欠損部に移動する。
② ビニール袋に皮弁を入れて袋の底に小孔をあけ、そこから皮弁の先端を出してトンネルの前胸部側からコッヘルで引っぱれば容易に通る。
③ 皮弁移動後に腹直筋のねじれがないかどうかを確認する。

POINT!

再建側の乳房下溝をあまり剥離しすぎると再建した乳房の乳房下溝内側部が不鮮明となるのでできるだけ剥離範囲を少なくする。

術者の手がトンネルを通れば十分である。

トンネルを通す際にそのままの状態で通そうとするとかなりの抵抗があり皮弁と筋体が剥がれて出血する恐れもある。滅菌されたビニール袋に筋皮弁を入れるとスムーズに通すことができる。

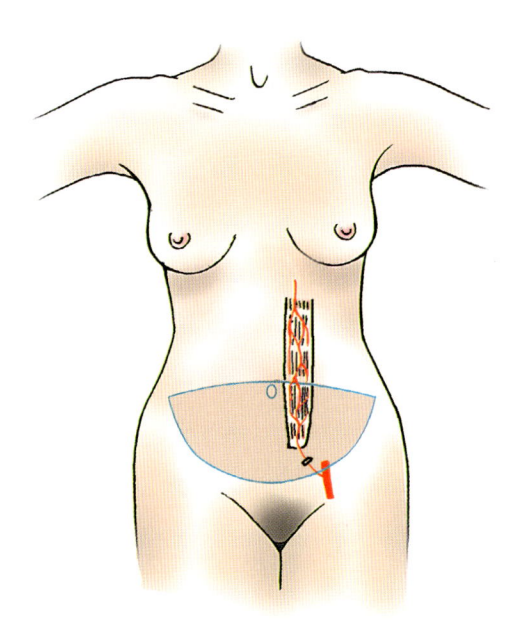

図4 皮弁のデザイン
臍の上端を皮弁の上縁とし、下に凸の舟形の皮弁をデザインする。

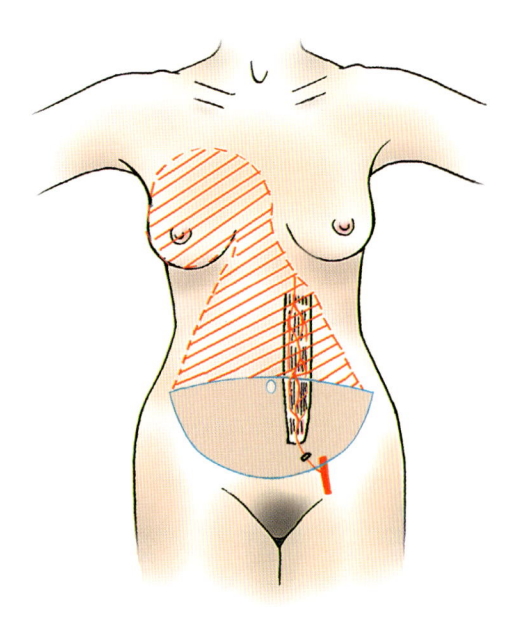

図5 筋皮弁を乳房欠損部に通すトンネルの作成
筋皮弁を乳房欠損部に通すトンネルは必要最小限の大きさで作成する。

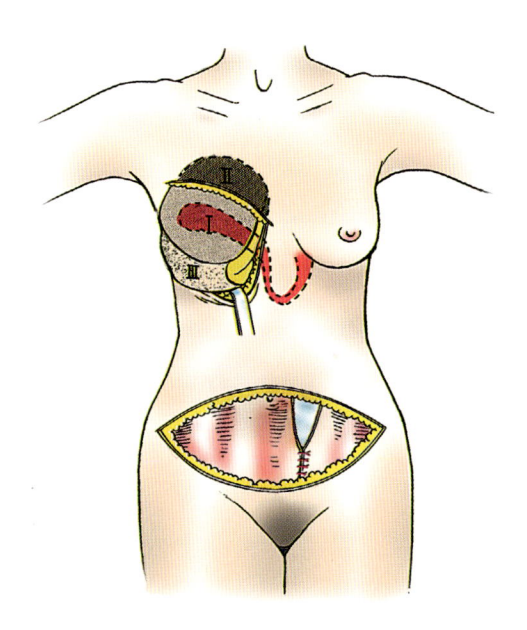

図6 筋皮弁の位置を決定する
ZoneⅠとⅢで乳房の高まりを作成し、zoneⅡで鎖骨下部の陥凹を修正する。ZoneⅣは切除する。

④ 皮弁がゆとりを持って前胸部に移動されているか否かを確認し、緊張がある場合は前鞘の切開を頭側に追加する。

7. 筋皮弁の位置を決定する

① 筋皮弁を移動させた後、患者を坐位にして皮弁の位置を決定する。　　両手は左右に開き上体を約60°～70°挙上し、乳房がしっかり下垂した状態で左右を見くらべる。

② 健側の形と見くらべながら皮弁の位置を決定するが、通常はzone ⅠとⅢで乳房の高まりを作成し、zone Ⅱで鎖骨下部の陥凹を修正する（図6）。Zone Ⅲは脱上皮しzone Ⅰの下に折り込んで挿入する。

③ この時点でzone Ⅳは鬱血していることが多いため通常は切除する。

④ 皮弁の位置を決めた後、乳房の皮膚欠損部に一致する部位を皮弁上にピオクタニンでマーキングする。　　皮弁の位置決めをする時は、スキンステープラーを用いれば便利。

⑤ マーキングした皮膚は残して、残りの皮膚を脱上皮する。

⑥ 皮弁の固定は皮弁の上端と内外側端で吸収糸を用いて数針行う。

⑦ 皮弁周囲と乳房外側創の縫合閉鎖を行う。

8. 腹壁の閉鎖

POINT! 最も重要な点は、弓状線より下の部位の閉鎖である。

① 弓状線の後鞘尾側端と切離した腹直筋の頭側端を吸収糸で縫合固定する（図7-a）。

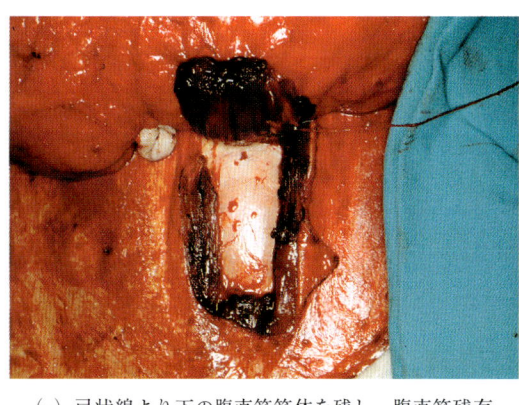

(a) 弓状線より下の腹直筋筋体を残し、腹直筋残存頭側端を腹直筋後鞘弓状線に縫着する。

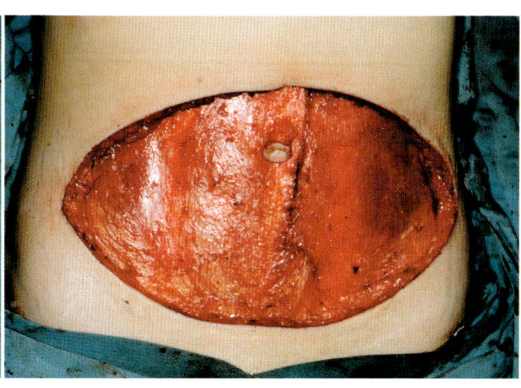

(b) 切開された前鞘を3-0または4-0白ナイロン糸で強固に縫合固定する。

図7　腹壁の閉鎖

② 切開された前鞘を尾側端から腹直筋停止部の尾側5〜6cmの部位まで3-0または4-0白ナイロン糸で強固に縫合固定する（**図7-b**）。

> 4〜5cm幅の前鞘欠損であればメッシュ材を使わなくても直接縫合が十分可能である。
> 筋鞘の縫合には吸収糸よりも非吸収糸を使用した方がよい。また、絹糸などの縒り糸は感染する恐れがあるため使用しない。

9．臍形成

① 臍に3-0絹糸をかけて糸を長く残しておく。
② 腹壁の皮膚を1-0絹糸で仮縫合する。
③ 臍を出す位置を決定し、腹部皮膚にマーキングする。
④ 臍の作製予定位置に縦型に紡錘形皮膚切除を行う。
⑤ 臍の小孔から臍にかけた絹糸を出してペアンで把持しておく。

> 臍を出す位置は、臍にあまり緊張がかからない程度に頭側寄りとする。

10．縫合とガーゼ固定

① 仮縫合の絹糸を外した後、腹壁を大量の生食で洗浄し、陰圧吸引ドレーンを留置して腹部創の閉鎖を行う（**図8**）。
② 腹部創の両側にdog earを生じやすいため、生じないように外側から内側に向かって順次縫合していくとよい。
③ 創の上にガーゼを貼付するが、腹直筋が通過する季肋部は過度に圧迫しないように注意する。

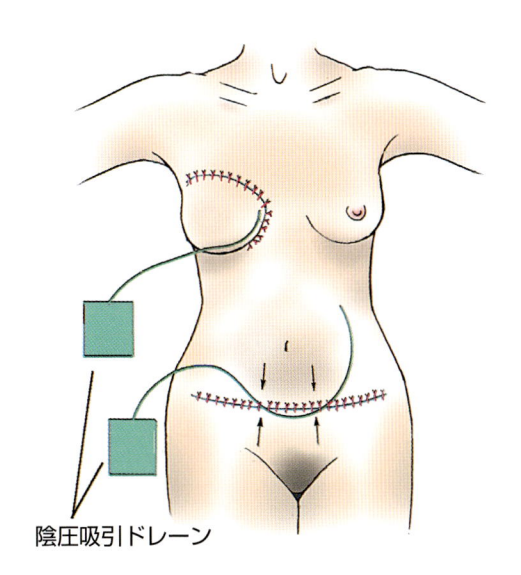

図8 創の縫合閉鎖
腹壁を大量の生食で洗浄し、陰圧吸引ドレーンを留置して腹部創の閉鎖を行う。

11. 腹直筋皮弁の術後管理

① 術後2日間は腹部安静維持のためベッド上安静を保つ。
② 術後3日目から歩行開始するが、腹部に緊張を加えないように少し前屈みになり歩行するように指導する。
③ 術後5日目に抜糸する。
④ 陰圧吸引ドレーンは1日の排液量が20ml以下となったら抜去する。

> 膝下に枕を挿入し軽く膝を曲げ上体を軽く挙上し、日中は坐位で過ごす。
> ベッド上安静時に深部静脈血栓症を予防するために軽度の足関節運動、下肢の空気圧マッサージ、弾性包帯、ストッキングによる軽度圧迫等を行う。
> 腹筋を使わないように上体挙上は電動ベッドで行うように指導する。
> 抜糸後はブラジャーの装着可能であるが、筋皮弁の自然な下垂を保つためと血管茎を圧迫しないためにワイヤーの入っていないソフトブラを装着する。
> 術後1カ月からお腹に力を入れることを許可するが、腹壁離開予防のために補正下着を着用して腹部を常時圧迫しておくようにする。
> 術後3カ月からハードな運動も許可する。

●症例

症例1：右乳癌に対して胸筋温存乳房切除術を施行。TRAM flap 再建症例（図9）

右乳癌に対して胸筋温存乳房切除術を施行した。その後 TRAM flap による乳房再建術を予定した（図9-a）。TRAM flap は腹直筋筋体の約2/3の幅を使用し、尾側端は弓状線までとし、腹直筋の切離断端を弓状線の筋鞘に縫合した（図9-b, c）。TRAM flap の zone Ⅳ は切除し、zone Ⅱ、Ⅲ は脱上皮して皮下に挿入した。Zone Ⅱ は鎖骨下部の陥凹修正、zone Ⅲ は乳房下部の膨らみ形成に使用した。術後8カ月に健側の乳頭半切移植と大腿内側基部からの全層植皮術による乳輪乳頭再建術を施行した。術後2年の状態は、乳房表面の皮膚切除後の部位に腹部皮膚が露出してパッチワーク様の外観を呈しているが、乳房の大きさ・形ともほぼ対称的である。

症例2：左乳癌に対して胸筋温存乳房切除術を施行。TRAM flap 再建症例（図10）

左乳癌に対して胸筋温存乳房切除術を施行した。その後 TRAM flap による乳房再建術を予定した。Zone Ⅱ は鎖骨下部の陥凹修正、zone Ⅰ、Ⅲ は乳房下部の膨らみ形成に使用した。術後7カ月に健側の乳頭半切移植と大腿内側基部からの全層植皮術による乳輪乳頭再建術を施行した。術後2年の状態は、乳房表面に露出した腹部皮膚は色調が異なるためパッチワーク様の外観が強調されているが、乳房の大きさ・形ともほぼ対称的である。

症例3：左乳癌に対して胸筋温存乳房切除術を施行。TRAM flap 再建症例（図11）

　　左乳癌に対して胸筋温存乳房切除術を施行した。その後 TRAM flap による乳房再建術を予定した。Zone Ⅳ は切除し zone Ⅱ は鎖骨下部の陥凹修正、zone Ⅰ、Ⅲ は乳房下部の膨らみ形成に使用した。術後6カ月に健側の乳頭半切移植と大腿内側基部からの全層植皮術による乳輪乳頭再建術を施行した。術後3年の状態は、立位で腹部採取部の創はあまり目立たないが、弓状線より下の下腹部の軽度膨隆を認める。弓状線に縫着した腹直筋が外れたか、脱神経された腹直筋により緊張が保てなくなっていることが想像される（図11-b）。乳房表面に露出した腹部皮膚はパッチワーク様の外観となっているが、乳房の大きさ・形ともほぼ対称的である。

症例4：右乳癌に対して胸筋温存乳房切除術を施行。TRAM flap 再建症例（図12）

　　右乳癌に対して胸筋温存乳房切除術を施行した。その後 TRAM flap による乳房再建術を予定した。Zone Ⅳ は切除し zone Ⅱ は鎖骨下部の陥凹修正、zone Ⅰ、Ⅲ は乳房下部の膨らみ形成に使用した。術後8カ月に凍結自家乳輪乳頭皮膚による乳輪乳頭再建術を施行した（乳輪乳頭再建の項参照）。術後2年の状態は、乳房表面に露出した腹部皮膚はパッチワーク様の外観となっているが、乳房の大きさ・形ともほぼ対称的である。

症例5：左乳癌に対して胸筋温存乳房切除術を施行。TRAM flap 再建症例（図13）

　　左乳癌に対して胸筋温存乳房切除術を施行した。その後乳房のボリュームが大きいため TRAM flap による乳房再建術を予定した。Zone Ⅳ は切除し zone Ⅱ は鎖骨下部の陥凹修正、zone Ⅰ、Ⅲ は乳房下部の膨らみ形成に使用した。術後1年に skate flap と大腿内側基部からの全層植皮による乳輪乳頭再建術を施行した。術後4年の状態は、乳房表面に露出した腹部皮膚はパッチワーク様の外観となっているが、乳房の大きさ・形ともほぼ対称性が得られている。

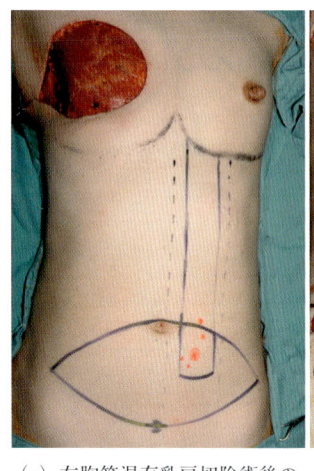

(a) 右胸筋温存乳房切除術後の状態。腹直筋皮弁のデザイン。 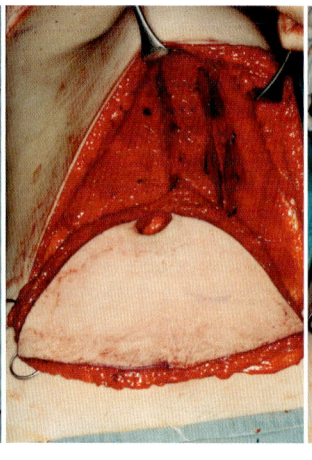
(b) 腹直筋の筋体幅の約2/3を筋鞘と筋体ともに切開した。腹直筋の尾側端は弓状線部である。 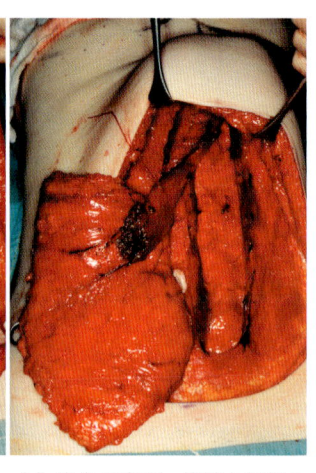
(c) 皮弁の裏面。筋体の尾側6〜7cmの部分が皮弁と結合している。

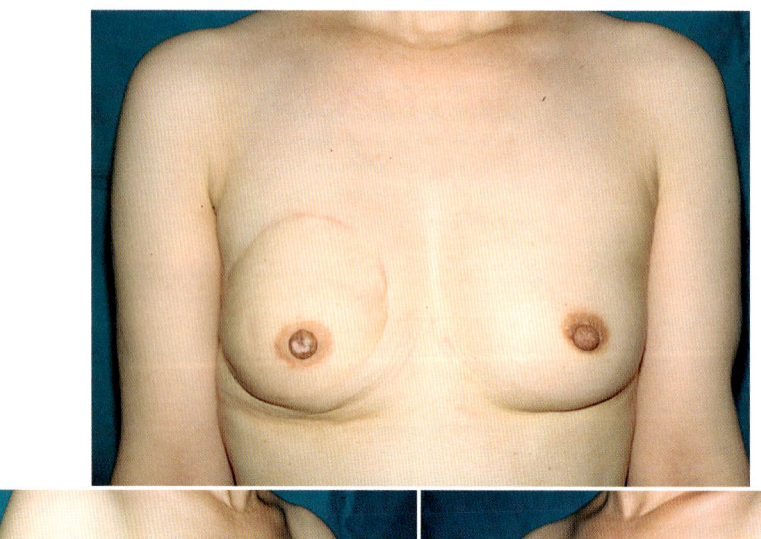

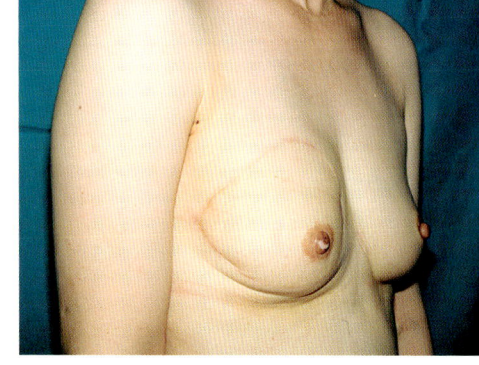

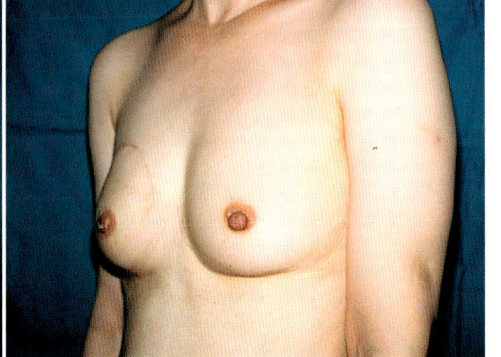

乳輪乳頭は健側の乳頭半切移植と大腿内側基部からの全層植皮術により再建した。

図9 症例1：右乳癌に対する胸筋温存乳房切除術 術後2年

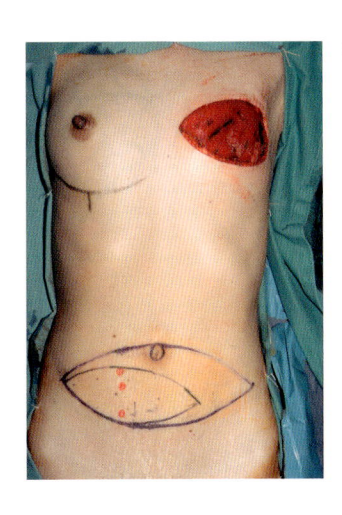

(a) 左胸筋温存乳房切除術後の状態。腹直筋皮弁のデザイン。

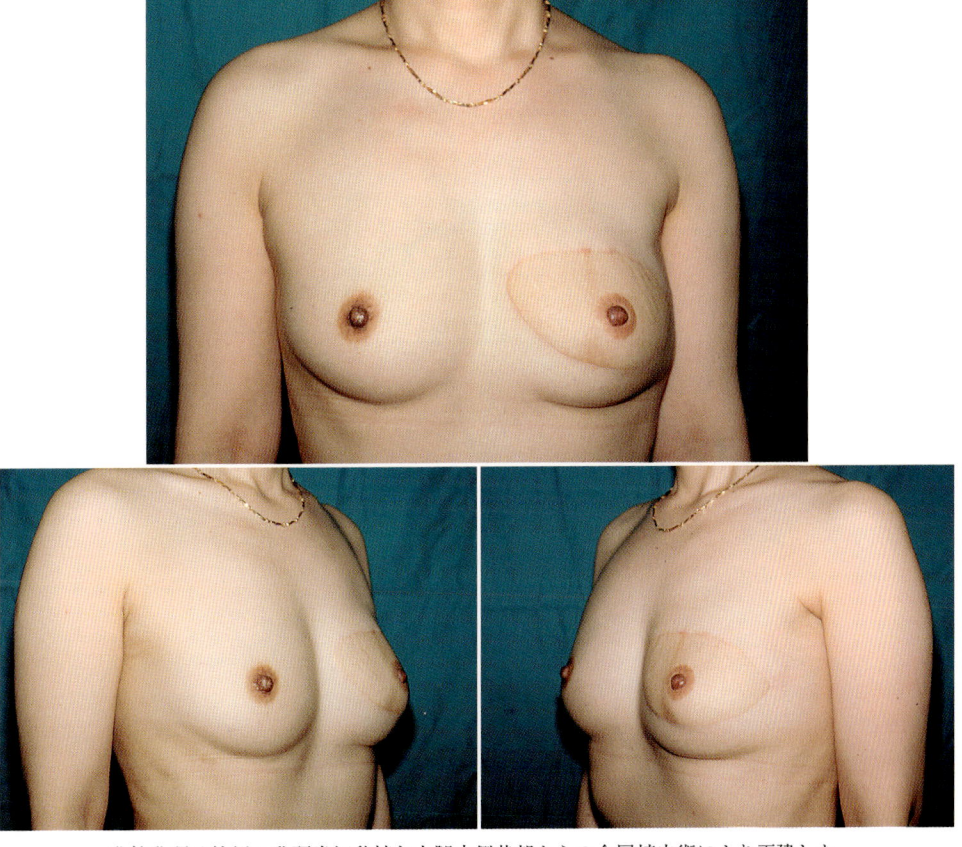

乳輪乳頭は健側の乳頭半切移植と大腿内側基部からの全層植皮術により再建した。

図10　症例2：左乳癌に対する胸筋温存乳房切除術　術後2年

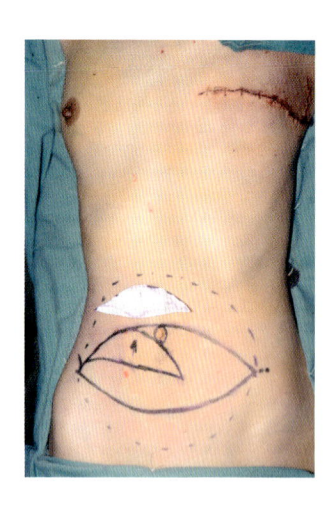

(a) 左胸筋温存乳房切除術後の状態。腹直筋皮弁のデザイン。

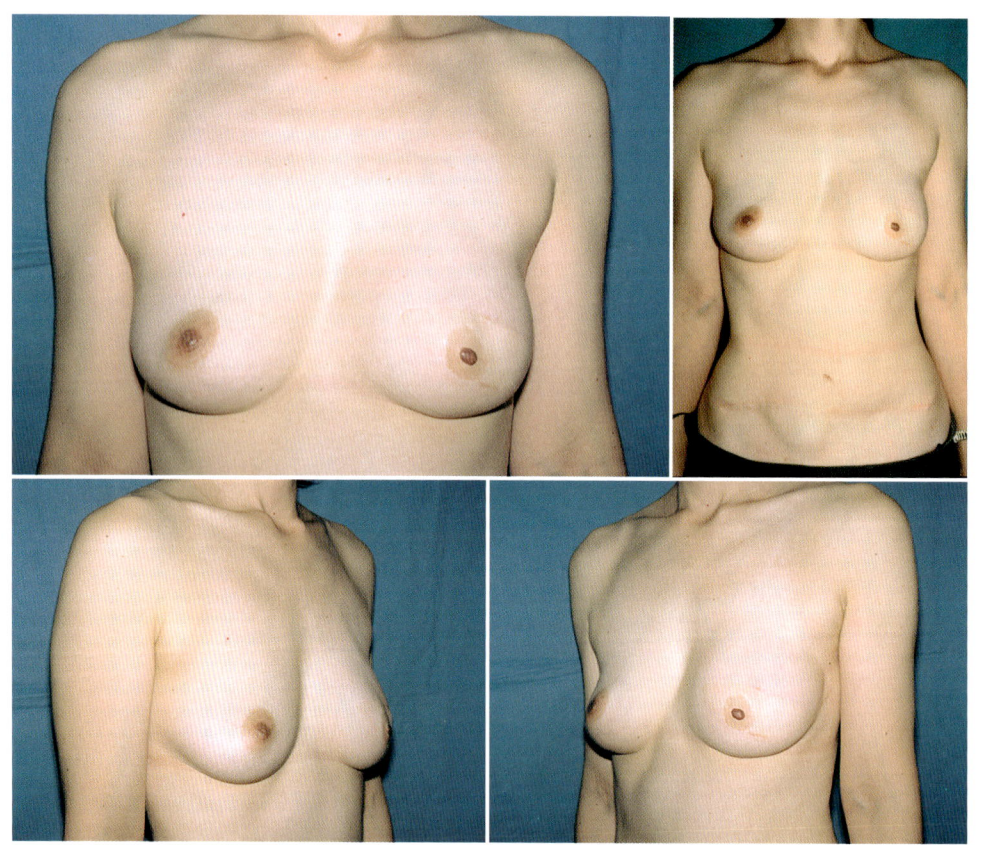

乳輪乳頭は健側の乳頭半切移植と大腿内側基部からの全層植皮術により再建した。下腹部は弓状線より下の部分に一致して軽度の腹部膨隆が認められる。

図11　症例3：左乳癌に対する胸筋温存乳房切除術　術後3年

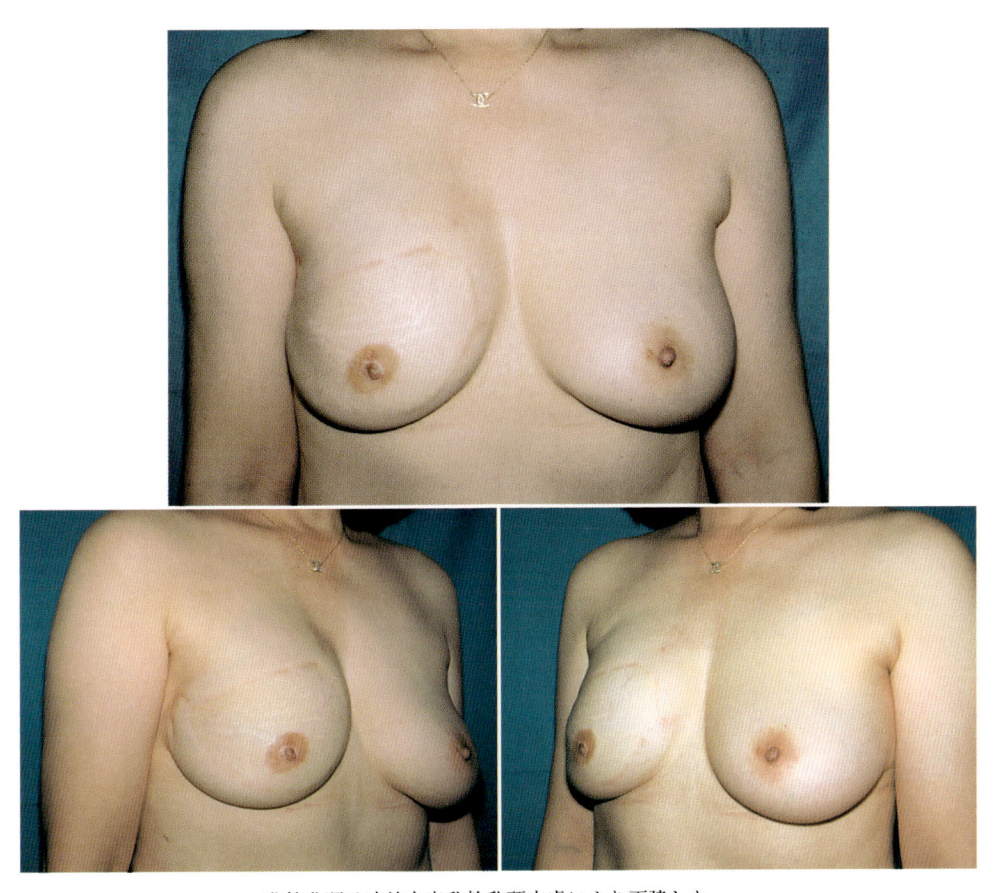

乳輪乳頭は凍結自家乳輪乳頭皮膚により再建した。

図12 症例4：右乳癌に対する胸筋温存乳房切除術 術後2年

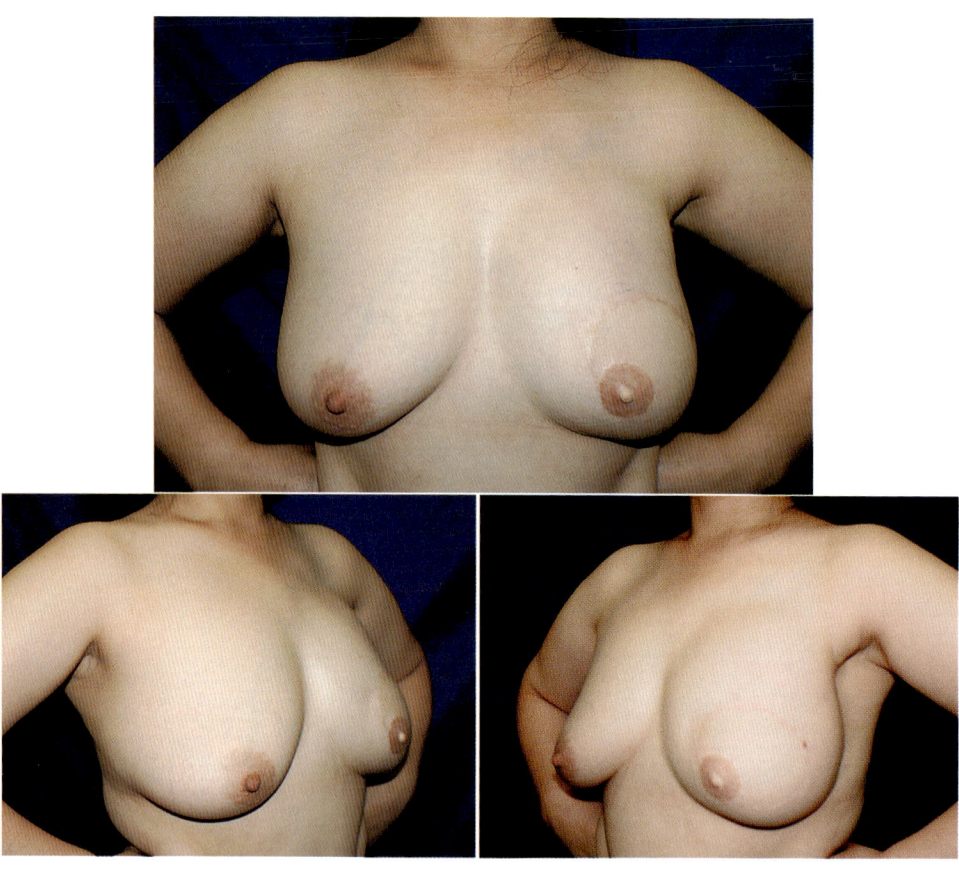

乳輪乳頭は skate flap と大腿内側基部からの全層植皮により再建した。

図 13 症例 5：左乳癌に対する胸筋温存乳房切除術　術後 4 年

2 縦軸型腹直筋皮弁（VRAM flap）

適応

① 乳房全摘後で比較的乳房が大きい
② 腹部に乳房に相当する皮下脂肪が存在する
③ 腹部正中に開腹術後瘢痕が存在する ◀ POINT!
④ 術後の妊娠・出産を望まない
⑤ 人工物の使用を希望しない
⑥ 内胸動静脈から上腹壁動静脈が存在する

要点

　縦軸型腹直筋皮弁 Vertical Rectus Abdominis Myocutaneous flap（VRAM flap）は片側の腹直筋を血流の担体とし、上腹部から下腹部の皮膚皮下脂肪組織を縦方向に紡錘形に切開して移植材料とする筋皮弁である。VRAM flap は皮弁部がほとんど腹直筋上に位置するため TRAM flap に比較すると皮弁全体の血流が良好である。しかし、皮弁採取部の縫合創が腹部正中の縦方向に長く残る欠点を有する。そこで著者は腹部正中に術後痕跡が残る症例に限って行っている。

手順

1. 術前の準備
2. 皮弁の筋膜上剥離
3. 筋膜切開
4. 筋体の剥離挙上
5. 筋皮弁を乳房欠損部に通す上腹部皮下トンネルの作成
6. 筋皮弁を乳房欠損部に移動
7. 筋皮弁の位置を決定
8. 腹壁の閉鎖
9. 縫合とガーゼ固定
10. 腹直筋皮弁の術後管理

● 手術手技

1．術前の準備
① 術前にカラーレーザードップラー装置を用いて下腹部特に臍周囲の穿通枝血管を検索する。
② 太い穿通枝についてドップラー血流計で動脈音を聴取してその部位をマーキングする。
③ なるべく多くの穿通枝血管を含めるように腹直筋皮弁をデザインする。

2．皮弁の筋膜上剥離
① 臍のレベルで皮弁の幅が最も広くなるように縦型紡錘形の皮弁をデザインする（図14）。 ……… 腹部正中部に術後瘢痕があるため、筋体採取側の皮弁は幅を広くする。
② 20万倍ボスミン液をデザイン線に沿って注射する。 ……… ボスミン注射は皮下の浅い層に打つ。深い層に打つと穿通枝を直接傷つけることがあるため避ける。
③ 最初に臍周囲を切開し、筋膜上まで剥離して臍を遊離した後、皮弁周囲の皮膚切開を加える。切開は脂肪組織を少し外側斜め方向に筋膜まで行う。
④ 筋体採取側の皮弁を外側から筋膜上で電気メスで剥離挙上する。
⑤ 腹直筋前鞘外側縁に到達した後、術前にマーキングした穿通枝の位置を参考にしながらさらに数cm内側に向かって剥離し、穿通枝が確認できたら剥離を中止する。
⑥ 筋体採取と反対側の皮弁を筋膜上で剥離する。こちらは正中の白線まで完全に剥離し、白線を越えて前鞘を約1cmさらに剥離する。
⑦ 筋体上の皮弁の尾側は臍下5～6cmの弓状線より下の部位を剥離する。

3．筋膜切開
① 腹直筋前鞘の白線から約1cm外側、腹直筋前鞘外側縁から約2cm内側を筋鞘切開線とする。皮弁が前鞘に付着している尾側端から上方に向かって肋軟骨付着部までまっすぐにピオクタニンでマーキングし、切開線とする。
② 前鞘の切開線の尾側端はだいたい弓状線のレベルとする。 ……… 弓状線より尾側の前鞘を残しておくと腹壁の膨隆やヘルニアの予防となる。
③ マーキングした前鞘は電気メスで上から下まで切開する。

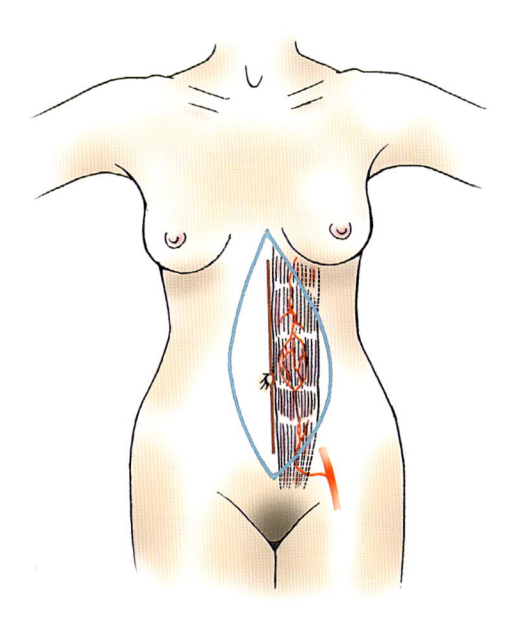

図14 皮弁のデザイン
臍のレベルで皮弁の幅が最も広くなるようにデザインする。腹部正中に術後瘢痕があるため、筋体採取側の皮弁は幅を広くする。

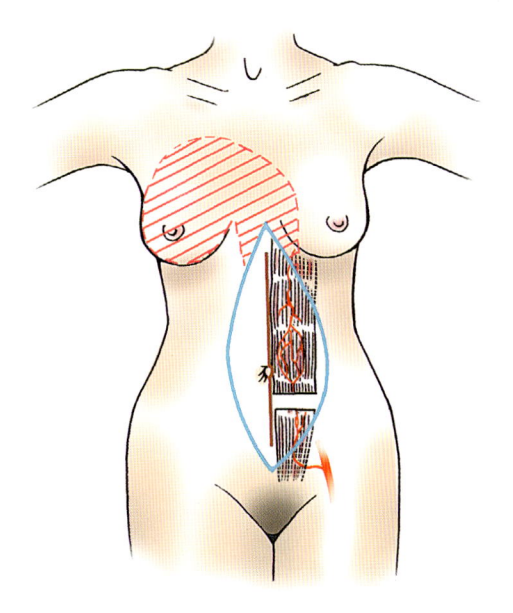

図15 筋皮弁を乳房欠損部に通すトンネルの作製
上腹部皮下トンネルは必要最小限の大きさで作製する。特に再健側の乳房下溝をあまり剥離しすぎないようにする。

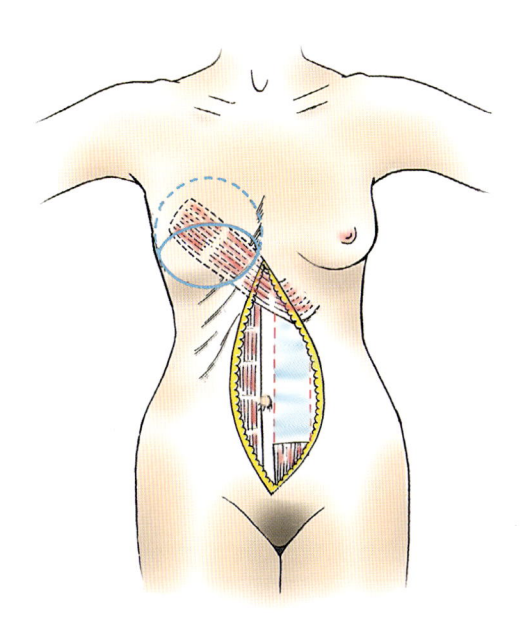

図16 筋皮弁の位置を決定する
皮弁の頭側で乳房の高まりを作成し、皮弁の尾側端で鎖骨下部の陥凹を修正する。

4．筋体の剝離挙上

① 腹直筋は内側部を全て含め、外側部は外側から約 2 cm 残して筋体に切開を加える。
② 尾側端の腹直筋裏面に筋鉤を挿入し、筋体を挙上し下腹壁動静脈を確認する。
③ 下腹壁動静脈より内側の筋体のみを筋鉤で挙上し電気メスの凝固モードで切離する。
④ 下腹壁動静脈はペアンで挟み上下端を 3‐0 絹糸で結紮切離する。
⑤ 下腹壁動静脈を切離した後、外側の筋体を筋鉤で挙上し電気メスの凝固モードで切離する。
⑥ 筋体の尾側端を切離した後、前鞘と筋体を丸針 4‐0 吸収糸で縫合固定し、筋体の剝離作業や筋皮弁移動中に前鞘と筋体が剝がれて穿通枝が損傷を受けないように予防する。
⑦ 尾側から筋皮弁を挙上し、筋体の裏面を鈍的に剝離する。
⑧ 剝離中、後鞘から立ち上がる穿通枝血管や肋間神経とともに筋鞘外側縁から侵入してくる血管を凝固切離する。
⑨ 筋体の上縁まで剝離すると筋体の内側 1/3 の肋軟骨下から筋体に入り込む上腹壁動静脈が確認できる。

5．筋皮弁を乳房欠損部に通す上腹部皮下トンネルの作成

① 筋皮弁を乳房欠損部に通すための上腹部皮下トンネルは筋皮弁が通ればいいので必要最小限の大きさで作成する（図15）。 ……… 再建側の乳房下溝をあまり剝離しすぎると再建した乳房の乳房下溝内側部が不鮮明となるのでできるだけ剝離範囲を少なくする。
② 採取側の腹直筋の上縁から季肋部を通って斜め上方にトンネルを作成する。 ……… 術者の手がトンネルを通れば十分である。
③ トンネル作成部位には内胸動脈から立ち上がる穿通枝が数本あるので注意深く剝離し、確実に止血する。

6．筋皮弁を乳房欠損部に移動する

① 筋皮弁はトンネルを通して乳房欠損部に移動する。 ……… トンネルを通す際にそのままの状態で通そうとするとかなりの抵抗があり皮弁と筋体が剝がれて出血する恐れもある。滅菌されたビニール袋に筋皮弁を入れるとスムーズに通すことができる。
② ビニール袋に皮弁を入れて袋の底に小孔をあけ、そこから皮弁の先端を出してトンネルの前胸部側からコッヘルで引っぱれば容易に通る。
③ 皮弁移動後に腹直筋のねじれがないかどうかを確認する。

④ 皮弁がゆとりをもって前胸部に移動されているか否かを確認し、緊張がある場合は前鞘の切開を頭側に追加する。

7. 筋皮弁の位置を決定する

① 筋皮弁を移動させた後、患者を坐位にして皮弁の位置を決定する。 ……… 両手は左右に開き上体を約60°～70°挙上し、乳房がしっかり下垂した状態で左右を見くらべる。
② 健側の形と見くらべながら皮弁の位置を決定するが、通常は皮弁の頭側で乳房の高まりを作成し、皮弁の尾側端で鎖骨下部の陥凹を修正する（図16）。
③ 皮弁の位置を決めた後、乳房の皮膚欠損部に一致する部位を皮弁上にピオクタニンでマーキングする。
④ マーキングした皮膚は残して、残りの皮膚を脱上皮する。
⑤ 皮弁の固定は皮弁の上端と内外側端で吸収糸を用いて数針行う。
⑥ 皮弁周囲と乳房外側創の縫合閉鎖を行う。

8. 腹壁の閉鎖

① 弓状線の後鞘尾側端と切離した腹直筋の頭側端を吸収糸で縫合固定する。 ……… 腹壁の閉鎖で最も重要な点は、弓状線より下の部位の閉鎖である。
② 切開された前鞘を尾側端から腹直筋停止部の尾側5～6cmの部位まで3-0または4-0白ナイロン糸で強固に縫合固定する。 ……… 4～5cm幅の前鞘欠損であればメッシュ材を使わなくても直接縫合が十分可能である。
筋鞘の縫合には吸収糸よりも非吸収糸を使用した方がよい。また、絹糸などの縒り糸は感染する恐れがあるため使用しない。

9. 縫合とガーゼ固定

① 腹壁を大量の生食で洗浄し、陰圧吸引ドレーンを留置して腹部創の閉鎖を行う。
② 臍は元の位置に縫合するが、その上下でしっかり真皮埋没縫合を行い、臍にはあまり緊張がかからないようにする。
③ 創の上にガーゼを貼付するが、腹直筋が通過する季肋部は過度に圧迫しないように注意する。

10. 腹直筋皮弁の術後管理

① 術後2日間は腹部安静維持のためベッド上安静を保つ。 ……… 膝下に枕を挿入し膝を曲げ上体を軽く挙上し、日中は坐位で過ごす。
ベッド上安静時に深部静脈血栓症を予防するために軽度の足関節運動、下肢の空気圧マッサージ、弾性包帯、ストッキングによる軽度圧迫等を行う。
② 術後3日から歩行を開始するが、腹部に緊張を加えないように少し前屈みになり歩行するように指導する。
腹筋を使わないように上体挙上は電動ベッドで行うように指導する。

③　術後 5 日に抜糸する。
④　陰圧吸引ドレーンは 1 日の排液量が 20ml 以下となったら抜去する。

> 抜糸後はブラジャーの装着可能であるが、筋皮弁の自然な下垂を保つためと血管茎を圧迫しないためにワイヤーの入っていないソフトブラを装着する。
>
> 術後 1 カ月からお腹に力を入れることを許可するが、腹壁離開予防のために補正下着を着用して腹部を常時圧迫しておくようにする。
>
> 術後 3 カ月からハードな運動も許可する。

●症例

症例：右乳癌に対して Skin‑sparing mastectomy を施行。VRAM flap 再建症例（図 17）

小児期に開腹術を受け、腹部正中に術後瘢痕を認めたため VRAM flap による乳房再建術を予定した（図 17‑a）。右乳癌に対して Skin‑sparing mastectomy を施行した（図 17‑b）。VRAM flap は乳癌と反対側の筋体を茎とした皮弁を予定し、筋体上の皮弁を大きめにデザインした（図 17‑c）。VRAM flap の尾側端は弓状線までとし、腹直筋の切離断端を弓状線の筋鞘に縫合した（図 17‑d, e）。VRAM flap の尾側端は鎖骨下部の陥凹修正、頭側部は乳房下部の膨らみ形成に使用した。術後 7 カ月に skate flap と大腿内側基部からの全層植皮により、乳輪乳頭再建術を施行した。術後 1 年の状態は、腹部正中の瘢痕は術前と変わらず乳房の大きさ・形ともほぼ対称的である。

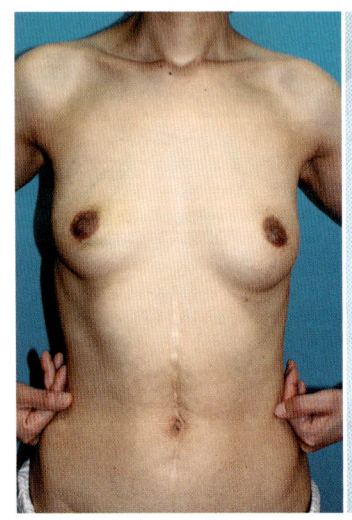

（a）右乳癌術前の状態。腹部正中に術後瘢痕を認める。
（b）切除された乳輪乳頭を含む乳腺組織。 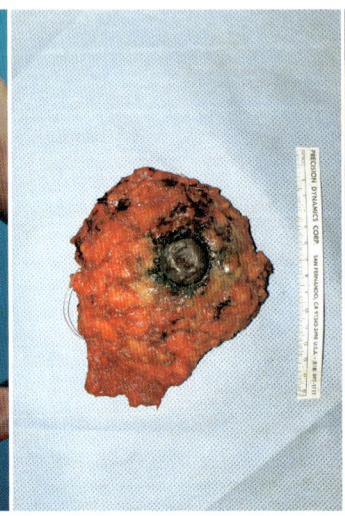
（c）術前の VRAM flap のデザイン。赤丸は穿通枝の位置を示す。 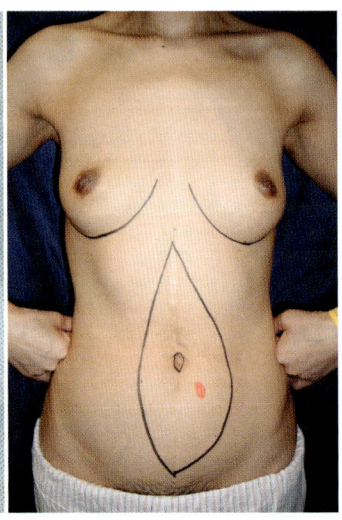

図 17　症例：右乳癌に対する Skin‑sparing mastectomy　術中所見

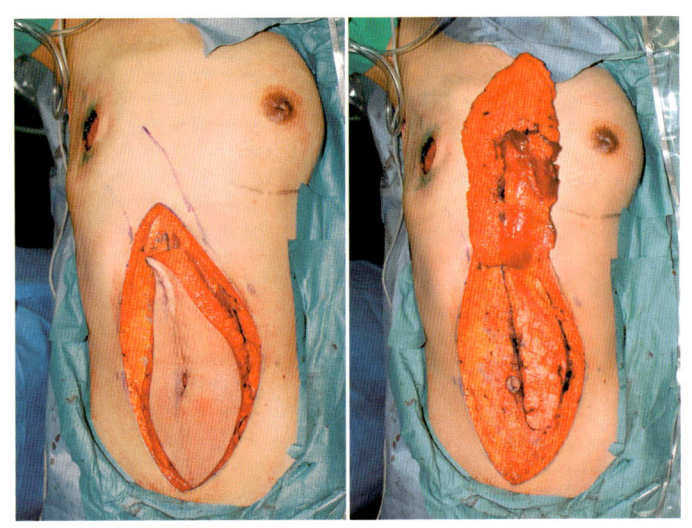

(d) 術中所見。臍をくり抜いて皮弁切開を施行したところ。
(e) 皮弁を反転させたところ。腹直筋の尾側端は弓状線の部位。

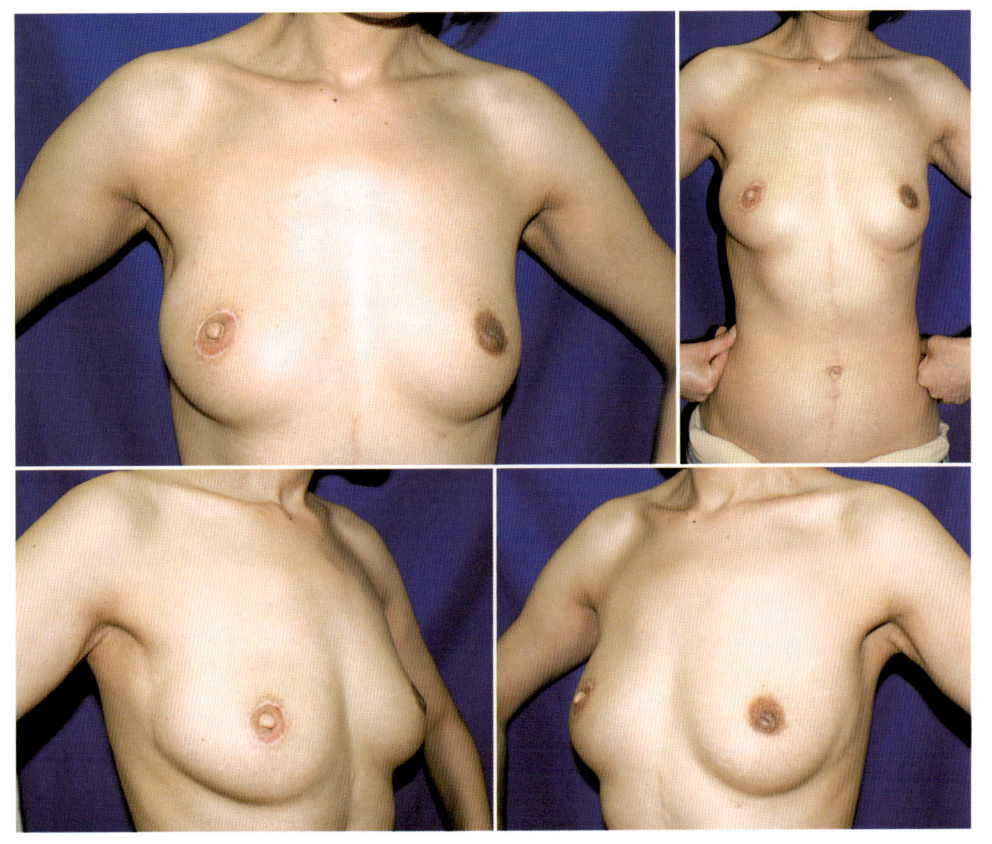

腹部正中の術後瘢痕は術前と変わらず、下腹部の膨隆は認められない。乳輪乳頭は skate flap と大腿内側基部からの全層植皮により再建した。乳房の大きさ・形ともほぼ左右対称的である。

図 17 (つづき) 術後 1 年

3 腹直筋皮弁　まとめ
―合併症とその対策

●利点

〈TRAM flap〉

1．十分な移植量が採取可能である

　がん年齢の患者の下腹部は通常厚い皮下脂肪を有していることが多く、乳房再建を行うために十分な量を備えている。したがって、量的には満足のいく再建を行うことができる。

2．採取創は目立たず、下着で隠れる部位である

　下腹部から皮膚と脂肪組織を採取するため、それを縫縮すると下着に隠れる部位に瘢痕が残る。しっかり縫合すれば目立たない瘢痕となり、水着を着ても創が露出することはない。

3．術中に体位変換が不要である

　手術は仰臥位で行えるため、術中に体位変換の必要がない。術中に上体を挙上して左右を見くらべることも容易にできる。

4．皮下脂肪による下腹部膨隆が矯正される

　がん年齢の女性は下腹部に皮下脂肪が貯まり、たるみを気にしている人が多い。下腹部の脂肪組織を使って再建すると下腹部が引き締まるという話をすると、一石二鳥とばかりに承諾する患者も多い。

〈VRAM flap〉

1．皮弁の血行がよい

　皮弁の大部分が筋体上にあるため皮弁の血行が良好である。

2．術中に体位変換が不要である

3．皮下脂肪による腹部膨隆が矯正される

欠点

〈TRAM flap〉

1．筋皮弁への血行が不安定なことがある

　通常、片側腹直筋を茎にした有茎腹直筋皮弁では zone Ⅰ、Ⅱ、Ⅲ は生着するが zone Ⅳ は血流が悪く壊死するとされている。そこで zone Ⅳ は切除しなければならない。しかし、生着域は症例によって異なり zone Ⅱ の血流が悪かったり zone Ⅰ、Ⅲ の皮弁尾側の血流が悪かったりすることもしばしばである。したがって、術中に皮弁辺縁からの出血や皮弁の色調により皮弁血流の状態を見極めることが大事であり、最も血流のよい部位で乳房隆起を作成しなければならない。

2．採取部での筋の脱落症状が生じることがある

　腹直筋は胸郭の前部を引き下げ、脊柱を前方に曲げる作用がある。腹直筋は左右に1本ずつあるが、1本が無くなればその脱落症状が多少なりとも生じる。腹壁の屈曲力は約20％減少すると言われている。

3．腹壁の脆弱化を生じることがある

　腹直筋と筋鞘は腹部内臓器の圧をしっかり受け止め腹壁を支える作用がある。この手術で腹直筋が1本無くなり、筋鞘の前葉も部分的に切除されると腹圧により筋鞘縫合部が離開し、腹部が膨隆することがある。特に弓状線より尾側で縫合した前鞘が裂けて離開した場合は腹壁の脆弱化による腹部膨隆は必発である。

4．移植した皮膚の color match、texture match が少し悪いことがある

　乳房部と腹部皮膚の色調や肌理は若干異なり、パッチワーク的な外観となる可能性が高い。特に下腹部に妊娠線が認められる場合は、妊娠線が乳房表面に現れ非常に目立つ外観となる。

5．術後の安静期間が他の術式に比べて若干長くなる

　腹直筋皮弁の術直後は、咳嗽などの少しの腹圧上昇により縫合した筋鞘の離開が生じることがある。したがって術後はしばらくのあいだベッド上安静が必要である。しかし、仰臥位で一日中過ごすのではなく、膝の下に枕を挿入し膝を軽く曲げ上体を挙上して過ごす方が腹部の安静を保ちやすい。また、下肢静脈血栓による肺塞栓を予防するために空気圧マッサージ器を装着するなどの処置が必要である。安静期間は筋鞘や腹部皮膚の閉鎖時の緊張度合いにより術後2〜5日内で選択する。

〈VRAM flap〉
1．腹部正中に術後瘢痕が生じる
　縦軸型腹直筋皮弁を用いて再建を行った場合、腹部正中に術後瘢痕を生じる。腹部正中に新たに瘢痕を生じることを嫌う患者が多く、同意が得られないことが多い。しかも、腹部の縦の傷は瘢痕拘縮を来たし肥厚性瘢痕やケロイドを形成することもある。したがって、腹部正中に術後瘢痕がすでに存在する患者に限って使用する方がよい。

2．正中を越えた皮弁の血流が悪いことがある
　正中を越えた部分の皮弁は瘢痕を介しての血流であるため、血流が悪いことがある。特に開腹術の瘢痕が比較的新しい場合は新しい血行が再開しておらず血流が悪いことが予想される。したがって術後瘢痕が比較的新しい場合は、別の再建手技を用いる方がよい。

3．採取部での筋の脱落症状が生じることがある
4．腹壁の脆弱化を生じることがある
5．移植した皮膚の color match、texture match が少し悪いことがある
6．術後の安静期間が他の術式に比べて若干長くなる

術後の合併症とその対策

1．皮弁の部分壊死
　最も問題となりかつ最も発生頻度の高い合併症は皮弁の部分壊死である。
　皮弁壊死が生じた場合は、小範囲であれば壊死部を切除縫合して事なきを得ることもあるが、広範囲であれば乳房形態の変形を来たすため広背筋皮弁などの救済皮弁が必要になることもある。
〈TRAM flap〉
　TRAM flap は筋体から立ち上がる数本の穿通枝によって栄養されており、zone Ⅰ、Ⅱ、Ⅲ は皮弁血行がほぼ良好であり、おおむね生着する。しかし、主たる穿通枝の位置が外側列寄りの場合は zone Ⅱ の外側が壊死に陥ったり、穿通枝の位置が頭側寄りの場合は zone Ⅰ、Ⅱ、Ⅲ の尾側が壊死に陥ったりすることがあるから要注意である。
　そこで、皮弁壊死を予防して皮弁全体を利用するための手術方法として、両側 TRAM flap や血管吻合付加有茎 TRAM flap がある。両側 TRAM flap は両側の腹直筋が犠牲となるため機能的損失が大きく、著者は行っていない。一方、血管吻合付加有茎 TRAM flap は使用する血管として、腹直筋と同側の深下腹壁動静脈、対側の深下腹壁動静脈、対側の浅下腹壁動静脈などいろいろなタイプがある（図18）。どのタイプの血管吻合付加を行うかは症例によって決定するが、一期再建では皮弁全体を使用しなければならないほどの組織欠損を有する再建は少ないため、あまり用いることはない。

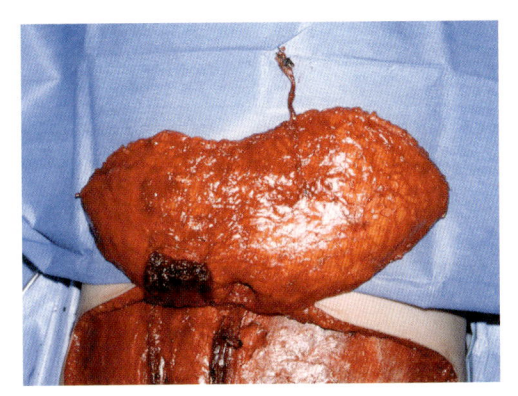

(a) 有茎 TRAM flap に対側の深下腹壁動静脈を付けて挙上した。

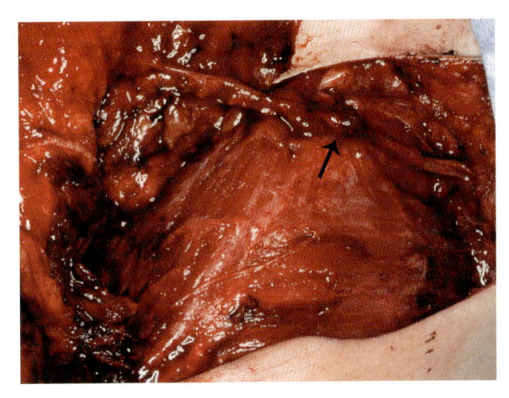

(b) 深下腹壁動静脈を胸背動静脈に吻合した。

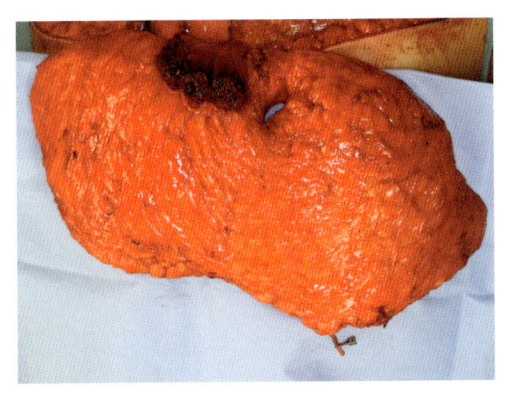

(c) 有茎 TRAM flap に対側の浅下腹壁静脈を付けて挙上した。Zone Ⅳ は通常静脈還流が悪いため、静脈吻合付加のみで救済できることがある。

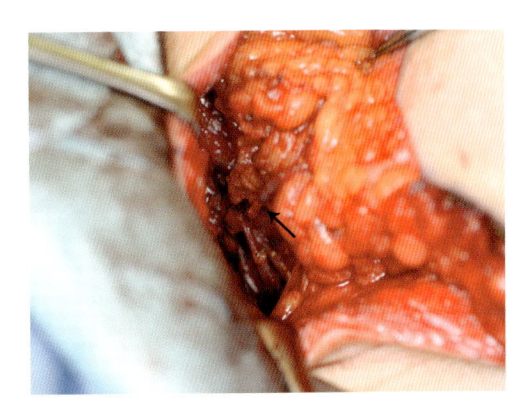

(d) 浅下腹壁静脈を胸背静脈に吻合した。

図 18 TRAM flap に使用する血管のタイプ

〈VRAM flap〉

　正中を越えた部分の皮弁の部分壊死を生じることがある。腹部正中の瘢痕が比較的新しい場合は皮弁壊死を起こす可能性が高いため、筋肉上の皮弁の幅を大きくデザインし瘢痕を越えた部分の皮弁は使わないようにした方が無難である。また、臍をくり抜くため臍のレベルでの水平方向の血流が悪くなり臍のレベルで正中を越えた部分の皮弁部分壊死を生じることもある。皮弁の血流に関しては術中の皮弁からの出血状況により判断し、血流の悪い部分は使用しないようにする。

2．脂肪壊死

皮弁の血流障害により皮下の脂肪組織が部分壊死に陥ることもある。壊死に陥った脂肪組織は硬くなり、しばらくその状態が持続する。小範囲であれば、1～2年で吸収され柔らかくなり乳房形態にもほとんど支障は来たさない。広範囲の場合は長年硬いしこりが持続し、吸収されるに従って、乳房形態の変形を来たすこともある。また、壊死となった脂肪が融解し創部に瘻孔を形成して流出することもある。その場合には壊死した脂肪が流出し終わったのち変形を来たすことが多いため、二次修正を必要とする。

3．下腹部の膨隆

腹壁を支持する腹直筋を切除することにより、内臓の腹圧を押さえる機能はどうしても衰える。弓状線に残存腹直筋の頭側端を縫着し、前鞘をしっかり縫縮することにより腹壁の緊張を保つことはできる。しかし、術後の腹圧上昇により、縫合した筋体や前鞘が離開し下腹部の膨隆を見ることもしばしばある。予防として術後6カ月程度は下腹部を補正下着でしっかり締めて、縫合部位にあまり腹圧がかからないようにすることが大事である。下腹部の膨隆を来たした場合は、軽度なら補正下着による圧迫のみでよいが、重度の場合は手術的な腹壁修正術が必要となる。筋膜による補修かマーレックスメッシュのような人工物による補強が必要となる。

4．臍周囲の瘢痕拘縮
〈TRAM flap〉

新たな臍を作成する時、腹部皮膚を直線に切ったり紡錘形に皮膚を切除したりして臍を引き出した場合は、臍の周囲が丸い瘢痕となる。するとしばしば肥厚性瘢痕となり瘢痕拘縮を来たして臍の開口部が閉塞することがある（図19）。その場合には瘢痕拘縮部にZ形成術を行って正常皮膚を割り込ませて拘縮を解除する。また、最初の臍形成時点から臍の予定位置に逆U字型の皮弁を作成し、臍にその皮弁を割り込ませるようにして拘縮を発生しないように形態の改善を図ってもよい（図20）。

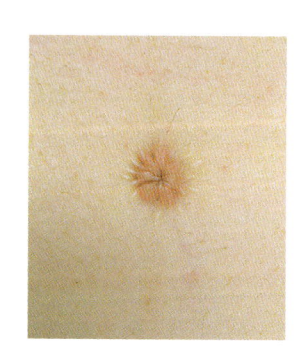

図19　臍の瘢痕拘縮

〈VRAM flap〉

腹部正中の縦の瘢痕と連続して臍が縫合されるため、瘢痕拘縮により臍の上下で肥厚性瘢痕を生じることがある。その場合は術後にZ形成術などの瘢痕二次修正が必要となる。

5．腹部の感染

手術を施行するに際して感染の発生は、必ず生じる可能性のある合併症の一つである。特に腹直筋皮弁を行う場合注意が必要なのは術前の臍垢の処理である。臍の中に存在する臍垢は菌塊を形成していることが多く、耐性緑膿菌などが培養されることもある。手術中、術野に臍垢が落下する

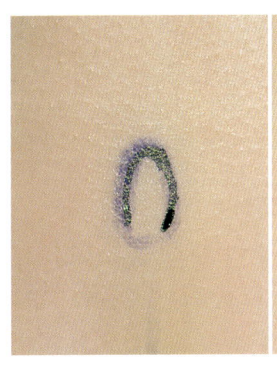

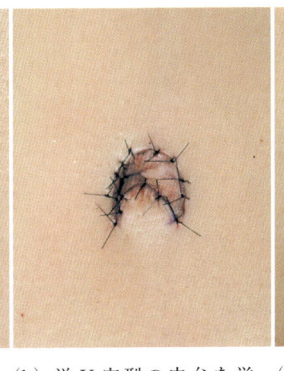

(a) 臍再建予定部に逆U字型の皮弁をデザインする。　(b) 逆U字型の皮弁を挙上し、そこから臍を引き出す。引き出した臍の尾側中央に切開を加えてU字型皮弁を縫合する。　(c) 術後3カ月の状態。臍再建部の拘縮は生じていない。

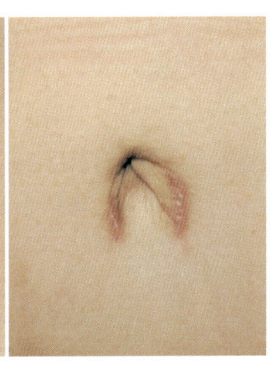

図20　皮弁を使った臍形成術

と、術後に腹部感染を生じる可能性が高く要注意である。したがって、術前の臍の消毒処置は患者任せにせず、必ず術者が最終確認すべきである。

6．皮弁の知覚麻痺

　乳癌において乳房切除術後は、乳房を支配する知覚神経がある程度切離されるため乳房の知覚麻痺を生じる。移植した腹直筋皮弁の知覚も通常はない。知覚麻痺のある皮弁は脂漏性皮膚炎などの皮膚疾患を来たしやすく、罹患しても自覚症状がないために放置されて悪化する症例も認められる。特に衣服との摩擦により皮膚病変を生じることが多いため、ブラジャーのサイズや生地に気をつけて、皮膚病変に注意を払う。欧米の報告では、黒い水着を着用して日光浴をしているだけで熱傷を受傷したという報告もあり、知覚麻痺に対してもう少し関心を持つ必要がある。

　また、乳房再建後2年以上経過しても知覚回復を認めない患者の中で、再建乳房が自分の身体の一部という感覚が欠落し、重い物がぶら下がっているだけという感覚を持つ患者がいた。異物感があり、自分の上腕に触れるだけで違和感を持っていた。

　以上のように、知覚麻痺を有する再建乳房は多くの問題を生じる可能性があり、できるだけ早期の知覚回復の重要性を認識させられた。

そこで、知覚神経付き腹直筋皮弁による手術を考案したので紹介する。

知覚神経付き腹直筋皮弁

1. 解剖

・乳房の知覚に関する解剖学的所見

　乳房の知覚を支配する神経は、乳房外側では第2〜6肋間神経外側皮枝が関与する。外側皮枝は、前鋸筋起始の間で胸壁を貫いて皮下に出て、それぞれ前枝と後枝に分かれる。後枝は上腕の皮膚および側胸部皮膚に分布し、前枝が乳房皮膚に分布する。乳房内側では、第2〜6肋間神経前皮枝が関与する。前皮枝は胸骨外側縁に沿い、大胸筋の起始を貫いて皮下に出て乳房皮膚に分布するが、通常外側皮枝よりも細く短い。これらの肋間神経内外側乳線枝は、乳腺を包む筋膜の表層を走り、乳房皮膚に広範に分布する。乳輪乳頭は、第3〜5肋間神経外側皮枝と第2〜5肋間神経前皮枝によって支配されている。そのうち第4肋間神経の外側皮枝と前皮枝が最も重要な神経である。

・腹直筋皮弁の知覚に関する解剖学的所見

　腹直筋の支配神経は第6〜12肋間神経であり、運動神経であるとともに知覚神経でもある。肋間神経は肋間動静脈外側枝と伴走し、内腹斜筋と腹横筋の間を通って、腹部正中線に向かい後上方から斜め前下方に走る。そして、腹直筋前鞘と後鞘の外側の合わさった部位から筋鞘内に入り、後鞘の直上を走行し、筋体の外側1/3から中央の部位で筋体に侵入する。つまり、腹直筋の主栄養血管の走行部位にほぼ一致して、肋間神経は筋体内に侵入する。さらに知覚枝は動静脈穿通枝とともに前鞘を貫き、直上の皮膚に分布し皮膚の知覚を支配する。

2. 手術手技

① 腹直筋皮弁の皮島の下面に一致して入る肋間神経を温存する。だいたい臍部より数cm下の第11肋間神経が中心であり、第10または第12肋間神経を含む場合もある。

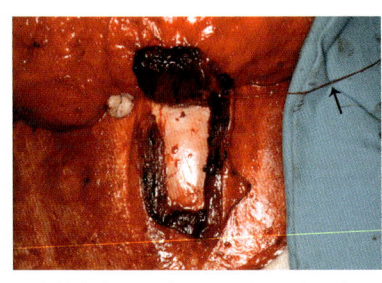

腹直筋皮弁に付着させた第11肋間神経

② 内腹斜筋と腹横筋に筋鈎をかけて剥離すれば、約10数cmの肋間神経の採取が可能である。前胸部の移植床知覚神経は理想的には第4肋間神経外側皮枝が最もよいが、温存できなければ第3または第5肋間神経外側皮枝を温存して使用する。

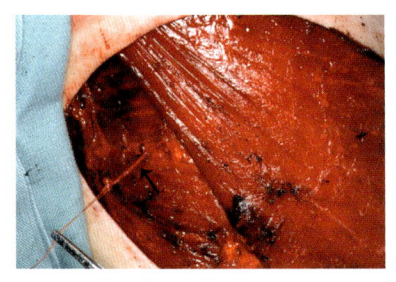

第4肋間神経外側皮枝

③ 皮下を通して前胸部に筋皮弁を移動した後、神経縫合を施行する。顕微鏡下に第4肋間神経と第11肋間神経の断端を11番メスで鋭利に切断して神経束を確認し、10-0ナイロン糸で3～4針縫合する。

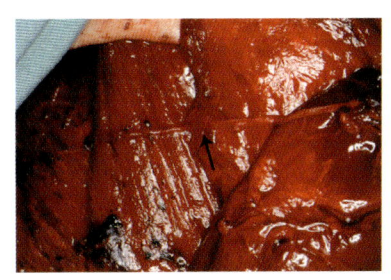

第4肋間神経と第11肋間神経の縫合

3. 結果

　知覚神経付き腹直筋皮弁と対照として知覚神経の縫合を行わない腹直筋皮弁に対して、知覚検査を行った。その結果、知覚神経付き腹直筋皮弁は術後6カ月くらいから知覚が認められたのち徐々に回復し、およそ1年で健側値まで回復した。知覚神経の縫合を行わない腹直筋皮弁は、術後1年以上経過した症例で知覚が認められたが、回復は遅く、いずれの症例も健側値までは回復しなかった。また、筋皮弁周囲皮膚は術後早期から若干の知覚が認められたが、2年以上経過しても正常値までは回復しなかった。

　一般に、皮弁や筋皮弁の知覚神経は移植床や周囲の皮膚から再生すると言われているが、知覚神経付き腹直筋皮弁は周囲皮膚よりも早期に知覚を獲得しており、独自に知覚回復をしていることが明確であった。知覚神経の縫合を行わない腹直筋皮弁は周囲皮膚の知覚におよそ2年で近づき、周囲の皮膚からの影響を強く受けていることが推測された（図21）。

　本法は一期的乳房再建において知覚神経の剥離や縫合が容易であり、知覚回復が早期に得られる点で有用な方法と考えられた。

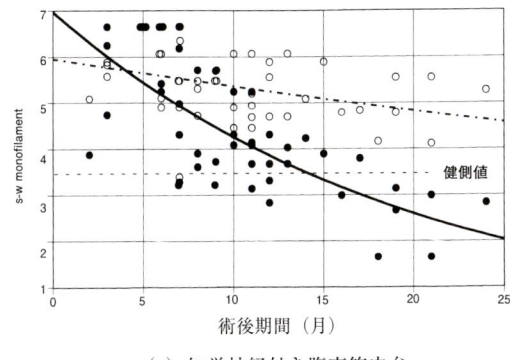

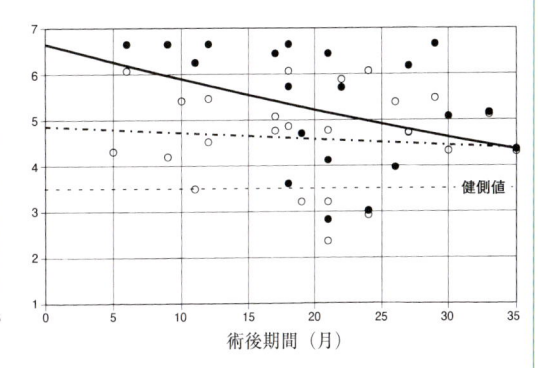

(a) 知覚神経付き腹直筋皮弁　　　　(b) 知覚神経の縫合を行わない腹直筋皮弁

図21　皮弁周囲皮膚の触覚値の術後経時的変化
●腹直筋皮弁　　○皮弁周囲皮膚

(矢野健二：神経縫合した腹直筋皮弁による乳房再建後の知覚回復. 乳房・乳頭の再建：最近の進歩、山田敦編、pp176-177、克誠堂出版、東京、1999より引用)

VI

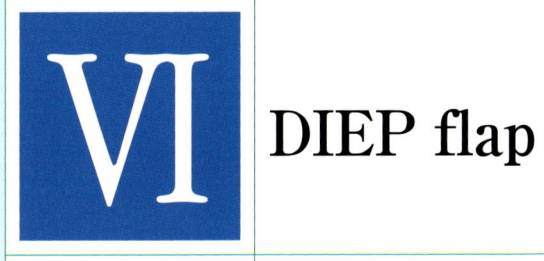

DIEP flap

1 適応と手術手技

適応

① Skin (nipple)-sparing mastectomy で比較的乳房が大きい
② 胸筋温存乳房切除術後で乳房皮膚切除量が少ない
③ 下腹部に乳房に相当する皮下脂肪が存在する
④ カラードップラーで臍周囲に太い穿通枝が確認できる ◀ POINT!
⑤ 深下腹壁動静脈が存在する
⑥ 下腹部に術後瘢痕がない方が望ましい
⑦ 術後の妊娠・出産を望まない
⑧ 人工物の使用を希望しない

要点

　深下腹壁動脈穿通枝皮弁 Deep Inferior Epigastric Perforator flap (DIEP flap) は腹直筋を犠牲にせずに臍周囲の太い穿通枝とそれに連続する深下腹壁動静脈のみを茎とする皮弁であり、腹直筋皮弁に比べると機能的な損失がほとんどなく有益な皮弁である。欧米で乳房再建への応用が報告され普及するようになった。ただ、本邦ではその手技の煩雑さや不確実性を併せ持つことより、いまだ一般的な再建手技となっていないのが現状である。本法の適応は、比較的乳房が大きく、乳癌術式が乳房切除術、Skin-sparing mastectomy、Nipple-sparing mastectomy 等であり、患者の下腹部にそれに見合うだけの脂肪組織および太い穿通枝を有することが前提となる。

解剖

　臍より尾側の下腹部脂肪組織を移植材料として用い、栄養血管は深下腹壁動静脈である。深下腹壁動静脈は外腸骨動静脈から分枝した後、筋体の外側から臍方向に向かって走行し、弓状線の尾側3～5cmの部位で筋体内に入る。その後、多くの血管は内側枝と外側枝に分岐し、筋枝を多数周囲に出しながら筋肉内を上行する（図1）。そして、臍周囲で内側枝・外側枝から数本の太い穿通枝が分岐し、前鞘を貫いて細い枝を出しながら放射状に下腹部の脂肪および皮膚を栄養する。一般に径1mm以上の穿通血管は臍周囲に多く分布しており、密なネットワークを形成し、下腹部片側の皮膚脂肪組織ほぼ全域を栄養している。

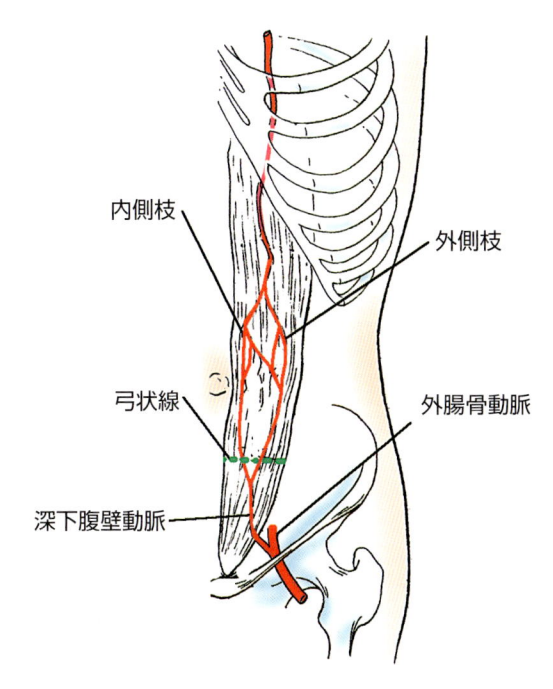

図1 深下腹壁動脈の解剖学的所見

深下腹壁動静脈は外腸骨動静脈から分枝した後、筋体の外側から臍方向に向かって走行し、弓状線の尾側3〜5 cmの部位で筋体内に入る。その後、多くの血管は内側枝と外側枝に分岐し、筋枝を多数周囲に出しながら筋肉内を上行する。

手順

1. 術前の準備
2. 移植床血管の剝離
3. 皮弁のデザイン
4. 穿通枝の同定
5. 穿通枝の剝離（前鞘から筋体裏面まで）
6. 穿通枝の剝離（筋体裏面から深下腹壁動静脈基部まで）
7. 皮弁の挙上
8. 血管吻合
9. 皮弁の固定
10. 創の縫合閉鎖

手術手技

1．術前の準備
① 術前にカラーレーザードップラー装置を用いて下腹部特に臍周囲の穿通枝血管を検索する（**図2**）。
② 穿通枝が筋鞘を貫いて立ち上がる位置および筋肉内の血管走行を確認する。
③ 最も太い穿通枝についてドップラー血流計で動脈音を聴取してその位置をマーキングする。

> 穿通枝血管の筋肉内走行の検索は手術における血管剥離操作のシミュレーションとなるため入念に調べておく。

2．移植床血管の剥離
① 乳癌手術終了後、胸背動静脈を剥離し前鋸筋枝の分岐部から末梢2cmまで剥離同定する。
② Skin(nipple)-sparing mastectomyでは乳房外側に縦切開が行われており、胸筋温存乳房切除術では前胸部に横方向の紡錘形皮膚切除が行われているので、その創から移植床血管の剥離操作は十分可能である。
③ 剥離操作や吻合操作が現在の切開創から行いにくい場合には、補助切開を腋窩方向に加えて創を広げ、操作を行いやすいようにする。
④ 移植床血管としては深下腹壁動静脈の血管の口径に応じて胸背動静脈または前鋸筋枝を選択する。

> 腋窩リンパ節郭清後であれば胸背動静脈はすでに露出しているが、センチネルリンパ節生検後であれば血管は脂肪組織で覆われて露出していないことが多いため丁寧な剥離操作が要求される。

> 術後瘢痕の長さが多少長くなったとしても腋窩から乳房外側に延びる瘢痕は目立ちにくいため、操作のしやすさを優先する方がはるかによい。

> 通常は胸背動静脈の口径が深下腹壁動脈とほぼ等しく、吻合血管として選択することが多い。
> 術後に広背筋皮弁を使用する可能性を残しておきたい場合には、胸背動静脈は温存し、前鋸筋枝を選択する。

3．皮弁のデザイン（図3）
① 臍の上端を皮弁の上縁とし、下に凸の舟形の皮弁をデザインする。
② 通常、臍周囲が最も皮下脂肪が厚く、臍周囲に穿通枝が集中しているため、臍周囲の脂肪が乳房下外側に位置して乳房隆起を形成するように皮弁をデザインする。

> 紡錘形のデザインでは創縫縮時に両端のdog earが目立つが、舟形ではこれを軽減できる。

> 目的とする穿通枝が臍の真横や頭側にあるような場合には、皮弁の上縁を臍よりも1～2cm頭側にデザインして穿通枝を皮弁にしっかり含める。

> 患側乳房と反対側の穿通枝を栄養血管として皮弁を挙上すると、皮弁の最も脂肪の厚い部位が乳房下外側に位置すると同時に血管柄が吻合血管に最も近くなる。

VI. DIEP flap　*111*

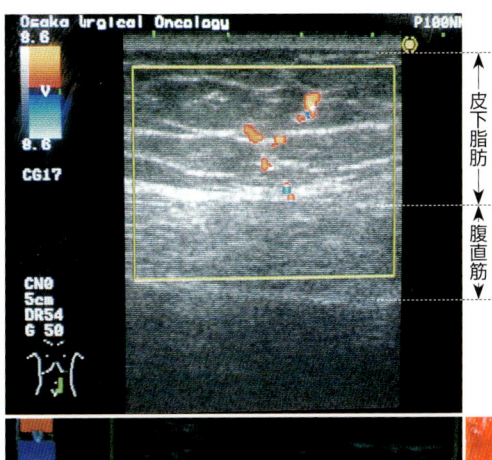

a	
b	c

(a, b) 穿通枝のカラードップラー。腹直筋から前鞘を貫いて皮下脂肪内に立ち上がる非常に太い穿通枝が観察できる。
(c) カラードップラーで観察した症例(b)の実際の穿通枝。

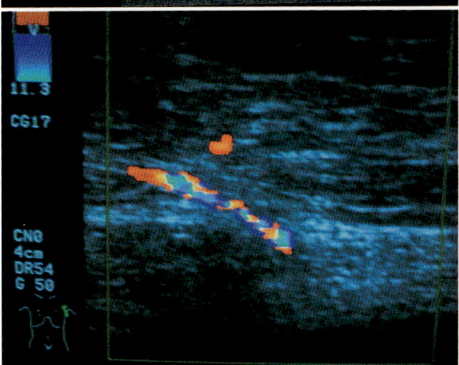

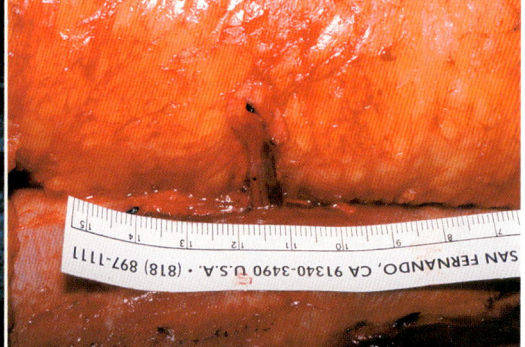

図2　穿通枝血管の検索

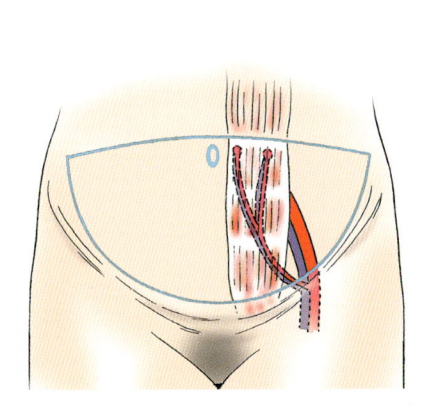

(a) 臍の上端を皮弁の上縁とし、下に凸の舟形の皮弁をデザインする。

(b) 最も太い穿通枝の位置と筋肉内走行をマーキングする。

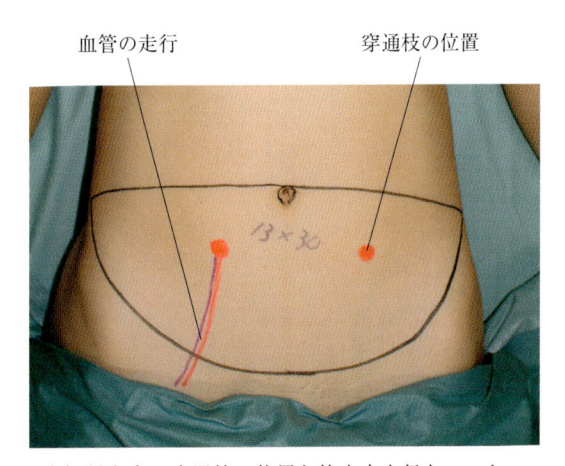

図3　DIEP flap のデザイン

4．穿通枝の同定

① 20万倍ボスミン液をデザイン線に沿って注射する。 ……… ボスミン注射は皮下の浅い層に打つ。深い層に打つと穿通枝を直接傷つけたり、穿通枝が収縮して見つけられなかったりすることがあるため避ける。

② 最初に臍周囲を切開し、筋膜上まで剥離して臍を遊離した後、皮弁周囲の皮膚切開を加える。

③ 穿通枝側の皮弁の外側から外腹斜筋膜上で電気メスで剥離挙上する。

④ 腹直筋前鞘外側縁に到達した後、穿通枝を損傷しないように電気メスを剥離剪刀に持ち替え、丁寧に剥離して数本の穿通枝を同定する。 ……… 穿通枝の太さと位置を確認し、1本で挙上するか、数本の穿通枝を含めて挙上するかを判断する。

⑤ 基本的に、筋膜を穿通する部位の穿通枝動脈が1mm以上の径を有するようであれば1本の穿通枝で皮弁を挙上し、1mm以下の径であれば2～3本の穿通枝を含めて挙上するようにする。

5．穿通枝の剥離（前鞘から筋体裏面まで）（図4）

① 目的とする穿通枝の周囲全周を筋膜上で剥離し、穿通枝の外側5mmの部位で筋鞘に切開を加え、そこから尾側に向かい筋鞘を縦に切開する。

② 穿通枝が筋肉から立ち上がっているのを筋鞘の裏面から確認する（図5-a）。

③ 穿通枝が走行する筋肉を逆行性に筋線維に沿って縦に裂いて行き、穿通枝を露出する。 ……… ある程度剥離して筋体に開創器を架ければ、一人でも剥離しやすい（図5-b）。

④ 穿通枝血管から分枝する筋枝を丁寧に細いナイロン糸またはリガクリップを用いて結紮切離するが、細い筋枝はバイポーラにより凝固切離してもよい。 ……… 血管と交差する運動神経を傷つけないように注意しながら中枢側に剥離する（図5-c）。

⑤ 血管剥離をする際にどうしても神経を切らなければ皮弁挙上できないこともある。その時には神経をいったん切離し、神経両断端に目印を付けておいてから皮弁採取後に再縫合する（図5-d）。

⑥ 血管を筋体裏面に到達するまで追い、筋体から遊離するのを確認する。

VI. DIEP flap 113

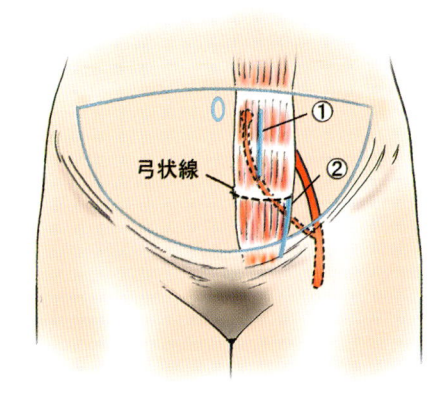

① 穿通枝全周を筋膜上で剥離し、穿通枝の外側5mmの部位で筋鞘に切開を入れて尾側に向かい筋鞘を縦に切開する。その切開部から筋体裏面までの血管を剥離する。

② 腹直筋外側縁で弓状線レベルの筋鞘から尾側へ向かって新たな切開を入れ、筋体の外側縁で筋肉下の脂肪織内を走行する深下腹壁動静脈を確認し、外腸骨動静脈の分岐部まで剥離する。

図4 穿通枝を剥離するための前鞘切開線

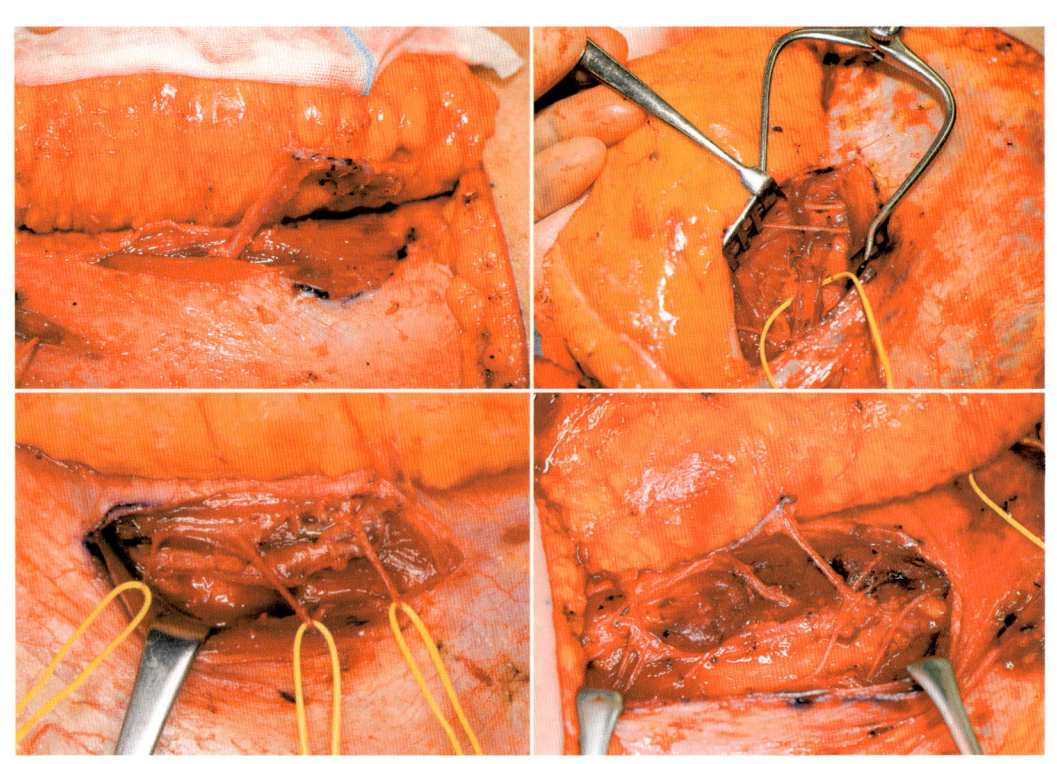

(a) 穿通枝の外側5mmの筋鞘に切開を加え、筋鞘の裏から穿通枝が立ち上がるのを確認する。	(b) 腹直筋に開創器を架けた状態。筋体に開創器を架ければ一人でも剥離しやすい。
(c) 肋間神経（運動神経）の温存。血管と交差する運動神経を傷つけないように注意しながら中枢側に剥離する。	(d) 主動脈から3本の穿通枝が立ち上がっており、3本の穿通枝を全て採取するためには神経を切断しなければならない。皮弁採取後、切断した神経は再縫合しておく。

図5 穿通枝の剥離（前鞘から筋体裏面まで）

6．穿通枝の剝離（筋体裏面から深下腹壁動静脈基部まで）（図4）

① 腹直筋外側縁で弓状線レベルの前鞘から尾側へ向かって新たな切開を入れ、筋体の外側縁で筋肉下の脂肪織内を走行する深下腹壁動静脈を確認する（図6）。

② 深下腹壁動静脈を頭側にたどり、先ほど剝離した血管に連続させる。 ……… 血管剝離の際に外側縁から筋鞘を貫いて横走する肋間神経を損傷しないように十分注意する。

③ 深下腹壁動静脈本幹を尾側にたどり、外腸骨動静脈の分枝部まで剝離する。

④ 分岐部近くには多くの分枝があるので、リガクリップを用いて丁寧に結紮切離する。

⑤ 最後に、筋鞘穿通部位で穿通枝周囲に筋鞘を約5mm付着して筋鞘を切離し、血管の剝離を終了する。 ……… **POINT!** 穿通枝周囲の筋鞘（fascia cuff）は穿通枝の狭窄や攣縮予防に重要であるため必ずつける。

7．皮弁の挙上

① 血管剝離終了後、血管柄と反対側の皮弁を筋膜上で剝離する。

② 皮弁の穿通枝までの剝離終了後、皮弁は1本から数本の穿通枝のみで栄養されている状態となるので、その時点で皮弁の血流を確認する。 ……… 通常、zone Ⅳは鬱血している。Zone Ⅱも少し鬱血していることが多い。

③ Zone Ⅳ全体とZone Ⅱの約半分はこの時点で切除する。

④ 再建において皮弁の皮膚が全く不要であればこの時点で皮弁全体を脱上皮する。

8．血管吻合

① 皮弁の血管柄を外腸骨動静脈の分枝部で深下腹壁動静脈別々に結紮切離して皮弁側の血管にはマイクロクリップを架けて皮弁を採取する（図7-a）。 ……… 深下腹壁動静脈基部の結紮は創の深部であるためサージクリップを用いると簡便。
穿通枝皮弁の場合、穿通枝の位置に規定されるが約12cmの血管柄が採取可能であり、腋窩部の移植床血管まで十分に届く（図7-b）。

② 皮弁を前胸部に移し血管吻合部位に緊張がかからないように皮弁を仮止めしたのち、顕微鏡下に動静脈の血管吻合を施行する（図7-c）。 ……… 動静脈はそれぞれ2mm前後の血管であるため、9-0ナイロンで7〜8針縫合すれば十分。

9．皮弁の固定（図8）

① 血管吻合終了後、乳房部の皮下ポケットに皮弁を挿入し、数ヵ所を吸収糸で縫合固定する。 ……… 皮弁の固定位置を決める際には、上体を60°起こした状態で、左右の乳房のバランスを確認しながら行う。

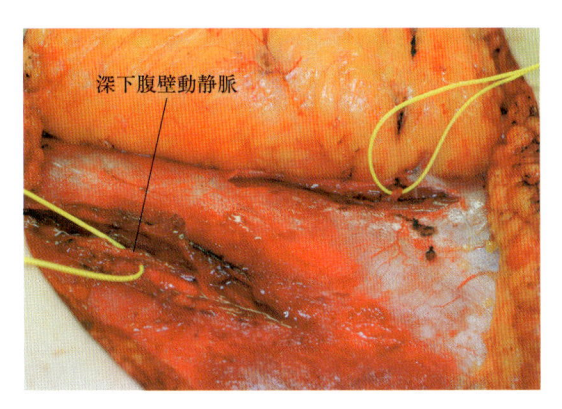

図6 深下腹壁動静脈の確認
腹直筋外側縁の切開部から深下腹壁動静脈を確認する。左に見える血管が深下腹壁動静脈である。

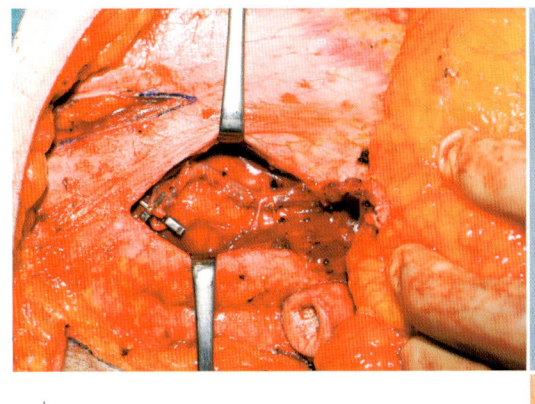

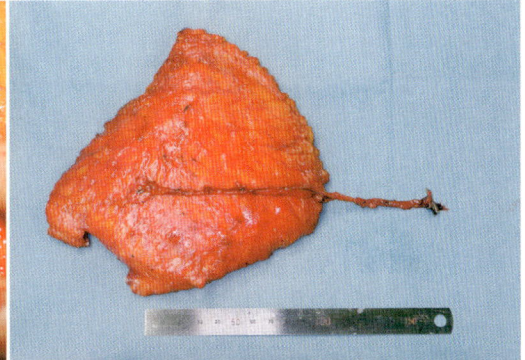

(a) 深下腹壁動静脈の血管にそれぞれマイクロクリップを架け、運動神経の下をくぐらせて血管柄を採取する。
(b) 採取した皮弁の裏面。血管柄の長さは約18cmある。
(c) 胸背動静脈と深下腹壁動静脈の血管吻合が終了した時点の状態。矢印は血管吻合部位を示す。

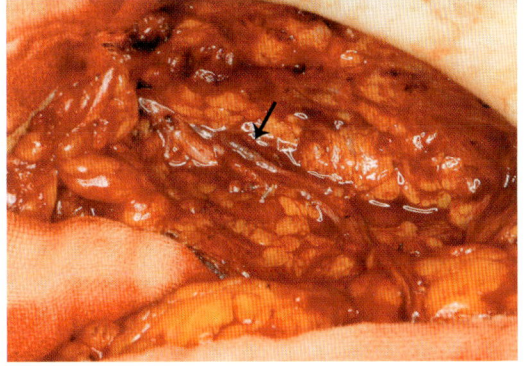

図7 皮弁の挙上と血管吻合

② 皮弁の血管柄のねじれや折れ曲がりや緊張がないかどうかをしっかり確認し、吻合血管のトラブルを回避するように努める。
③ 乳房皮膚欠損が存在する場合は皮弁を乳房皮下に挿入して皮膚が必要な部位を皮弁上にマーキングし、そのほかの部位は脱上皮する。

通常、zone Ⅲで上胸部の陥凹の修正を行い、zone Ⅰとzone Ⅱの一部で乳房隆起部を作成する。

10. 創の縫合閉鎖
① 腹部の創を縫合閉鎖する前に切離された運動神経があれば、それを再縫合する。
② 剥離した筋体の縫合は特に必要ないが、筋鞘はしっかり縫合固定する。
③ そののち生食で創面を洗浄する。臍の形成と創の閉鎖はTRAM flapの項の手技と同じ。
④ 側胸部の創閉鎖の前に吻合血管のねじれや折れ曲がりの有無を再度確認する。
⑤ ドレーンの先端が吻合血管に接触しないように陰圧吸引ドレーンを側胸部にも留置し、創を縫合閉鎖する。

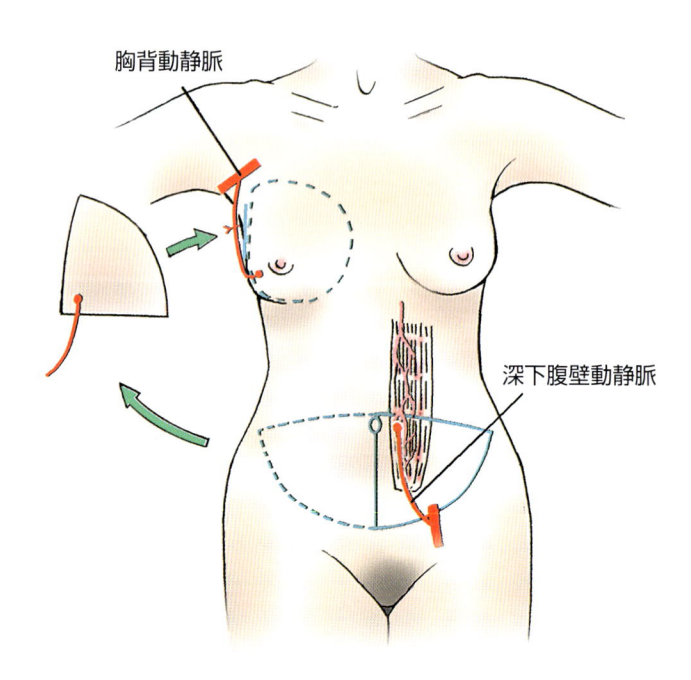

図8 皮弁の固定
患側乳房と反対側のDIEP flapを採取し、臍近傍の脂肪が再建乳房下外側に位置するように皮弁を充填する。深下腹壁動静脈を胸背動静脈に顕微鏡下吻合する。患者の上体を起こし、乳房の対称性を見ながら皮弁の固定位置を決定する。

2 皮弁の配置法

2-1）Nipple-sparing mastectomy に対する再建

　Nipple-sparing mastectomy に対する再建は最も簡単である。乳房皮膚で作られた皮下ポケットに採取した DIEP flap を挿入するだけで、ほぼ良好な形態の乳房が作成できる。

注意点

① DIEP flap を皮下ポケットに挿入した後、坐位にして乳房の大きさを確認し、大きい場合は脂肪組織を適宜切除する。
② 本来の乳房下溝線を越えて皮下剥離されている場合は、本来の乳房下溝線部に真皮を縫合固定する。
③ 皮弁の固定は上方と内側2～3カ所とする。

症例

症例1：左乳癌に対して Nipple-sparing mastectomy を施行。DIEP flap 再建症例（図9）
　左乳癌に対して Nipple-sparing mastectomy を施行した。全乳腺が切除され、乳房皮下ポケットが作成されており、腹部には穿通枝の位置がマーキングされている（図9-a）。その後 DIEP flap を挙上した（図9-b）。DIEP flap の穿通枝は内側列を使用したので zone Ⅳは切除し、zone Ⅰ、Ⅲと zone Ⅱの内側半分を脱上皮して皮下に挿入した。DIEP flap は真皮面を下面にして挿入したため、再建側と同側の穿通枝を使用した。深下腹壁動静脈は胸背動静脈の前鋸筋枝と吻合した。術後5年の状態は、腹部の皮弁採取創や乳房外側切開創もあまり目立たず、乳房の大きさ・形ともほぼ対称的である。

症例2：左乳癌に対して Nipple-sparing mastectomy を施行。DIEP flap 再建症例（図10）
　左乳癌に対して Nipple-sparing mastectomy を施行した。乳房が非常に大きく大容量の移植組織が必要であったため、DIEP flap による乳房再建術を予定した。穿通枝は非常に太く、筋鞘を貫く部位で約2mmの径を有していたので、挙上した皮弁の脂肪組織全てを移

植材料として充填した（図10-a, b）。深下腹壁動静脈は胸背動静脈本幹と吻合した。術後は順調に経過し、皮弁は全て生着した。術後4年の状態は、非常に大きな乳房であったが、再建乳房は柔らかく大きさ・形ともほぼ対称的である。

症例3：左乳癌に対して Nipple-sparing mastectomy を施行。DIEP flap 再建症例（図11）

左乳癌に対して Nipple-sparing mastectomy を施行した。全乳腺とC領域の腫瘍直上皮膚が切除され、乳房皮下ポケットが作成されている（図11-a）。その後 DIEP flap を挙上した。DIEP flap の穿通枝は内側列であったので zone Ⅳ は切除し、zone Ⅰ、Ⅲ と zone Ⅱ の内側半分を脱上皮して皮下に挿入した。腫瘍直上の皮膚欠損には腹部の皮膚を一部充填した。深下腹壁動静脈は胸背動静脈本幹と吻合した。術後4年の状態は立位で腹部採取部の創はあまり目立たない。乳房表面に露出した腹部皮膚や乳房外側の瘢痕はあまり目立たず、乳房の大きさ・形ともほぼ対称的である。

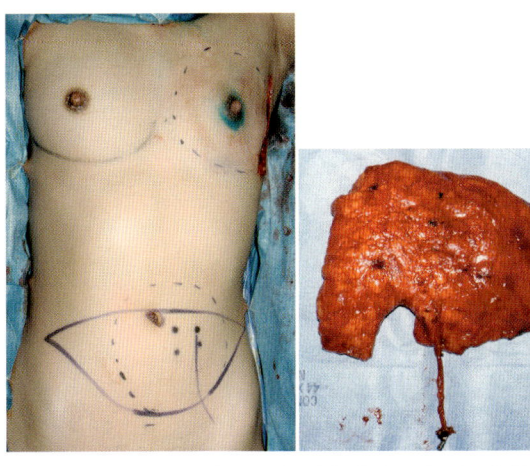

(a) 全乳腺切除後の状態。下腹部の皮弁の丸印は穿通枝の位置を示す。
(b) 皮弁の裏面の状態。内側列1本の穿通枝のみで皮弁が挙上されている。

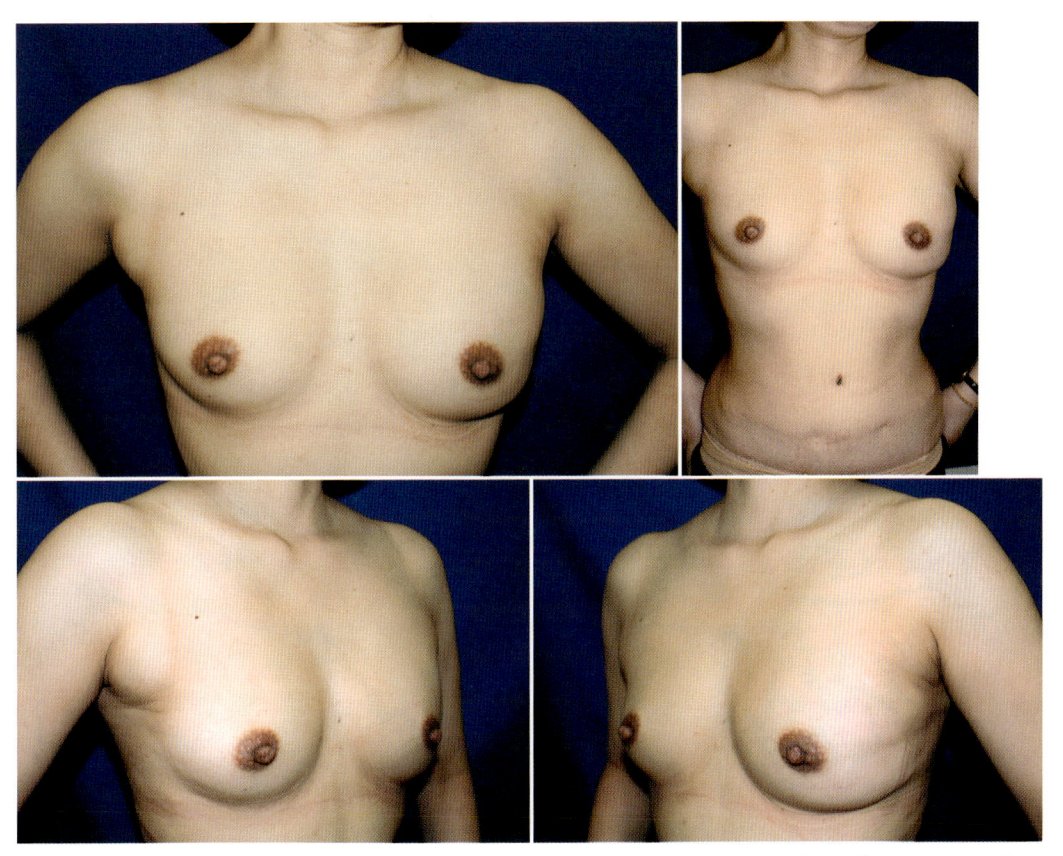

乳房外側切開創は目立たない。乳房の大きさ・形ともほぼ対称的である。腹部の皮弁採取創は、あまり目立たない。

図9 症例1：左乳癌に対する Nipple-sparing mastectomy　術後5年

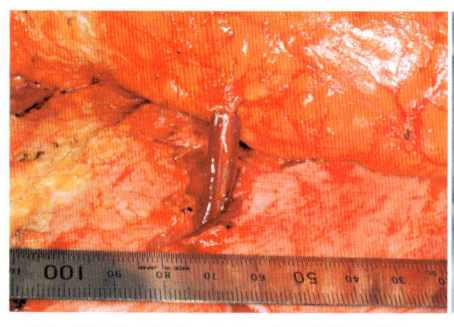

(a) 穿通枝は非常に太く、筋鞘を貫く部位で約 2 mm の径を有していた。

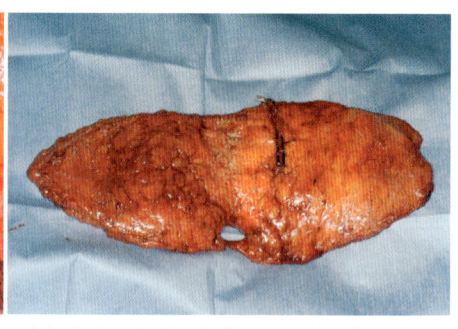

(b) 皮弁の裏面の状態。内側列の穿通枝は非常に太かったので挙上した皮弁の脂肪組織全てを移植材料として使用した。

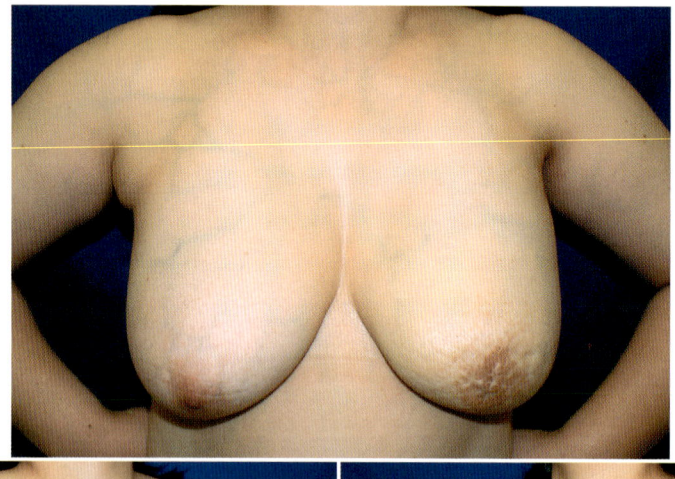

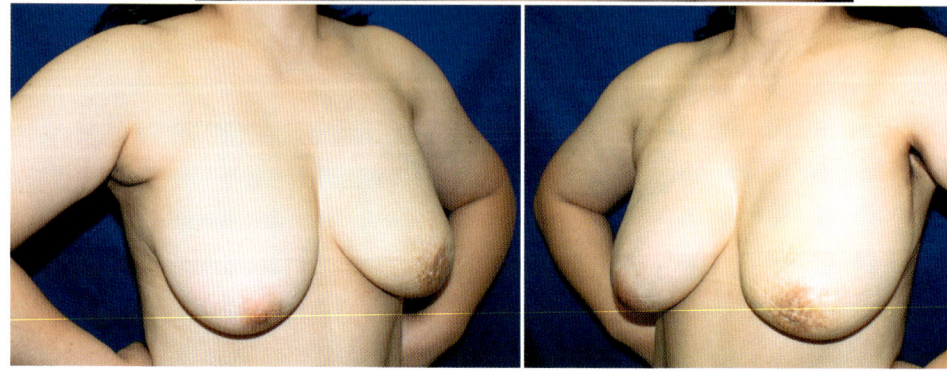

乳房の大きさ・形ともほぼ対称的である。乳房外側切開創は目立たない。

図 10　症例 2：左乳癌に対する Nipple-sparing mastectomy　術後 4 年

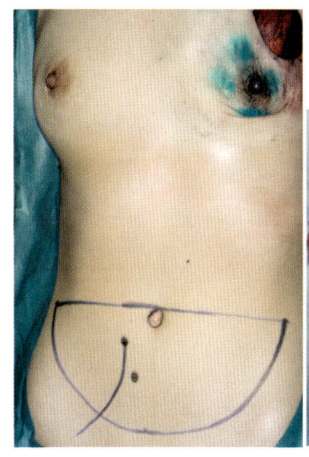

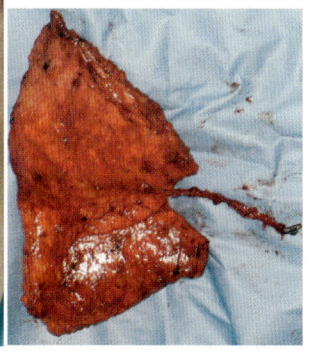

(a) 全乳腺と腫瘍直上の皮膚が切除された。皮弁の丸印は穿通枝の位置を示す。
(b) 皮弁の裏面の状態。内側列1本の穿通枝のみで皮弁が挙上されている。

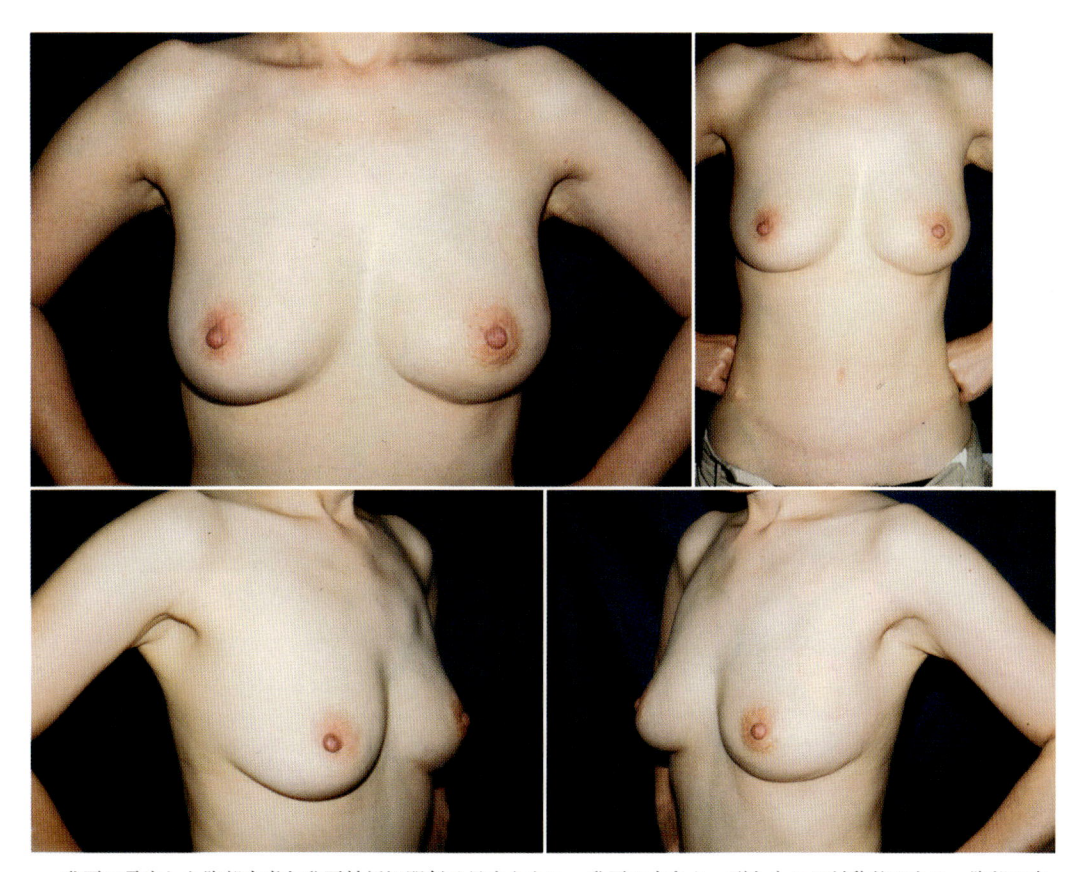

乳房に露出した腹部皮膚と乳房外側切開創は目立たない。乳房の大きさ・形ともほぼ対称的である。腹部の皮弁採取創はあまり目立たない。

図11 症例3：左乳癌に対するNipple-sparing mastectomy 術後4年

2-2) Skin-sparing mastectomy に対する再建

　Skin-sparing mastectomy に対する再建は、基本的には乳房皮膚で作られた皮下ポケットに採取した DIEP flap を挿入するだけであるが、切除された乳輪乳頭部に腹部皮膚を出さなければならず、若干の制約がある。

注意点

① DIEP flap を皮下ポケットに挿入した後、坐位にして乳房の大きさを確認し、大きい場合は脂肪組織を適宜切除する。
② DIEP flap を皮下ポケットに挿入した後、坐位にして乳房の形が左右対称となる皮弁の位置を決定する。その位置で乳輪乳頭部に露出した腹部皮膚にマーキングを行う。腹部皮膚のマーキングの大きさは健側乳輪の大きさに合わせる。マーキングした皮膚を残し、残りの皮膚を脱上皮する。
③ 本来の乳房下溝線を越えて皮下剥離されている場合は、本来の乳房下溝線部に真皮を縫合固定する。
④ 皮弁の固定は乳輪周囲の皮弁の縫合でほぼ決定されるので、上方のみ2カ所程度皮弁と下床とを縫合固定する。

症例

症例1：右乳癌に対して Skin-sparing mastectomy を施行。DIEP flap 再建症例（図12）
　　　　右乳癌に対して Skin-sparing mastectomy を施行した。全乳腺と乳頭が切除され、乳房皮下ポケットが作成されており、下腹部には皮弁がデザインされている（図12-a）。その後 DIEP flap を挙上した（図12-b）。乳頭が合併切除されていたため、乳頭再建目的で皮弁中央部に Skate flap を作成した（図12-c）。DIEP flap の穿通枝は外側列であったが穿通枝が太かったため zone Ⅰ、Ⅲと zone Ⅱ の内側半分を使用して再建した。深下腹壁動脈は胸背動脈前鋸筋枝に静脈は胸背静脈本幹と吻合した。術後5年の状態は、腹部の皮弁採取創や乳房外側切開創もあまり目立たず、乳房の大きさ・形ともほぼ対称的である。再建した乳頭は刺青により着色したが、色調が若干薄くなっている。

症例2：右乳癌に対して Skin-sparing mastectomy を施行。DIEP flap 再建症例（図13）
　　　　右乳癌に対して Skin-sparing mastectomy を施行した。全乳腺と乳輪乳頭が切除され、

乳房皮下ポケットが作成されており、下腹部には皮弁がデザインされている（図 13 - a）。穿通枝は反対側が細かったため同側を用いた（図 13 - b）。深下腹壁動静脈は胸背動静脈前鋸筋枝と吻合した。術後 7 カ月に skate flap と大腿内側基部からの全層植皮による乳輪乳頭再建術を施行した。術後 5 年の状態は、腹部の皮弁採取創や乳房外側切開創もあまり目立たず、再建乳房は柔らかく大きさ・形ともほぼ対称的である。

症例 3：左乳癌に対して Skin-sparing mastectomy を施行。DIEP flap 再建症例（図 14）

左乳癌に対して Skin-sparing mastectomy を施行し、全乳腺と乳輪乳頭が切除された。その後 DIEP flap を挙上した（図 14 - a）。DIEP flap の穿通枝は内側列 2 本を含めて挙上した。Zone Ⅳ は切除し、zone Ⅰ、Ⅲ と zone Ⅱ のほぼ全てを脱上皮して皮下に挿入した。乳輪乳頭部の皮膚欠損には zone Ⅰ の腹部皮膚を一部充填した。深下腹壁動静脈は胸背動静脈前鋸筋枝と吻合した。術後 6 カ月に健側乳頭半切移植と大腿内側基部からの全層植皮による乳輪乳頭再建術を施行した。術後 3 年の状態は、立位で腹部採取部の創はあまり目立たない。乳輪周囲の瘢痕はやや目立つが乳房外側の瘢痕はあまり目立たず、乳房の大きさ・形ともほぼ対称的である。乳輪の色調がやや薄くなっている。

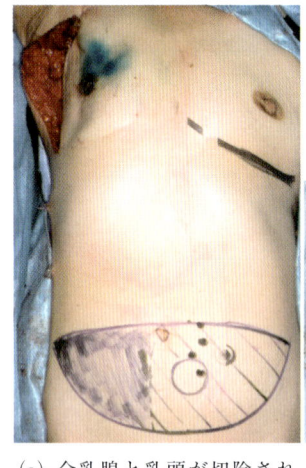

(a) 全乳腺と乳頭が切除された。皮弁の丸印は穿通枝の位置で、大きな丸は乳頭の位置である。
(b) 皮弁の裏面の状態。外側列1本の穿通枝のみで皮弁が挙上されている。
(c) 皮弁の表面の状態。皮弁中央部に skate flap を作成するための皮膚が残っている。

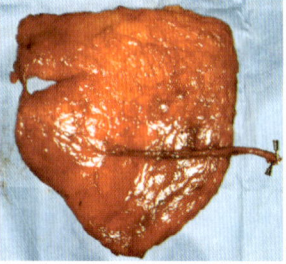

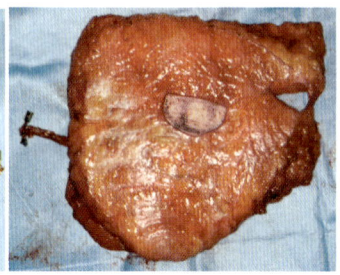

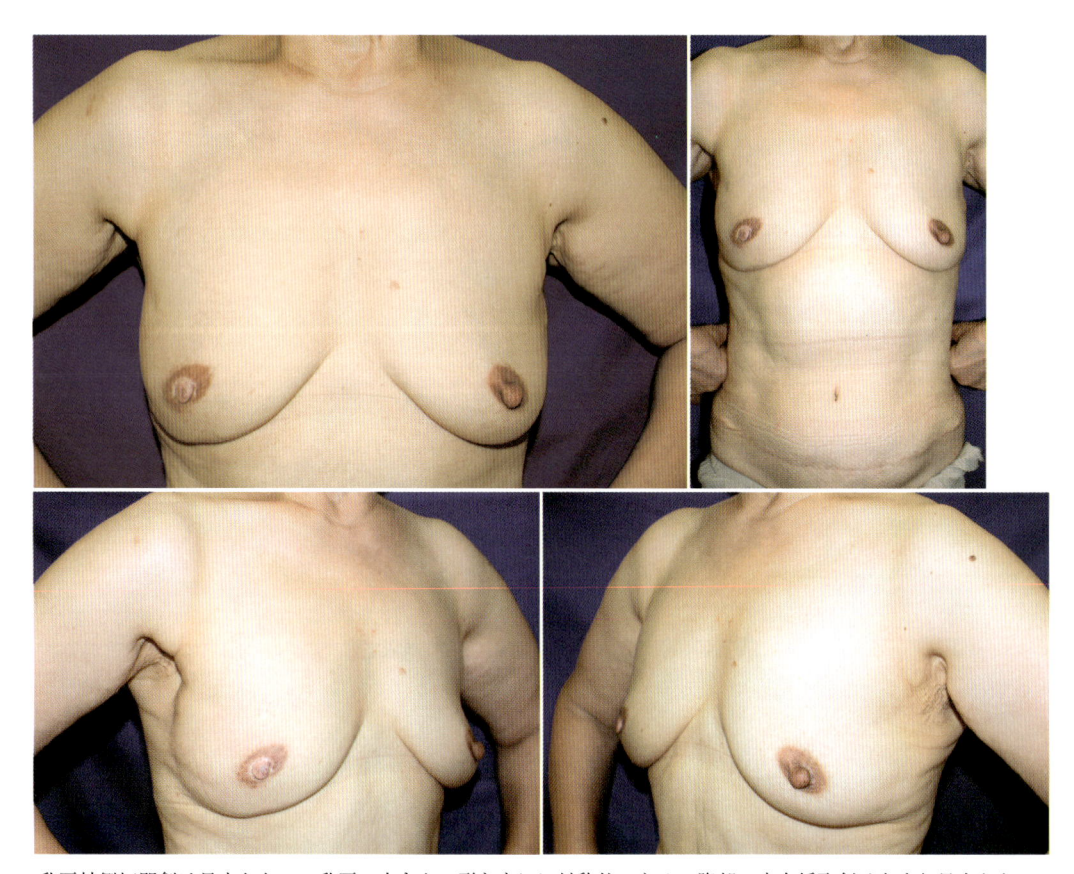

乳房外側切開創は目立たない。乳房の大きさ・形ともほぼ対称的である。腹部の皮弁採取創はあまり目立たない。

図12 症例1：右乳癌に対する Skin-sparing mastectomy 術後5年

(a) 全乳腺と乳輪乳頭が切除された。皮弁の丸印は穿通枝の位置を示す。

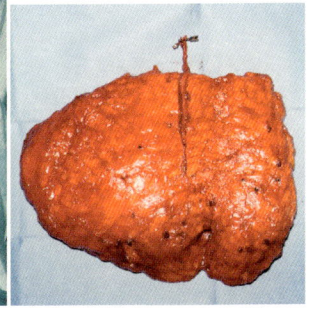

(b) 皮弁の裏面の状態。内側列1本の穿通枝のみで皮弁が挙上されている。

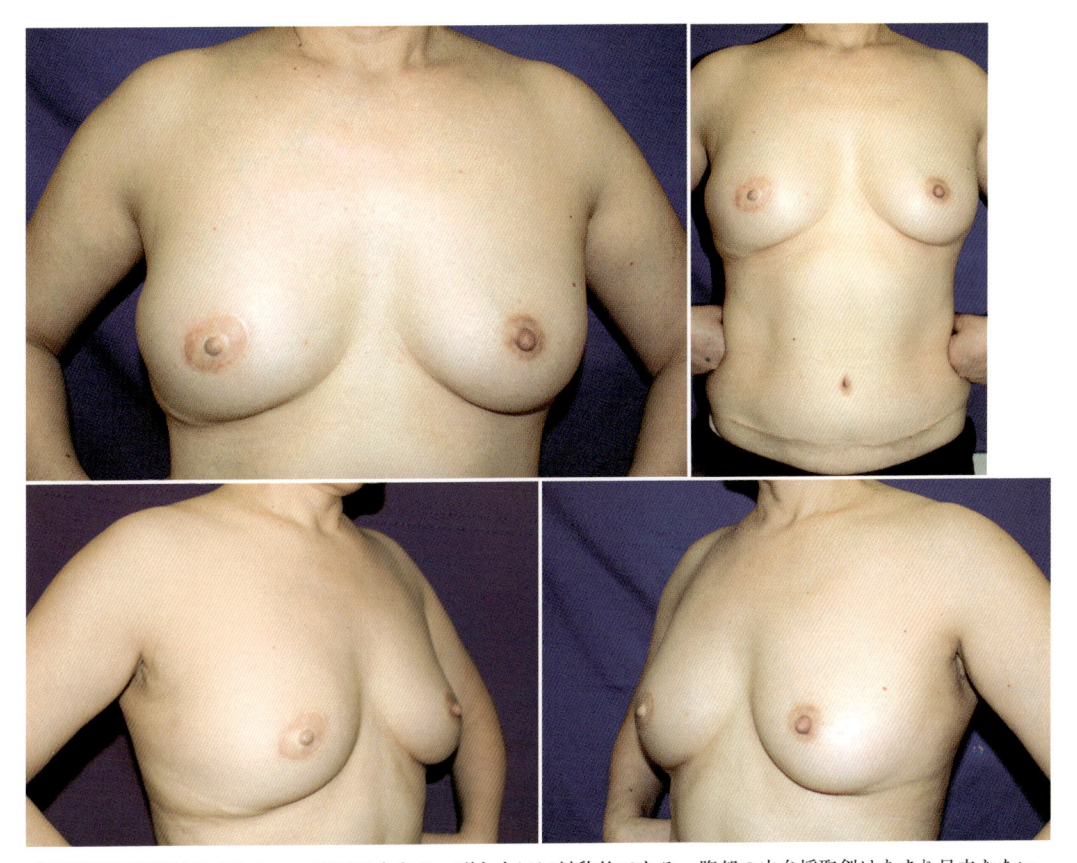

乳房外側切開創は目立たない。乳房の大きさ・形ともほぼ対称的である。腹部の皮弁採取創はあまり目立たない。

図13 症例2：右乳癌に対するSkin-sparing mastectomy 術後5年

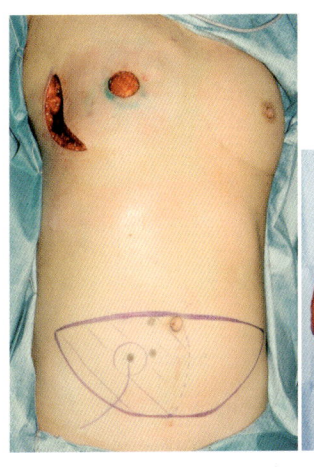

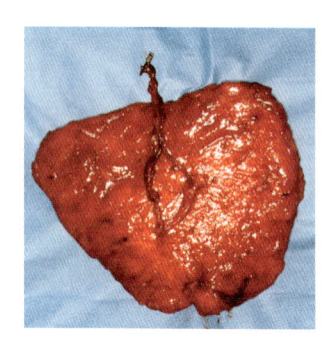

(a）皮弁の裏面の状態。内側列
　2本の穿通枝で皮弁が挙上
　されている。

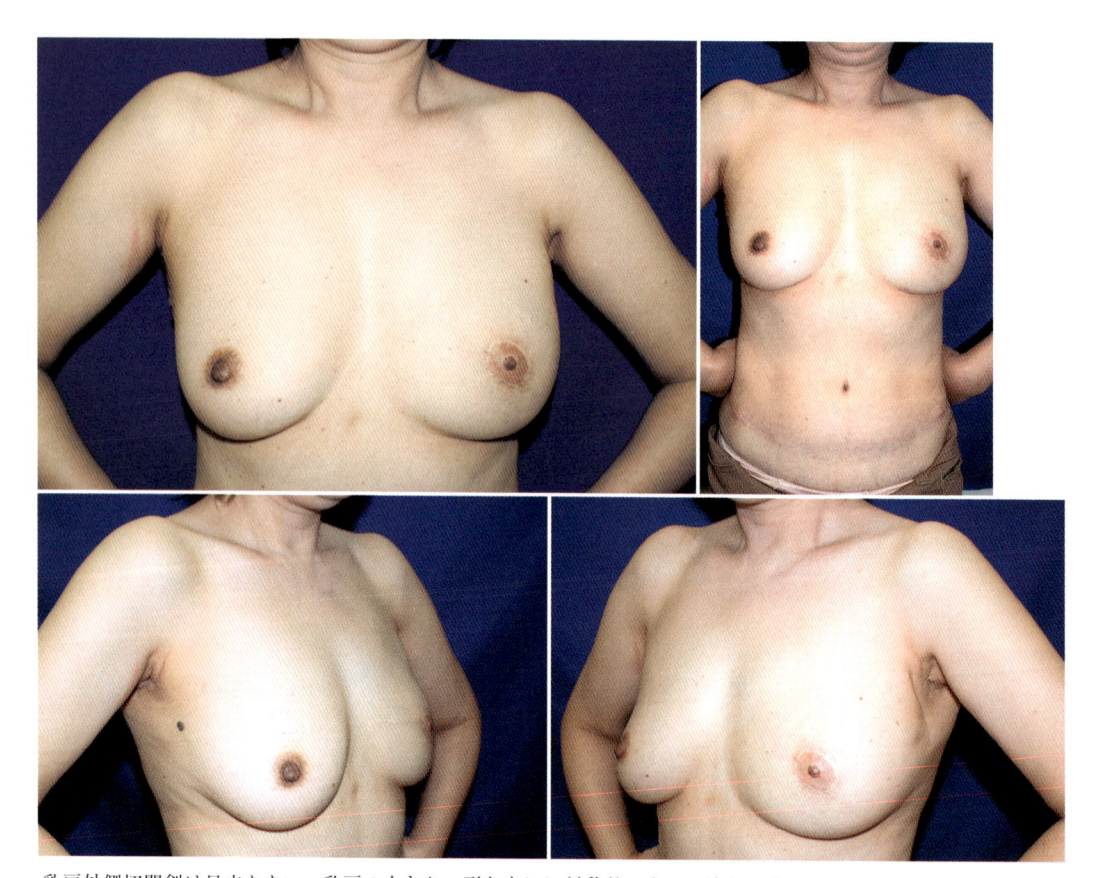

乳房外側切開創は目立たない。乳房の大きさ・形ともほぼ対称的である。腹部の皮弁採取創はあまり目立たない。

図14　症例3：左乳癌に対するSkin-sparing mastectomy　術後3年

2-3）胸筋温存乳房切除術に対する再建

　胸筋温存乳房切除術に対する再建は、TRAM flap の項目で述べた再建方法と同じであるが遊離皮弁である点で TRAM flap よりも自由度が高い。

●注意点

① 基本的には乳癌手術前に皮膚切除部位をマーキングし、濾紙に型取りをしておき皮弁の大きさを測定する。
② DIEP flap を乳房皮下に挿入した後、坐位にして乳房の大きさを確認し、大きい場合は脂肪組織を適宜切除する。
③ DIEP flap を乳房皮下に挿入した後、坐位にして乳房の形が左右対称となる皮弁の位置を決定する。その位置で皮膚欠損部に露出した腹部皮膚にマーキングを行う。先に測定した皮弁の大きさを参考にする。マーキングした皮膚を残し、残りの皮膚を脱上皮する。
④ 本来の乳房下溝線を越えて皮下剥離されている場合は、本来の乳房下溝線部に真皮を縫合固定する。
⑤ 皮弁の固定は露出する皮膚周囲の縫合でほぼ決定されるので、上方のみ2カ所程度皮弁と下床とを縫合固定する。

●症例

症例1：左乳癌に対して胸筋温存乳房切除術を施行。DIEP flap 再建症例（図15）

　左乳癌に対して胸筋温存乳房切除術を予定した。術前の腹部に穿通枝の位置がマーキングされている（図15-a）。紡錘形の皮膚とともに全乳腺が切除された。その後 DIEP flap を挙上した（図15-b）。DIEP flap の穿通枝は外側列であったが穿通枝が太かったため zone Ⅰ、Ⅲ と zone Ⅱ の内側半分を使用して乳房を再建した。深下腹壁動静脈は胸背動静脈前鋸筋枝と吻合した。術後6カ月に skate flap と大腿内側基部からの全層植皮による乳輪乳頭再建術を施行した。術後5年の状態は、腹部の皮弁採取創は真皮埋没縫合による皮膚の高まりが残るため若干目立つ。皮弁周囲の瘢痕はあまり目立たないが、パッチワーク様の外観を呈している。乳房の大きさ・形ともほぼ対称的であるが、若干再建乳房の上胸部の陥凹が目立つ。また、再建した乳輪乳頭の色調が若干異なる。

症例2：右乳房ページェット病に対して胸筋温存乳房切除術を施行。DIEP flap 再建症例（図16）

右乳房ページェット病に対して胸筋温存乳房切除術を施行した（図16-a）。紡錘形の皮膚と全乳腺が切除された。下腹部にDIEP flapをデザインし、反対側の穿通枝が細かったため同側の穿通枝を血管柄として皮弁を挙上した（図16-b, c）。DIEP flapの穿通枝は内側列であったためzone Ⅰ、Ⅲとzone Ⅱを使用して乳房を再建した。深下腹壁動静脈は胸背動静脈本幹と吻合した。術後3カ月に健側乳頭半切移植と大腿内側基部からの全層植皮による乳輪乳頭再建術を施行した。術後3年の状態は腹部の皮弁採取創はあまり目立たないが、皮弁は乳房皮膚との色調が異なるためパッチワーク様の外観を呈している。再建乳房は柔らかく大きさ・形ともほぼ対称的である。

症例3：右乳癌に対して胸筋温存乳房切除術を施行。DIEP flap 再建症例（図17）

右乳癌に対して胸筋温存乳房切除術を施行し、乳房皮膚を含む全乳腺を切除した（図17-a）。その後DIEP flapを挙上した（図17-b, c）。DIEP flapの穿通枝は外側列1本で挙上した。穿通枝は外側列であったが太かったためzone Ⅰ、Ⅲとzone Ⅱの内側半分を使用した。皮膚欠損部にはzone Ⅰとzone Ⅲの皮膚を使用した。深下腹壁動静脈は胸背動静脈本幹と吻合した。術後7カ月に健側乳頭半切移植と大腿内側基部からの全層植皮による乳輪乳頭再建術を施行した。術後1年の状態は、立位で腹部採取部の創はあまり目立たない（図17-d）。乳房表面に露出した腹部皮膚の色調が若干異なるためパッチワーク様外観を示すが、乳房の大きさ・形ともほぼ対称的である。

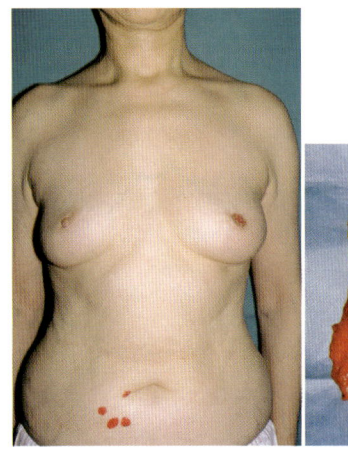

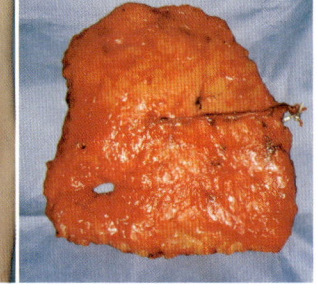

(a) 術前。丸印は穿通枝の位置を示す。
(b) 皮弁の裏面の状態。外側列1本の穿通枝のみで皮弁が挙上されている。

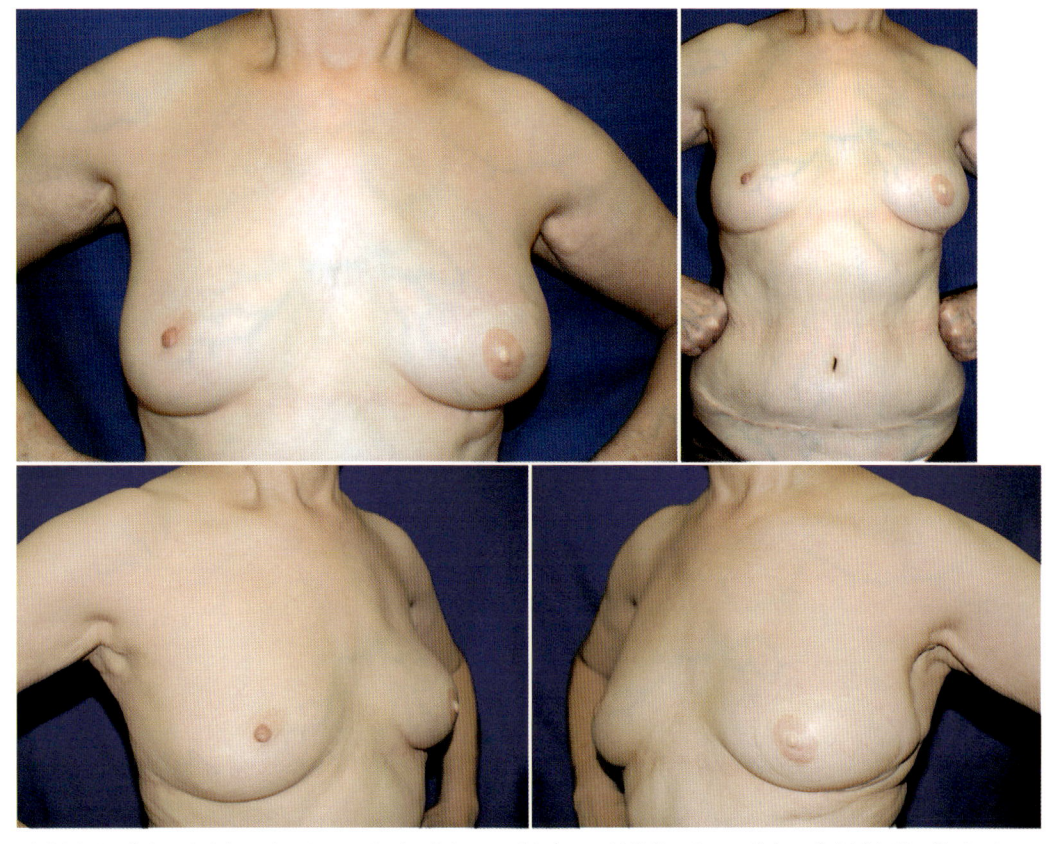

皮弁周囲の瘢痕はあまり目立たない。乳房の大きさ・形ともほぼ対称的である。腹部の皮弁採取創は若干目立つ。

図15　症例1：左乳癌に対する胸筋温存乳房切除術　術後5年

(a) 術前。右乳房ページェット病に対して胸筋温存乳房切除術を施行した。
(b) 皮弁のデザイン。丸印は穿通枝の位置を示す。
(c) 皮弁の裏面の状態。内側列1本の穿通枝のみで皮弁が挙上されている。

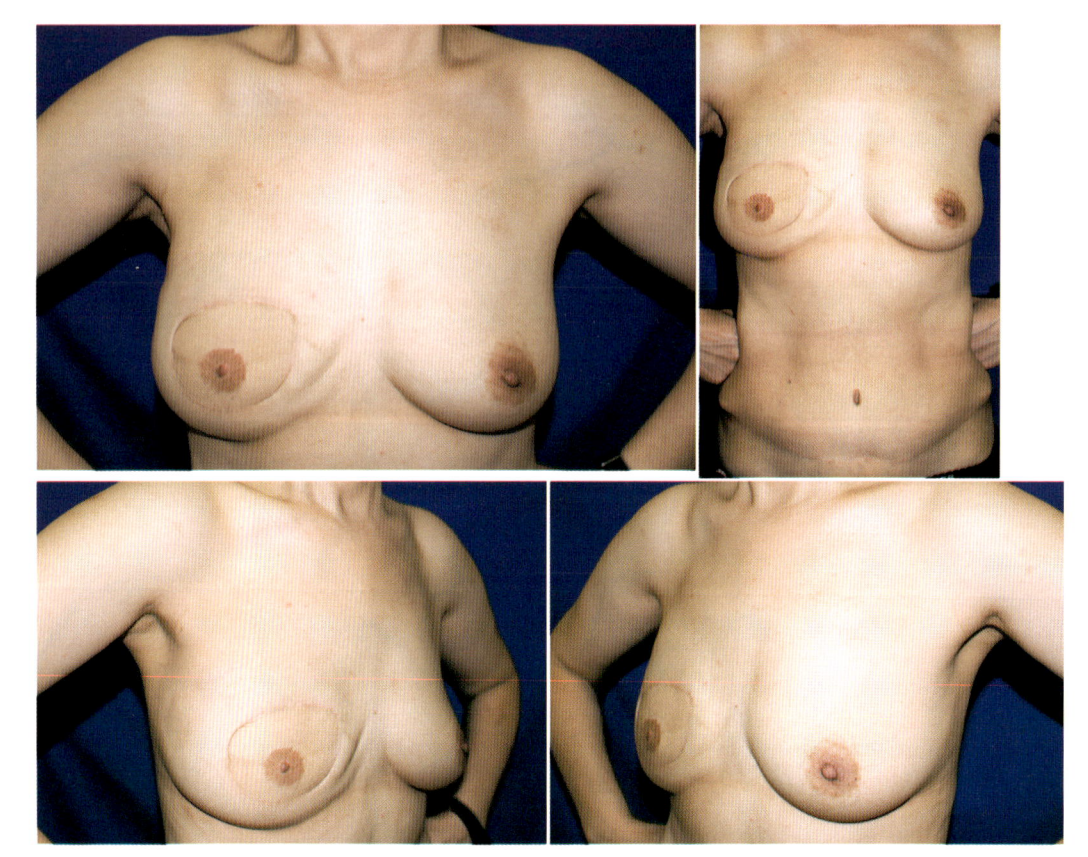

皮弁はパッチワーク様の外観を示している。乳房の大きさ・形ともほぼ対称的である。腹部の皮弁採取創は目立たない。

図16　症例2：右乳房ページェット病に対する胸筋温存乳房切除術　術後3年

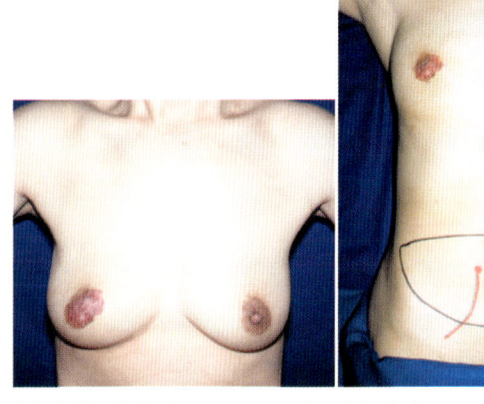

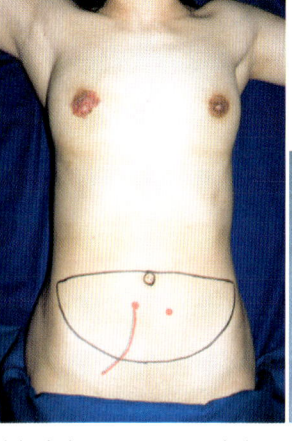

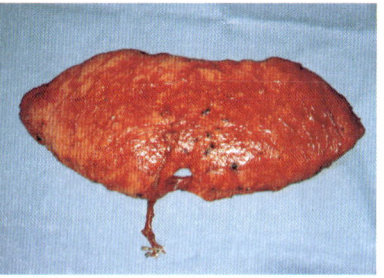

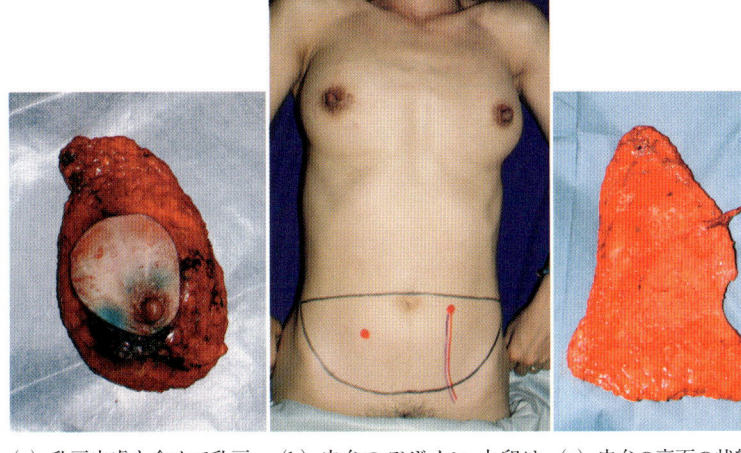

(a) 乳房皮膚も含めて乳房を全摘した。
(b) 皮弁のデザイン。丸印は穿通枝の位置を示す。
(c) 皮弁の裏面の状態。外側列1本の穿通枝のみで皮弁が挙上されている。

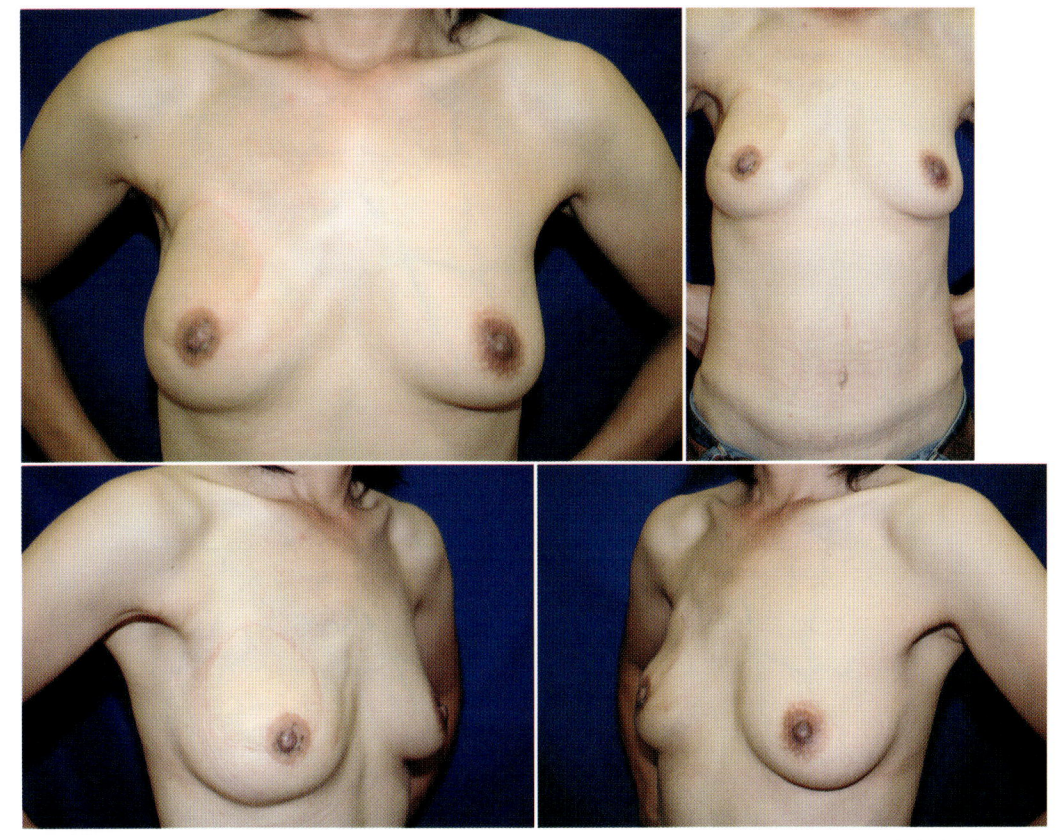

皮弁はパッチワーク様の外観を示している。乳房の大きさ・形ともほぼ対称的である。腹部の皮弁採取創は目立たない。

図17 症例3：右乳癌に対する胸筋温存乳房切除術 術後1年

3 DIEP flap まとめ ―合併症とその対策

利点

1．腹直筋の機能が温存される

従来から用いられている有茎や遊離の腹直筋皮弁では片側あるいは両側の腹直筋が採取され、その機能が損なわれて腹部膨隆や重篤であれば腹壁ヘルニアを生じる恐れがあった。しかし、本法では皮弁血行の担体として腹直筋の筋肉内を走行する血管を採取するだけであり、筋体はすべて温存されるため腹直筋の機能はほとんど損なうことはない。しかし、そのためには腹直筋を支配する肋間神経運動枝をしっかり残す必要がある。

2．皮弁の自由度が高い

本法は遊離皮弁であるため、有茎腹直筋皮弁に比べて皮弁の自由度が高い。ただし、血管柄と胸背動静脈との血管吻合によりある程度は規制されているため注意を要する。

以下は腹直筋皮弁と同じである。

3．十分な移植量が採取可能である
4．採取創は目立たず、下着で隠れる部位である
5．術中に体位変換が不要である
6．皮下脂肪による下腹部膨隆が矯正される

欠点

1．吻合血管が閉塞し、移植組織が壊死に陥ることがある

微小血管吻合後はどうしても閉塞の危険性があり、移植組織が壊死に陥ることがある。施設や症例によって異なるが、平均2〜5％の確率である。

2．手術手技の煩雑さ

筋肉内を走行する細血管の剥離や運動神経の温存操作手技の煩雑さがこの手術の難易度を高めており本法の欠点といえる。

3．穿通枝の細い症例では、本法は行うことができない POINT!

術前にドップラー血流計やカラーレーザードップラーにより穿通枝を同定するが、穿通枝が認め

られなかったり非常に細かったりする症例が時々認められる。その場合には他の再建手技を考慮する方がよい。無理に本法を推し進めると皮弁壊死の可能性が高くなる。また、術前のドップラー血流計やカラーレーザードップラーによる検索で穿通枝を認め DIEP flap による再建を予定しても、術中の所見で穿通枝が非常に細く穿通枝皮弁としての挙上が適さないことがある。その場合には DIEP flap を諦め、反対側の腹直筋を利用した従来法の有茎や遊離の腹直筋皮弁への変更を余儀なくされる。したがって、術前検査で太い穿通枝が確認されない場合には、術中に有茎や遊離の腹直筋皮弁に変更する確率が高いことを患者に説明する。

術後の合併症とその対策

1. 吻合血管の閉塞

　微小血管吻合を伴う組織移植において吻合血管の閉塞は避けて通ることのできない合併症の一つである。しかし、それをできるだけ軽減するために本法でも以下のような努力を行わなければならない。

① 筋膜貫通部の穿通枝は必ず血管周囲に約 5 mm の筋膜（fascia cuff）を付着させた状態で採取する（図 18）

　皮弁採取時に最も重要となるのが、穿通枝が筋膜を貫通する部位における穿通枝周囲筋膜の温存である。ここの筋膜を切除し血管のみとするとこの部位で血栓を生じたり、血管が攣縮し数時間血流が途絶したりする可能性が高くなる。

② 血管吻合部での血管柄のねじれや折れ曲がりを避ける

　血管柄のねじれや折れ曲がりは血管閉塞を助長するため必ず避けるようにする。何回も確認作業を行う。

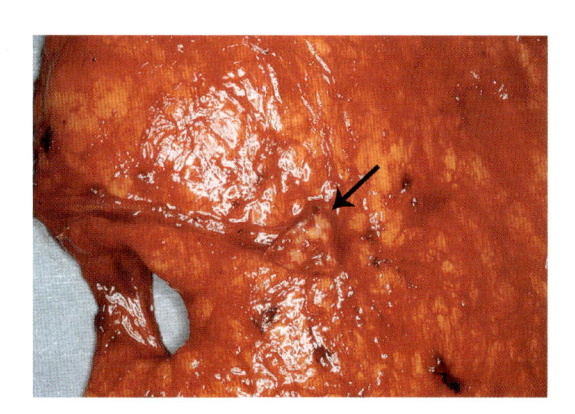

図 18　DIEP flap 穿通枝の筋膜貫通部

穿通枝の筋膜貫通部周囲は、必ず血管周囲に約 5 mm の筋膜（fascia cuff，↓）を付着させた状態で採取する。

③ 血管柄に緊張をかけない

　穿通枝が臍周囲にあれば長い血管柄が得られ、あまり問題となることはないが、穿通枝が臍よりもかなり尾側にある場合は血管柄の長さが短くなる。しかも皮弁を前胸部に配置した時に穿通枝が皮弁内に入る位置がより内側に位置し移植床血管から離れるため、血管柄に緊張がかかることになる。その場合は皮弁の配置を外側にずらして血管柄の緊張を避けるが、どうしてもだめな時には移植床血管を内胸動静脈に求めるか静脈移植も考慮する。

④ 陰圧吸引ドレーンは決して血管柄に接しないような位置に留置する

　ドレーンを血管柄から離して留置していても術後に移動して接することもあるので、血管柄に届かないように短く切るか、移動しないようにドレーンを吸収糸で周囲の組織に軽く縫合固定しておくとよい。

⑤ 術後1週間は上肢の運動を抑制する

　術後、上肢の運動により血管柄に緊張がかかることがあるため、術後1週間は抑制帯を使用して上肢を抑制し軽い運動制限を行う。

⑥ 微小血管吻合後は術後の血流チェックが重要

　血流不全の可能性が最も高いのは術後48時間であり、その間は4時間ごとの血流チェックを義務づける。乳房皮下に皮弁が埋入されている場合でも穿通枝の音がドップラー血流計で聞こえる場合は、ドップラー血流計によるチェックを施行する。穿通枝の音がドップラー血流計で聴取されない場合には、カラーレーザードップラーで皮弁内の血流を直接観察する方法が有効である。カラーレーザードップラーは皮弁内の血管の状態を明瞭に描出し、穿通枝の吻合状態も確認可能である。

2．皮弁の部分壊死

　皮弁の部分壊死に関しては、穿通枝の「太さ」や「位置」がその大きな要因となる。穿通枝の本数は内側列の方が多く、太い穿通枝を含むため、内側列からの穿通枝採取が約2/3を占めている。

① 皮弁血流は穿通枝の「太さ」に依存する

　太さが1mm以下の穿通枝であれば穿通枝を複数本含める方がよいが、複数本含めたからといって皮弁血行がかなり改善するとも限らない。1本の穿通枝で挙上した皮弁よりも2本の穿通枝で挙上した皮弁の方が血流はよいとは限らない。

　前鞘を貫く部位の穿通枝の太さが2mmを超えるような太い穿通枝であれば皮弁血行は非常に良好であり、1本の穿通枝でzone Ⅳまで皮弁全体を栄養することも可能である。

② 穿通枝の「位置」が皮弁血行に大きな影響を与える

　穿通枝の立ち上がる位置が内側列であるか外側列であるかは、皮弁血行に大きな影響を与える。

　通常、内側列であればzone Ⅰ、Ⅱ、Ⅲの血流が保たれるのであるが、外側列であればzone Ⅱの血流は安全とは言えないことが多く、zone Ⅰ、Ⅲで再建を行う方が無難である。

3．腹部の軽度膨隆

腹直筋の運動機能を温存するためには、その支配神経である肋間神経運動肢を細心の注意を払って丁寧に剥離する。運動神経を損傷した場合には腹直筋の腹壁支持機能が弱まり、術後に軽度の腹部膨隆を来たす恐れがある。血管剥離の際に、どうしても運動神経が剥離の妨げになり切離しなければならない症例があるが、その場合には、いったん切離して、皮弁採取後に再度神経縫合を行う。

4．腹部の感染

腹直筋皮弁の項で述べたように、臍垢の処理を術前に十分行うことが重要である。

5．皮弁の知覚麻痺

腹直筋皮弁の項で述べたように、皮弁の知覚麻痺による皮膚病変などに注意を払う。また、腹直筋皮弁と同様に知覚神経付き DIEP flap を作製することが可能である。ただし、DIEP flap の場合は知覚神経のみを選択的に剥離する必要があり、難易度は高い。

VII 人工乳房

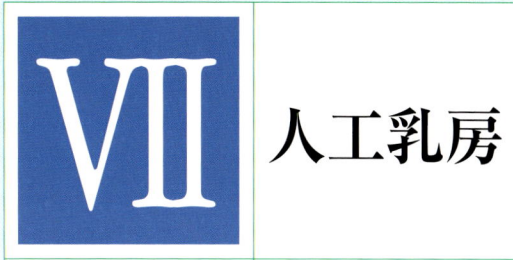

1 適応と手術手技

適応

① 前胸部の皮膚・皮下軟部組織が温存されている
　　大胸筋温存乳房切除術
　　Skin(Nipple)-sparing mastectomy
　　乳房温存手術
② 術後妊娠・出産を望む
③ 下腹部や背部では健側と同様な乳房が再建できない
④ 人工物を希望する

要点

　人工乳房は乳房の大きさが中等度以上で下腹部の皮下脂肪が非常に薄い症例や、若年者で妊娠出産を希望する患者などに行う。人工乳房による乳房再建はSkin(Nipple)-sparing mastectomyや乳房切除術のように乳腺が完全に切除され、かつ大胸筋が温存されている症例に対して適応となる。このような乳癌手術の場合、乳房の皮弁が非常に薄いため、人工乳房は大胸筋の下に挿入する必要がある。Skin(Nipple)-sparing mastectomyの場合に人工乳房が各種そろっていれば一期的に直接人工乳房を挿入することも可能かもしれないが、現状ではとりあえずTissue Expander（以下TEとする）を挿入し、人工乳房のサイズを決定してから入れ替えることにしている。2度の手術を要することになるが、その方が人工乳房の正確なサイズの決定や、入れ替え時の位置の修正が可能であり有効である。

解剖

　TEや人工乳房は血行のよい筋肉下に挿入する必要があり、前胸部の筋肉の解剖学的知識が必要となる（図1）。

大胸筋 ：人工物を被覆する際に最も大きな部分を占めるのは大胸筋である。大胸筋の起始部は3部から構成されている。鎖骨部は鎖骨内側1/2～2/3から外下方に走る。胸肋部は胸骨前面と上5～7個の肋軟骨から水平に外方へ走る。腹部は腹直筋鞘前葉の表面から斜め

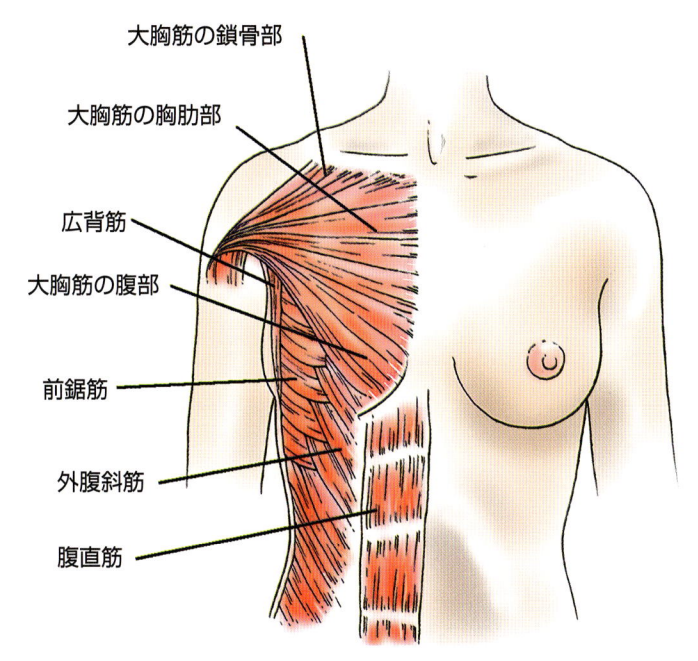

(a) 人工物挿入時に関与する前胸部筋肉。

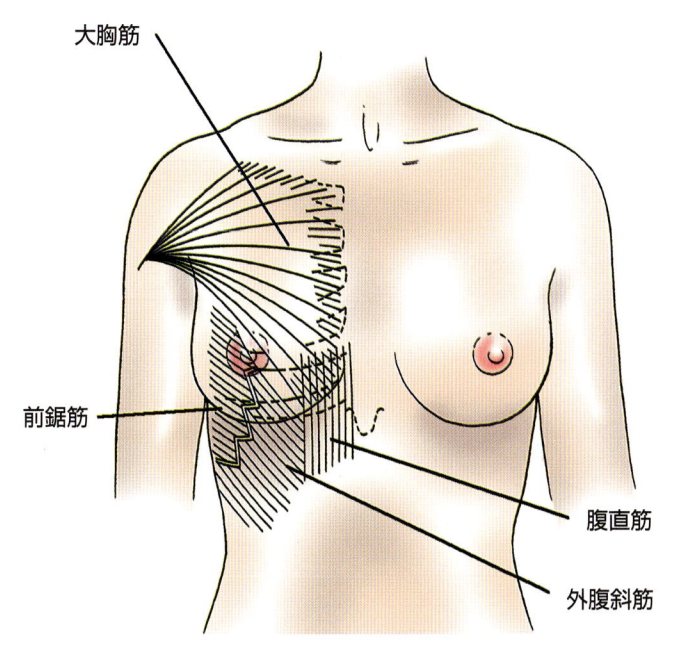

- 大胸筋の鎖骨部
- 大胸筋の胸肋部
- 広背筋
- 大胸筋の腹部
- 前鋸筋
- 外腹斜筋
- 腹直筋

(b) 人工物が挿入される部位の筋肉走行。乳房との位置的関係を示した。

- 大胸筋
- 前鋸筋
- 腹直筋
- 外腹斜筋

図1　前胸部筋肉の解剖学的所見

に外上方へ走る。それぞれの筋体は扇状に集まり、上腕二頭筋の前を越えて上腕骨の大結節稜に停止する。

前鋸筋 ：人工物を被覆する際に、おもに外側部分を占めるのが前鋸筋である。8～10個の筋尖が第1-第8～10肋骨側面から鋸の歯の形状をして起こり、肩甲骨に向かって後内方へ走り、肩甲骨内側縁と上角および下角の肋骨面につく。

外腹斜筋：人工物を被覆する際に下外側部分を占めるのが外腹斜筋である。側腹筋の最外層で、8個の筋尖をもって第5-12肋骨の外面から起こり、上方5尖は前鋸筋の起始と交叉し、斜め前下方へ向かう。筋体の大部分は腱膜となり、上方の筋体は腹直筋鞘の前葉に入って白線につく。

腹直筋 ：人工物を被覆する際に下内側部分を占めるのが腹直筋の前鞘である。腹直筋は恥骨結合と恥骨結節との間から短く細い腱として起こり、白線の両側を縦走し腹直筋鞘に包まれる。第5-7肋軟骨および剣状突起の前面につく。

手順

1. TEサイズの決定および術前の準備
2. 大胸筋下の剥離
3. 前鋸筋下の剥離
4. 外腹斜筋と腹直筋下の剥離
5. 挿入用TEの準備
6. ポートの挿入
7. 大胸筋下へのTEの挿入
8. TEとポートの連結と創縫合
9. TEの術後管理
10. 吸引ドレーンの抜去と初回の生食注入
11. 生食注入と人工乳房バッグの用量決定
12. 入れ替え手術術前チェック
13. TEの抜去
14. 新たな乳房下溝線の作成
15. 人工乳房の挿入

手術手技

1．TEサイズの決定および術前の準備

① 術前に患者を立位にした状態で乳房の大きさを計測しTE ......| 基本的に円形のTEを使用する。

の大きさを決定する（図2, 3）。
② 立位で乳房下溝をマーキングする。
③ 術後は挿入した TE が上方に偏位することが多いため、マーキングした線より約 1～2 cm 尾側が大胸筋下ポケットの下縁となる。

12.5×12.5 cm、600 cc もしくは 15×15 cm、1000 cc の 2 種類のいずれかを用いている。乳房の幅と高さを計測し、どちらを使用するか決定する。

このラインは重要なので手術開始後に消えないようにピオクタニンでマーキングするとよい。
その際、ラインを描くのではなく、ピオクタニン液に 26G 針の針先を漬けて 4～5 カ所ラインに沿って tattoo すれば確実である。

2. 大胸筋下の剥離（図4）

乳癌手術終了後、大胸筋上は広範な皮下ポケットが作成されている（図5）。

まず、大胸筋剥離範囲を決定する。術前にマーキングした大胸筋下縁剥離線を参考にして決定する。

① 挿入する TE の大きさに合わせてピオクタニンで大胸筋上をマーキングする（図6）。通常、下縁は大胸筋の起始部を超えて尾側へ、外側は前鋸筋が一部含まれるようになる。
② 大胸筋の外側縁から剥離を開始する。上方への剥離は容易に剥がれるので、すぐに予定範囲を超えてしまうことが多い。上縁に関してはしっかり剥離範囲を守り、余分に剥がさないことが最も重要である。　**POINT!**
③ 上方への剥離が終了したら下方への剥離に移る。
④ 大胸筋起始部を切離して大胸筋を遊離させるのではなく、大胸筋に続く腹直筋前鞘の下で剥がし TE をしっかり固定するように大胸筋下に上から下まで連続したポケットを作成する。

上縁の剥離範囲が大きくなった場合、必ず TE が上方偏位してしまうため、人工乳房の入れ替え操作が煩雑になる。

腹部の大胸筋は腹直筋鞘前葉の表面から斜めに外上方へ走行している。

この部位で大胸筋を腹直筋鞘前葉から剥離してしまうと大胸筋は収縮して頭側に偏位し、TE を被覆して固定するという目的は果たせなくなる。そこで大胸筋から腹直筋前鞘に続くポケットを作成する操作が必要となる。

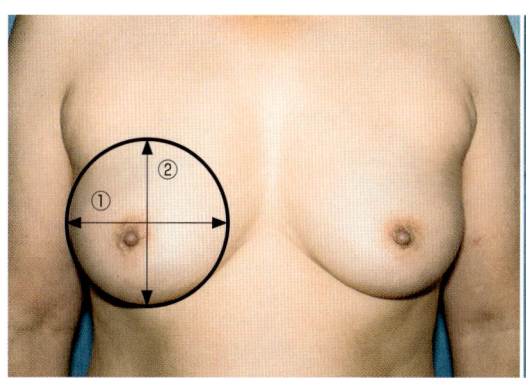

図2　TEサイズの決定
術前に患者を立位にした状態で乳房の大きさを計測し TE のサイズを決定する。乳房の幅①と高さ②を計測し、いずれの TE を使用するか決定する。

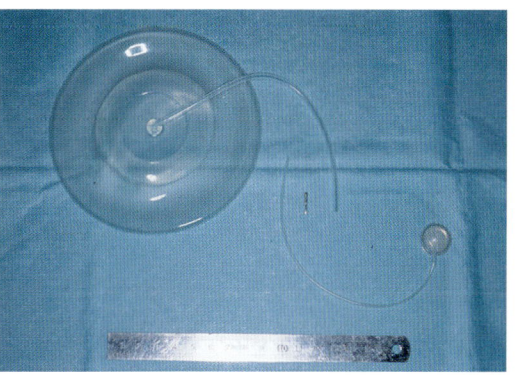

図3　Tissue expander
TE は皮膚を膨らませる expander 本体と生食を注入するポートとその 2 つを結合する金属製のコネクターで構成されている。

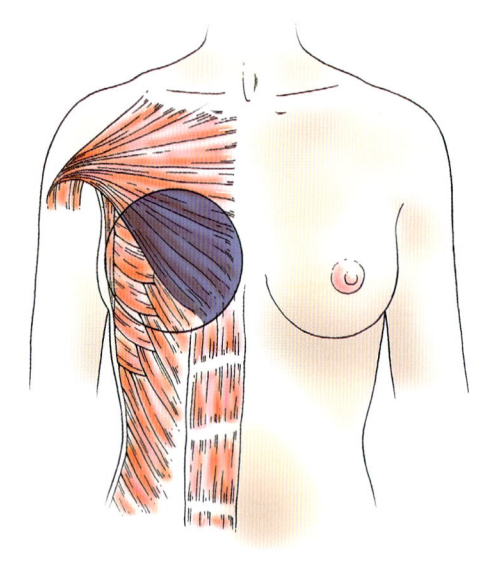

図4 大胸筋下の剥離

大胸筋の外側縁から剥離を開始する。上方への剥離は容易に剥がれるのですぐに予定範囲を超えてしまうことが多い。上縁に関してはしっかり剥離範囲を守り、余分に剥がさないことが最も重要である。

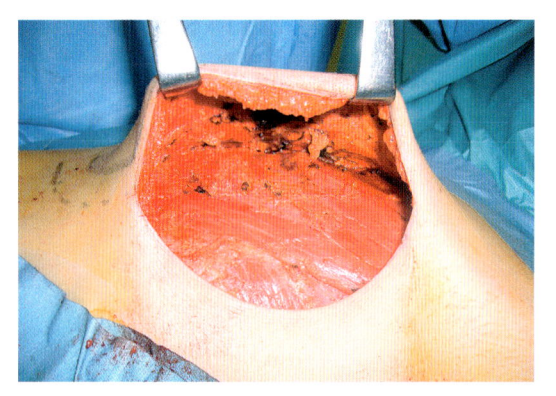

図5 SSMの手術終了時の状態

乳癌手術終了後、大胸筋上は広範な皮下ポケットが作成されている。

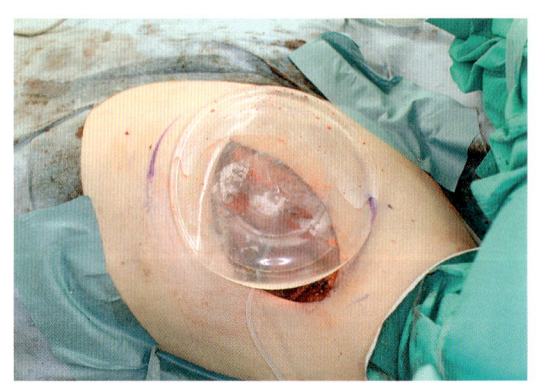

図6 胸筋温存乳房切除術 終了時点の状態

TEを前胸部に置き、大胸筋下の剥離範囲をマーキングする。

⑤ 最後に内側の剥離を行う。

⑥ 内胸動静脈からの穿通枝は肋軟骨の胸骨付着部から約1cm外側で肋軟骨間の尾側寄りから立ち上がる。解剖学的位置関係を頭に入れて外側から大胸筋を剥がしていくと血管が確認できるので、しっかり電気メスで凝固切離する。

⑦ 最内側はおよそ胸骨縁まで剥がしておく。

> 内側もしっかり予定線の位置まで剥離を行わなければ乳房の形態が損なわれる。
> この時に気をつけなければならないのが内胸動静脈から立ち上がる穿通枝である。

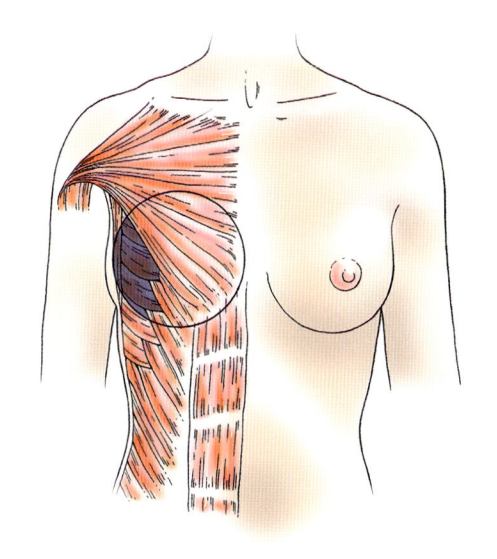

図7　前鋸筋下の剥離
大胸筋の外側縁の位置から前鋸筋を剥離し、マーキングした位置まで外側に前鋸筋を剥離する。

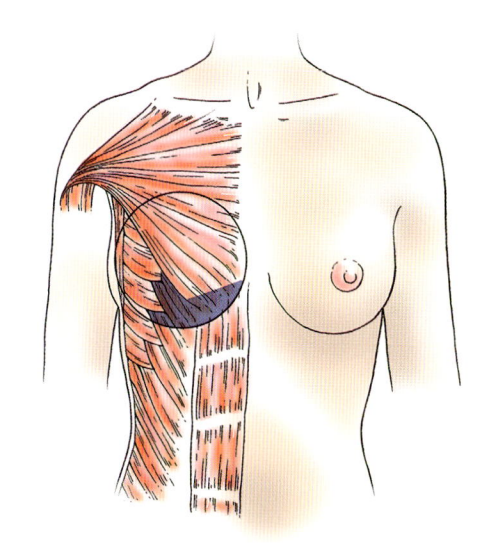

図8　外腹斜筋と腹直筋下の剥離
TEが適正な位置に収まる程度に外腹斜筋と腹直筋鞘前葉を本来の乳房下溝より1～2cm下方まで剥離する。

3．前鋸筋下の剥離（図7）

　TEを挿入する外側ポケットを作成する。
① TEが適正な位置に収まる程度に前鋸筋を剥離して外側偏位のストッパーとする。
② 大胸筋の外側縁の位置から前鋸筋を剥離し、マーキングした位置まで外側に剥離する。

> 大胸筋下を剥離したあとTEをポケットに挿入してもTEの外側がポケット内に収まらない。このまま創を閉じると、術後必ずTEが外側に偏位してしまう。

> 前鋸筋は肋骨側面から鋸の刃の形をして起こり、後内方に走る。下部内側では一部外腹斜筋の筋膜に連続する。

4．外腹斜筋と腹直筋下の剥離（図8）

TEを挿入する尾側ポケットを作成する。
① TEが適正な位置に収まる程度に外腹斜筋と腹直筋鞘前葉を剥離して尾側偏位のストッパーとする。
② 外腹斜筋は前鋸筋と連続しており、腹直筋鞘前葉は大胸筋と連続している。

> 尾側の剥離範囲は本来の乳房下溝より1～2cm尾側とする。

5．挿入用TEの準備

① TE内に生食を50ccまたは100cc注入する。点滴台に500ccの点滴用生食を吊し、清潔野から点滴チューブを繋ぎその末梢端に三方活栓と延長チューブを繋ぐ。そして延長チ

> 16Gの留置針の外筒をTEのチューブに挿入すると生食が漏れることなくしっかり装着できる。

ューブの先に 16G の点滴用留置針の外筒だけを装着する。
② 三方活栓に 50cc の注射器を装着し、TE 内の空気を抜く。
③ 三方活栓に装着した注射器から 50cc または 100cc の生食を TE 内に注入する。

> 50cc にするか 100cc にするかは、切開創縫合後の乳房皮膚のゆとりにより決定する。
> 乳房皮膚を合併切除する乳房切除術ではゆとりがないため 50cc にするが、SSM では乳房皮膚にゆとりがあるため 100cc は注入可能である。ただ、大胸筋下のポケットに挿入しているため 100cc 以上注入するのは困難なことが多い。

④ TE チューブの連結部を上にして TE 内に生食を注入すると、TE 内の残存する空気がチューブの連結部に集まってくるので注射器で抜くようにする。
⑤ 目的とする量の生食を注入したら TE チューブをモスキートペアンで挟み、逆流を防止する。

6．ポートの挿入

① 腋窩より尾側約 10cm の部位で真皮下の浅い位置にポートを埋入する皮下ポケットを作成する。

> ポートは術後に生食を注入する径 2 cm 程度のシリコンでできたドームである。
> ドームは小さいので深い位置に埋入すると術後に皮膚の上から確認しづらくなる。

② ポート用の皮下ポケットは、ドームが回転しないように挿入できるぎりぎりの大きさに止めておく。

> ドームが回転すると術後に生食が注入できないため、ドーム位置の矯正術が必要となる。

③ ドームを挿入し終わったら皮下ポケットの入口部からドームが抜け出ないように吸収糸で縫合して入口部を狭くしておく。

7．大胸筋下への TE の挿入

① 作成した大胸筋下のポケットに TE を挿入する。
② TE が楽に挿入できるスペースが確保されているか否かを確認する。
③ ポケット内辺縁の索状組織等により TE が変形するような場合には索状部を剥がして TE が変形なくゆったり挿入できるスペースを作成する。
④ ポケットの状態を確認し終えたら温生食でポケット内を洗浄し、止血の最終確認をする。
⑤ 陰圧吸引ドレーンをポケット内に挿入してから TE を挿入する。

> 吸引ドレーンは TE の上面と下面の両面に陰圧がかかるように留置する方がよい。
> TE は TE とチューブの連結部が下面になるように挿入する。

⑥ 最後に大胸筋外側縁と剥離した前鋸筋内側縁を吸収糸で縫合する（図 9，10）。

> 大胸筋下面を頭側に剥離しすぎた場合には TE の上縁と大胸筋の交点で大胸筋を下床の組織と吸収糸で縫合固定し TE が上方にずり上がらないように予防する。

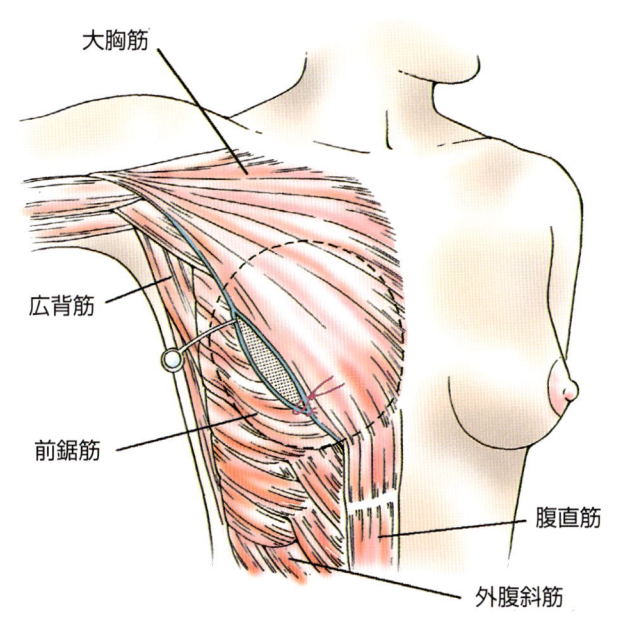

大胸筋外側縁と剥離した前鋸筋外側縁を吸収糸で縫合する。

図9 大胸筋と前鋸筋の縫合

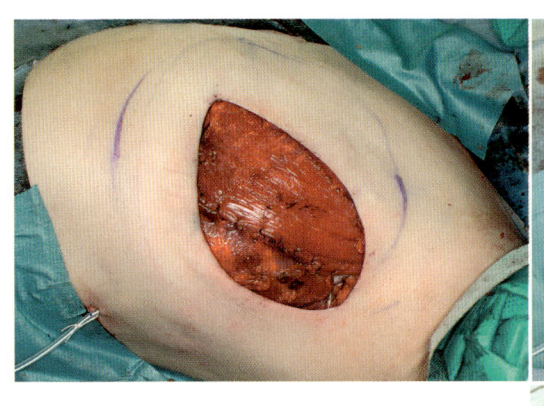

a	b
c	

(a) 大胸筋外側縁と剥離した前鋸筋外側縁を吸収糸で縫合する。
(b) 大胸筋外側縁と前鋸筋外側縁縫合創の頭側。
(c) 大胸筋外側縁と前鋸筋外側縁縫合創の尾側。

図10 胸筋温存乳房切除術後，大胸筋下にTEを挿入した状態

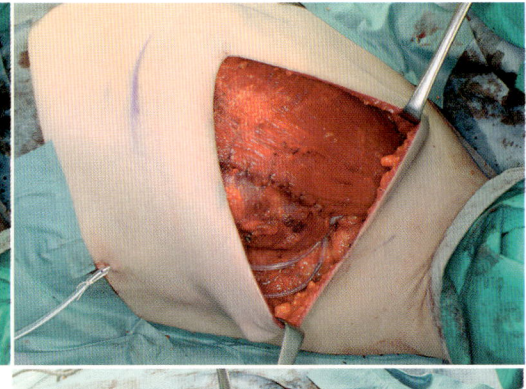

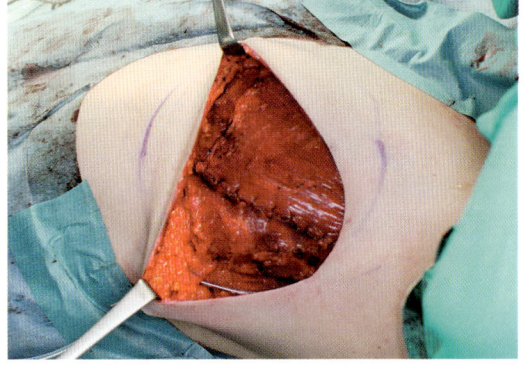

8．TE とポートの連結と創縫合

① TE のチューブとポートのチューブを適当な長さに切って金属のコネクターを両者に挿入して連結する。　←　TE とポートの連結は余裕がないと外れることがあるため、両チューブはゆるませて接続するようにする。

② 金属コネクター挿入部のチューブの上から 3-0 絹糸で縫合固定しチューブが外れないように予防する（図 11）。

③ 腋窩リンパ節郭清をしていない場合でも側胸部の皮下に陰圧吸引ドレーンを挿入する。　←　TE の入っている大胸筋下のスペースと大胸筋上や側胸部のスペースは完全に独立したスペースとなっているので、それぞれにドレーンが必要である。

④ 最後に創を 2 層に縫合閉鎖する。　←　創縁の状態が明らかに悪いような場合には、部分的に創縁の皮膚をトリミングして縫合閉鎖する。

9．TE の術後管理

① 手術当日はベッド上安静、翌日から離床する。

② 大胸筋下に TE を挿入しているため術後早期に上腕を動かすと TE が移動する可能性があるため、術後 1 週間は上腕を軽く固定する。

10．吸引ドレーンの抜去と初回の生食注入（図 12）

① 術後約 1 週間で初回の生食注入を行う。

② 注入量は 50cc が基本であるが、余裕があれば 100cc 注入する。　←　生食注入には 25G の翼状針を用いて行う。23G 以上の太い針をポートに刺すと刺入部から注入した生食が漏出する恐れがあるので使用しない方がよい。

③ 生食注入直後に吸引ドレーンを抜去する。　←　腋窩リンパ節郭清例で側胸部からの排液量が 20cc を超えるようであれば、20cc を下回るまでドレーンの挿入期間を延長する。

11．生食注入と人工乳房バッグの用量決定

① 退院後は外来で 1 週間に 1 度生食を注入する。

② 注入量は 50cc が基本であるが、余裕があれば 100cc 注入する。　←　注入後 2、3 日間伸展部の疼痛を訴える患者もいる。その場合は注入量を加減して半分にするなどの処置を行う。

③ 生食を順次注入するうちに再建乳房は徐々に膨らみ、健側乳房との対称性が得られるようになる。

④ 最終的な人工乳房バッグの容量を決定する。　←　TE に何 cc 注入した時に左右対称となったかを術者が外来で確認する。患者にも入浴前に鏡で確認するように指導し何 cc で左右対称になったかを申告してもらう。このバッグの用量決定が重要。

⑤ バッグの用量決定後さらに生食を注入し、最終的にバッグ容量の 2〜3 割増の生食を注入する。

⑥ 生食注入終了後しばらくその状態で待機し、初回手術から約 6 カ月後に TE と人工乳房バッグの入れ替え手術を計画する。　←　胸筋温存乳房切除術後の場合はしっかり乳房皮膚を伸展させる必要があるため約 6 カ月待機させるが、Skin(Nipple)-sparing mastectomy 後の場合は皮膚の伸展がそれほど必要ないため 3〜4 カ月の待機でもよい。

VII. 人工乳房　147

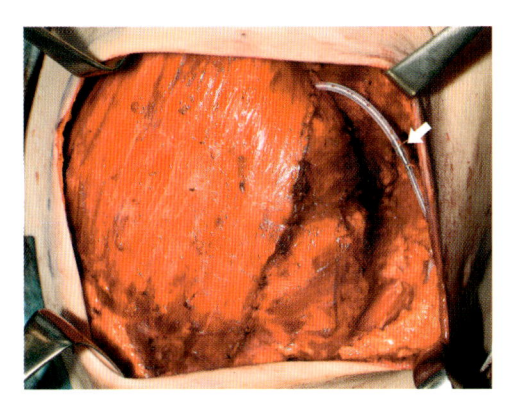

図11　TE とポートの連結
TE のチューブとポートのチューブを適当な長さに切って金属性のコネクターで連結する。金属コネクター挿入部のチューブの上から 3-0 絹糸で縫合固定しチューブが外れないように予防する。

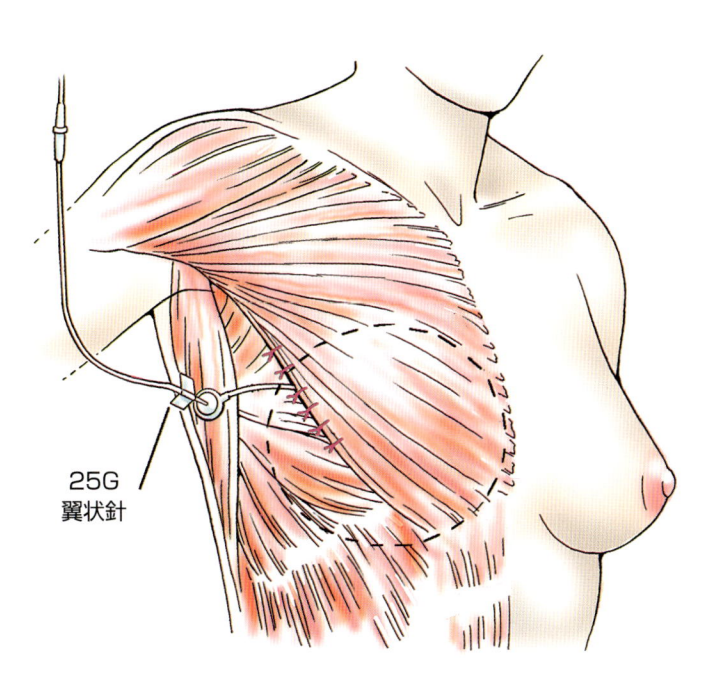

25G
翼状針

図12　生食の注入

⑦　生食注入終了の状態から入れ替え手術までの期間は1カ月に1回の割合で外来診察し、異常の有無を確認する。

12. 入れ替え手術術前チェック
① 術前に患者を立位にして乳房下溝線の対称性を確認する。
② TEの挿入位置が上昇している場合には術前に新しい下溝線をマーキングしておく。

> もし下溝線が健側よりも上昇しているようであれば、expanderを抜去したのちポケット内腔尾側縁を目的とするラインまで剥離する。

13. TEの抜去
① 手術は前回の手術創の一部を約5cm再切開する。
② 切開創から最初にポートを確認し、創外に露出させる。
③ TEとポートのチューブを連結する金属製のコネクターを確認する。
④ 大胸筋と前鋸筋を縫合した創を5cm程度開き、TE周囲の被膜を切開してTEを露出する。
⑤ TEを露出させた後、チューブ連結部のTE側のチューブを切離してポートとコネクターを確実に回収した後TE内の生食を排出する。
⑥ TEを抜去する。

> TE内の生食をある程度排出すればTEを引き抜くのは容易である。

14. 新たな乳房下溝線の作成
TEを抜去した後、ポケットの内壁は被膜で覆われている。
① 乳房下溝線を尾側にずらす必要がある場合には、ポケットを大きめの筋鉤で挙上し尾側の被膜を切開した後、術前にマーキングした位置まで電気メスで皮下剥離する。
② 先の長い電気メスを使用し、あまり浅くならないように均一に皮下剥離を行う。
③ 予定線まで剥離が終了したら確実に止血操作を行い、ポケット内を生食で洗浄する。

> ライト付き鉤を用いれば内腔が明るく照らされて便利。

15. 人工乳房の挿入（図13, 14）

① ポケット内に陰圧吸引ドレーンを挿入した後、人工乳房を挿入する。

〈シリコンバッグの場合〉

② アナトミカルタイプのシリコンバッグは上下表裏を間違わないように愛護的に挿入する。

> 挿入した後、バッグに付いている上下確認のための突起を指で触れ、最終確認しておく。

〈生食バッグの場合〉

② 生食バッグの場合はバッグ内の空気を排除し、TE で注入した時と同様に点滴用の生食からチューブを繋いで直接生食を目的量だけ注入する。生食注入後は注入チューブを引き抜いて終了である。

③ 人工乳房を挿入した後、大胸筋と前鋸筋を縫合し皮膚切開創を縫合して手術を終了する。

④ 術後のガーゼ固定は、人工乳房が上方に偏位する傾向があるため人工乳房を頭側から軽度圧迫して上方に移動しないように固定する必要がある。

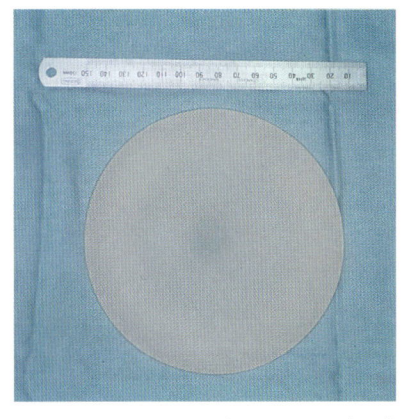

図13　ラウンドタイプのシリコンバッグ

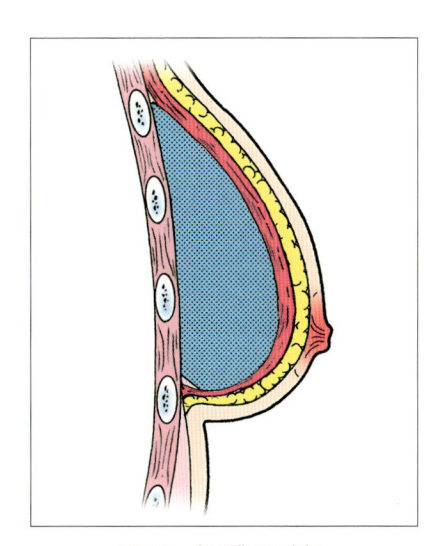

図14　人工乳房の挿入
人工乳房は周囲を筋肉で被覆されている。

1-1) Skin(Nipple)-sparing mastectomy に対する再建

乳房皮膚がしっかり残っているため皮膚の伸展は不要であるが、大胸筋下ポケットの伸展を図る必要がある。

注意点

① 皮膚の伸展がほとんど不要であるため、早期の進展が可能である。
② 乳輪乳頭が残っている場合は健側との位置的対称性が損なわれないような伸展が必要である。

症例

症例1：左乳癌に対して Nipple-sparing mastectomy を施行。人工乳房再建症例（図15）

左乳癌に対して Nipple-sparing mastectomy を施行した。乳房外側切開から全乳腺が切除された。腋窩リンパ節はセンチネルリンパ節生検のみ行った。その後、大胸筋下に 12.5 × 12.5cm、600ml のラウンドタイプ TE を挿入した。術中に 100ml 生食を注入し、約1カ月で 350ml の生食を注入した（図15-a）。TE 挿入術後4カ月目に TE を抜去し、アナトミカルタイプの 220g コヒーシブシリコンを挿入した。術後3年の状態は、乳房外側切開創もあまり目立たず、乳房の大きさ・形ともほぼ対称的である。

症例2：左乳癌に対して Nipple-sparing mastectomy を施行。人工乳房再建症例（図16）

左乳癌に対して Nipple-sparing mastectomy と腋窩リンパ節郭清を施行した。乳房外側切開から全乳腺が切除された。その後、大胸筋下に 12.5 × 12.5cm、600ml のラウンドタイプ TE を挿入した。術中に 200ml 生食を注入し、2週間で 300ml の生食を注入した（図16-a）。TE 挿入術後5カ月目に TE を抜去し、ラウンドタイプの 200ml 生食バッグを挿入した。術後3年の状態は、乳房外側切開創もあまり目立たず、乳房の大きさ・形ともほぼ対称的である。

VII. 人工乳房   151

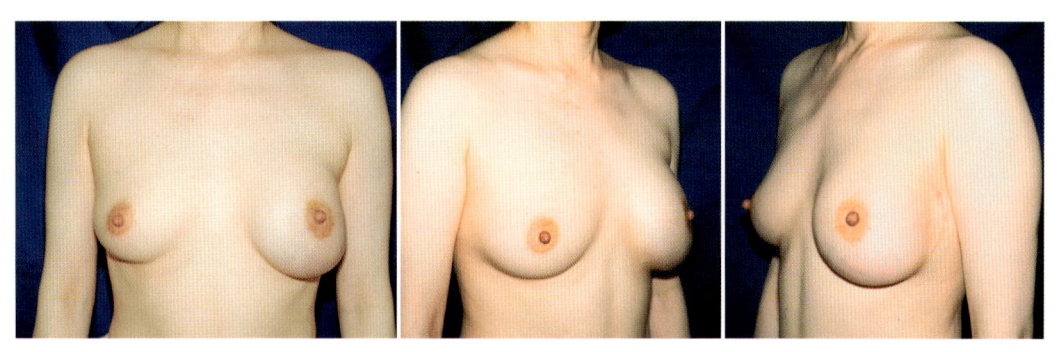

(a) 全乳腺が切除され、12.5 × 12.5cm、600ml のラウンドタイプ TE を挿入した。
TE に 350ml の生食を注入した状態。患側の方がやや大きくなっている。

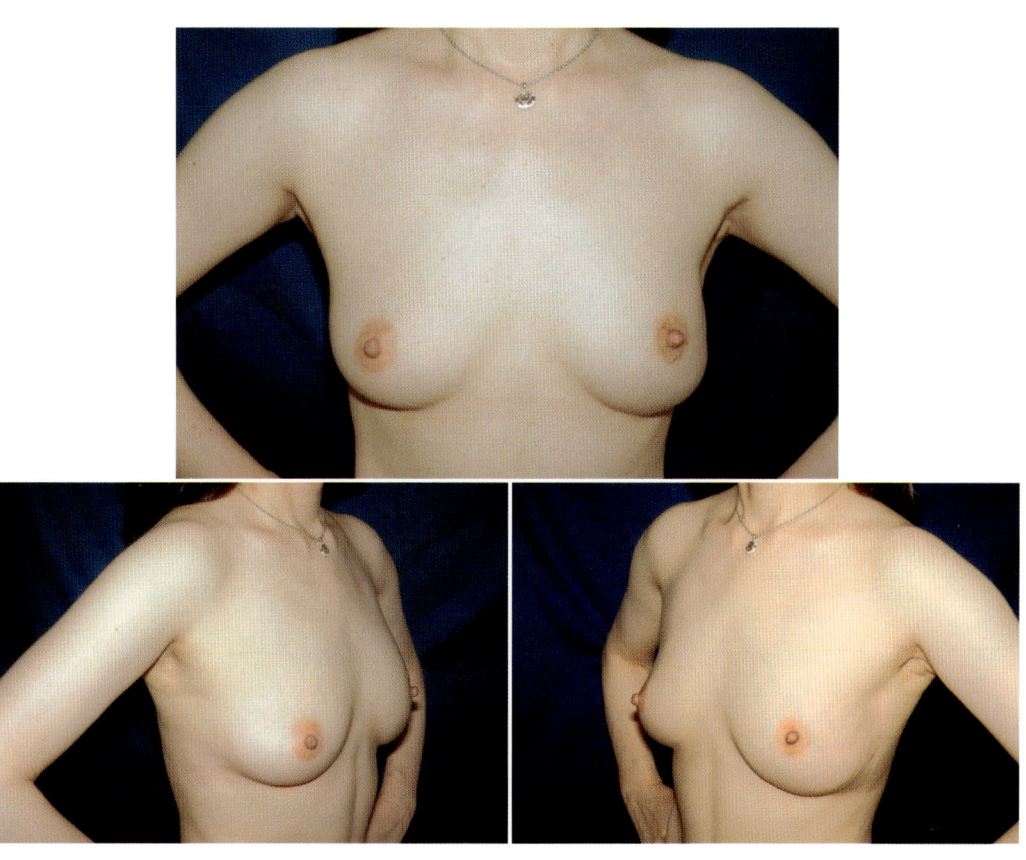

TE を抜去し、アナトミカルタイプの 220g コヒーシブシリコンバッグを挿入した。術後 3 年で、左右の対称性がほぼ得られている。乳房外側の瘢痕は目立たない。

図15　症例1：左乳癌に対するNipple-sparing mastectomy　術後3年

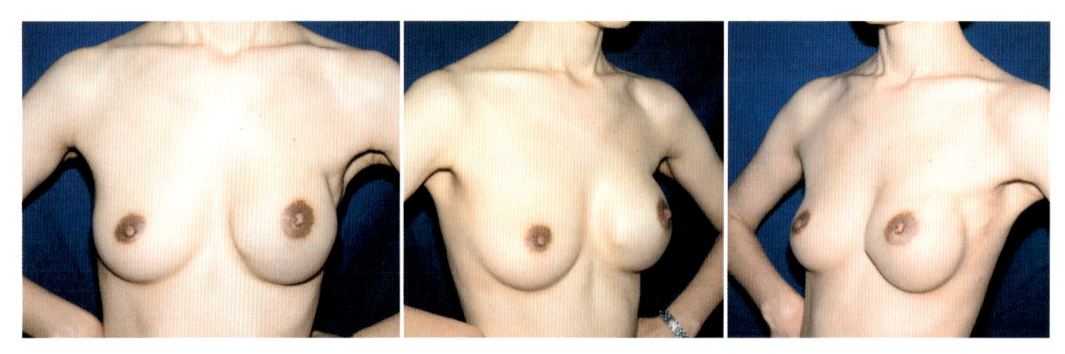

(a) 全乳腺を切除し、12.5 × 12.5cm、600ml のラウンドタイプ TE を挿入した。
TE に 300ml の生食を注入した状態。患側の方がやや大きくなっている。

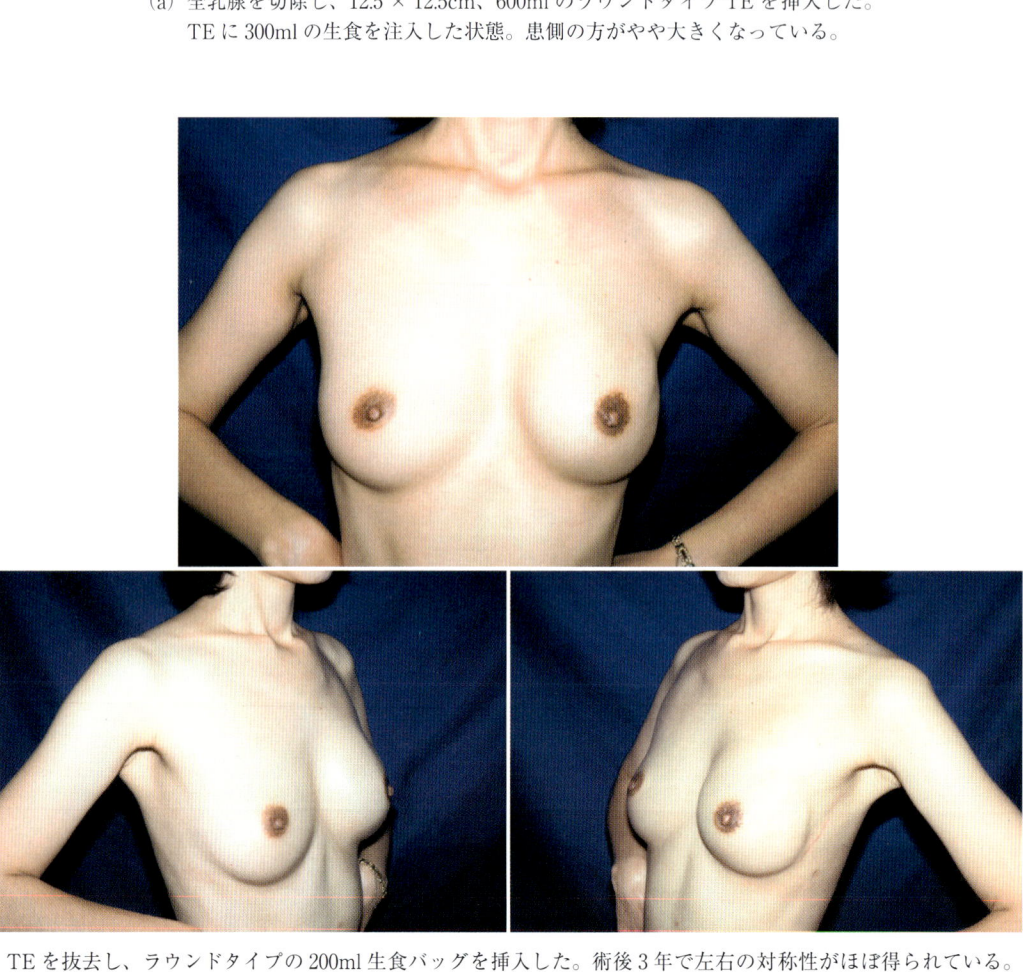

TE を抜去し、ラウンドタイプの 200ml 生食バッグを挿入した。術後 3 年で左右の対称性がほぼ得られている。乳房外側の瘢痕は目立たない。

図 16　症例 2：左乳癌に対する Nipple-sparing mastectomy　術後 3 年

1-2) 胸筋温存乳房切除術に対する再建

　胸筋温存乳房切除術に対する再建は乳房皮膚が広範囲に切除されているため、Skin(Nipple)-sparing mastectomy に比較して前胸部皮膚の緊張が強い。したがって、TE により前胸部皮膚を十分に伸展させる必要がある。

●注意点

① 皮膚の緊張が強いため、十分に時間をかけて伸展する。
② 乳房切開創を縫合すると筋肉下に作成したポケットの大きさが小さくなるので、切開創を仮縫合した状態で筋肉下のポケットの大きさを決定する。

●症例

症例１：左乳癌に対して胸筋温存乳房切除術を施行。人工乳房再建症例（図 17）

　左乳癌に対して胸筋温存乳房切除術と腋窩リンパ節郭清術を施行した。紡錘形の皮膚とともに全乳腺が切除された。その後、大胸筋下に 12.5 × 12.5cm、600ml のラウンドタイプ TE を挿入した。術中に 50ml 生食を注入し、6 週間で 300ml の生食を注入した（図 17 - a）。TE 挿入術後 6 カ月目に TE を抜去し、200ml ラウンドタイプの生食バッグに 215ml の生食を注入して大胸筋下に挿入した（図 17 - b）。生食バッグ入れ替え術後 3 カ月目に健側乳頭半切移植と大腿基部全層植皮術により乳輪乳頭再建術を施行した。術後 3 年の状態は、乳房表面の瘢痕もあまり目立たず、乳房の大きさ・形ともほぼ対称的である（図 17 - c）。

症例２：右乳癌に対して胸筋温存乳房切除術を施行。人工乳房再建症例（図 18）

　右乳癌に対して胸筋温存乳房切除術とセンチネルリンパ節生検を施行した。紡錘形の皮膚とともに全乳腺が切除された。その後、大胸筋下に 12.5 × 12.5cm、600ml のラウンドタイプ TE を挿入した。術中に 50ml 生食を注入し、6 週間で 300ml の生食を注入した（図 18 - a）。TE 挿入術後 6 カ月目に TE を抜去し、アナトミカルタイプの 190g コヒーシブシリコンバッグを大胸筋下に挿入した（図 18 - b）。バッグ入れ替え術後 8 カ月目に skate flap と大腿基部全層植皮術により乳輪乳頭再建術を施行した。術後 1 年 3 カ月の状態は、乳房の大きさ・形ともほぼ対称的である（図 18 - c）。今後乳頭部の刺青を計画している。

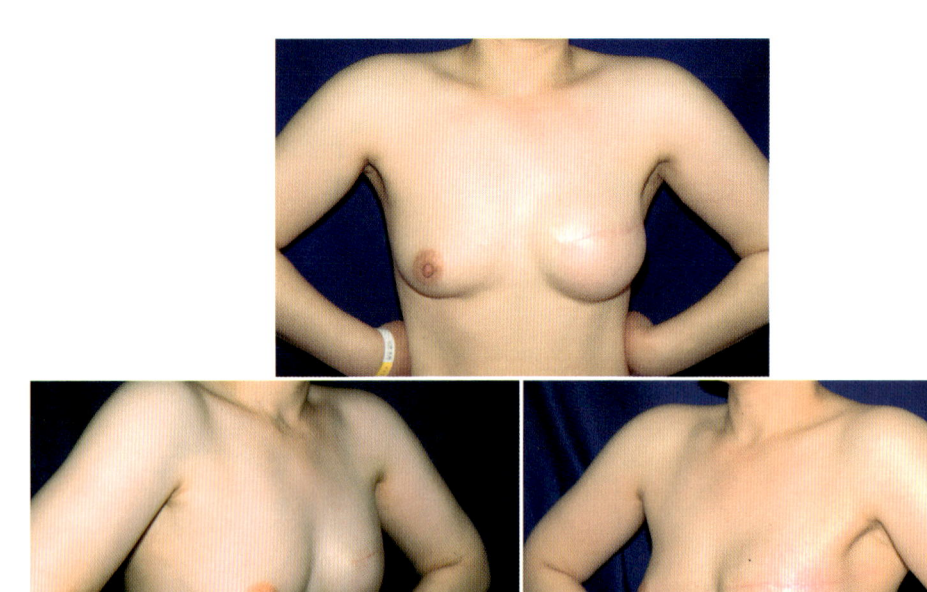

(a) 乳房皮膚とともに全乳腺を切除し、12.5 × 12.5cm、600ml のラウンドタイプ TE を大胸筋下に挿入した。TE に 300ml の生食を注入した状態。患側の方がやや大きくなっている。

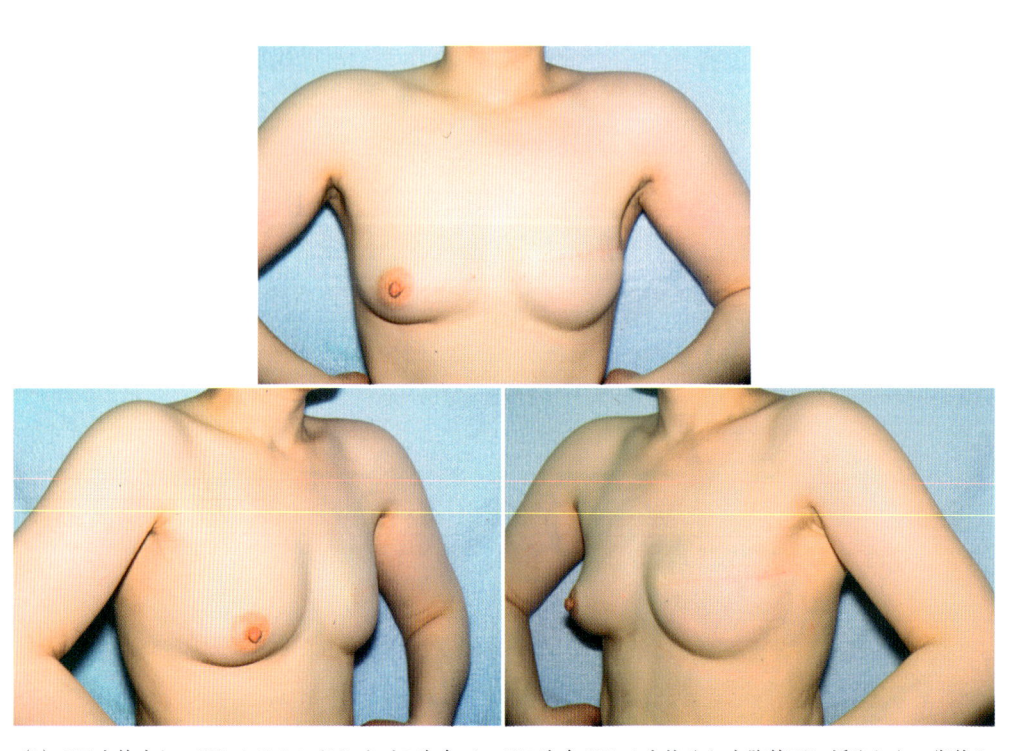

(b) TE を抜去し、200ml ラウンドタイプの生食バッグに生食 215ml を注入し大胸筋下に挿入した。術後 9 カ月で，左右の対称性がほぼ得られている。

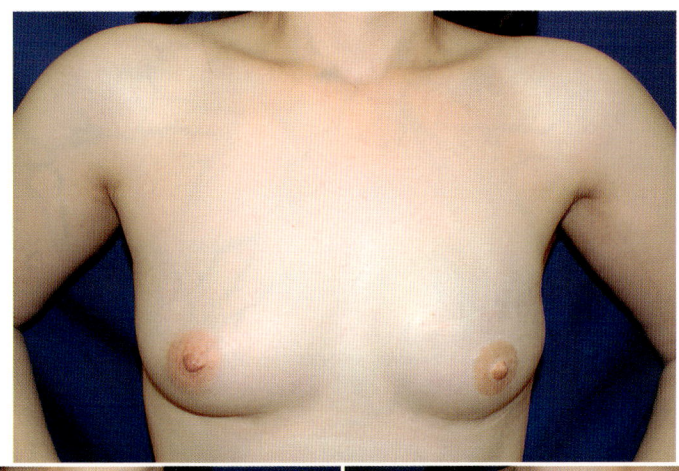

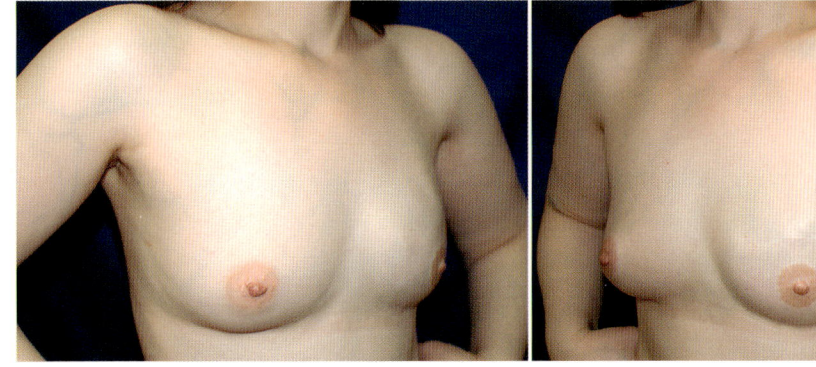

(c) 生食バッグ挿入後3カ月目に健側乳頭半切移植と大腿基部全層植皮術により乳輪乳頭再建術を施行した。術後3年で，左右の対称性がほぼ得られている。乳房表面の瘢痕は目立たない。

図17　症例1：左乳癌に対する胸筋温存乳房切除術　術後3年

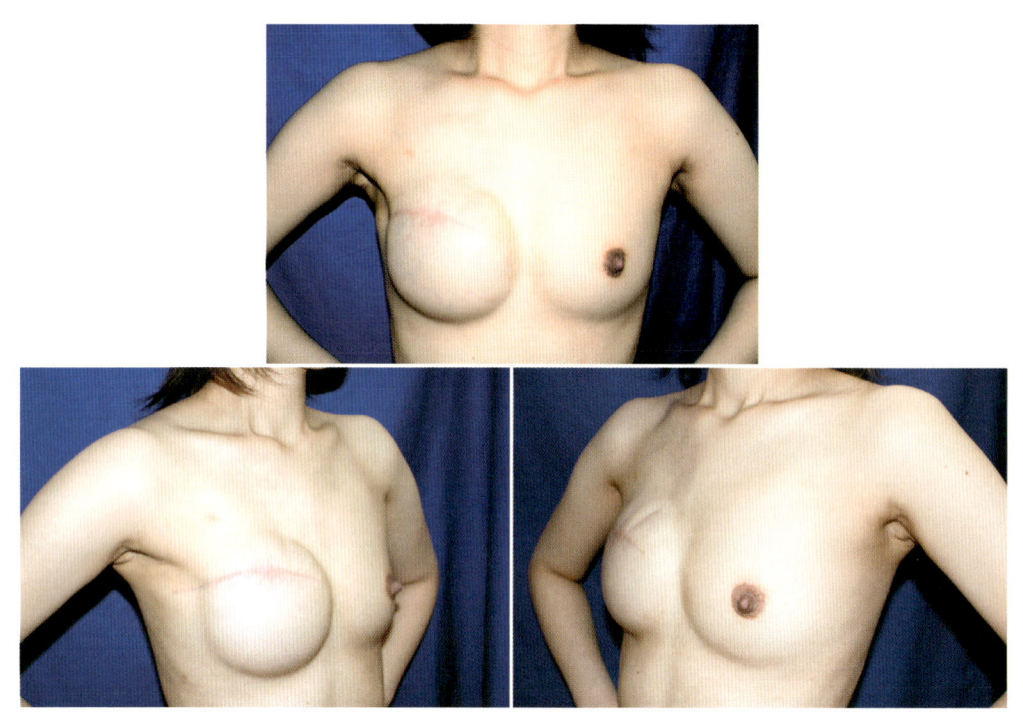

(a) 乳房皮膚とともに全乳腺を切除し、12.5 × 12.5cm、600ml のラウンドタイプ TE を大胸筋下に挿入した。TE に 300ml の生食を注入した状態。患側の方がやや大きくなっている。

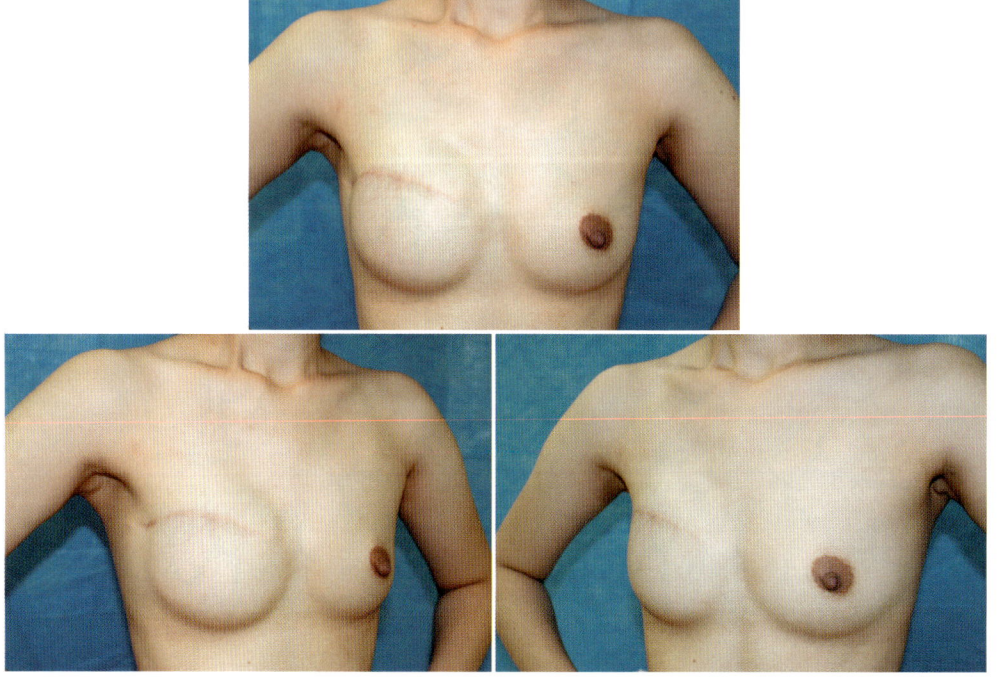

(b) TE を抜去し、アナトミカルタイプの 190g コヒーシブシリコンバッグを大胸筋下に挿入した。左右の対称性がほぼ得られている。

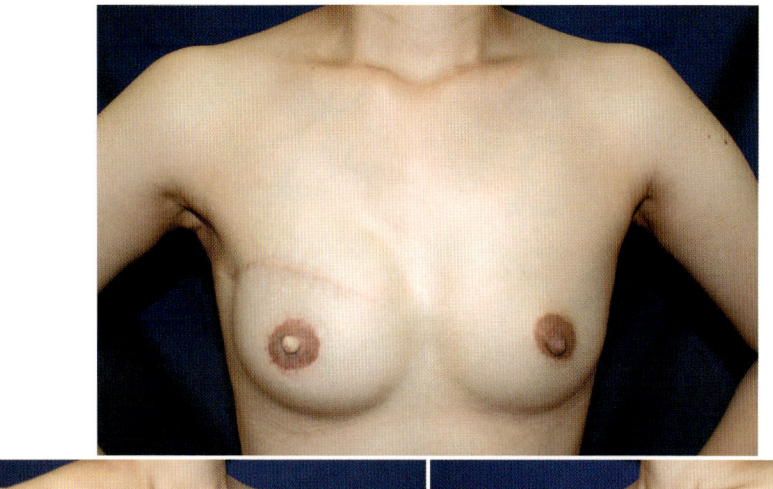

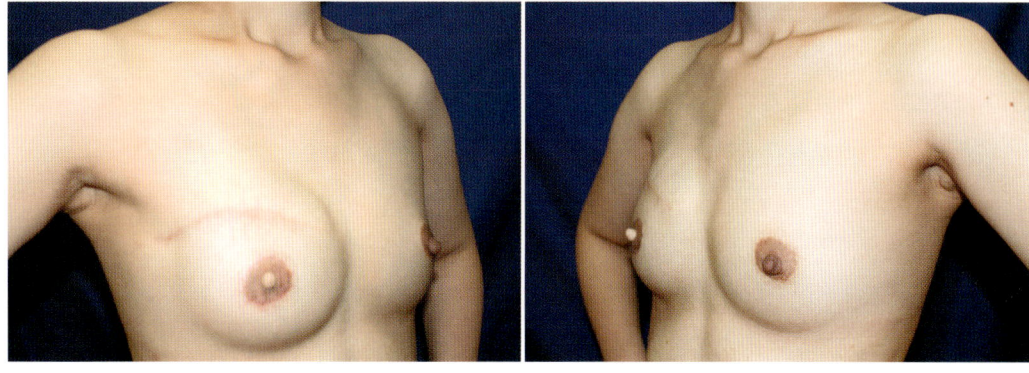

(c) シリコンバッグ挿入後8カ月にSkate flapと大腿基部全層植皮術により乳輪乳頭再建術を施行した。術後1年3カ月で、左右の対称性がほぼ得られている。

図18 症例2：右乳癌に対する胸筋温存乳房切除術 術後1年3カ月

2 人工乳房 まとめ
—合併症とその対策

● 利点

1．手術手技が簡単で侵襲が少ない

人工乳房による再建は患者の正常組織を新たに傷つけることなく乳房を再建するため身体的負担は非常に少ない。乳癌切除創から再建手術が全て可能である。

2．再建乳房の大きさは人工乳房のサイズで調整可能である

再建乳房の大きさと形は、多種多様な人工乳房から選択して使用可能である。

3．合併症の処理が簡便である

人工物を用いた手術の合併症として、破損、露出、感染といった特有の合併症が存在するが、人工物を抜去すれば必ず治癒するため、重大な合併症とはならない。

● 欠点

1．手術が2回必要である

乳癌手術と同時にTEを挿入し、半年間待機して人工乳房に入れ替えるので手術が2回必要である点が欠点である。Skin-sparing mastectomyや乳腺全摘術では乳癌切除時に人工乳房を挿入する手術を行うことも可能であり、将来はそうなるかもしれない。しかし現在、人工乳房は保険適応ではないし厚労省から医療材料としても認められていない。したがって、自由に使える材料ではなく手元にいろいろな種類の人工乳房を揃えておいて選んで使える状況ではない。また、乳癌切除後に人工物を挿入した場合は術後に移動することがあり、2回目の手術時に微調整することが可能である。したがって、TE挿入後に人工乳房の大きさを決定し、2回目の手術で位置の微調整するのが現時点では最もよい方法と考えている。

2．人工物を使用する

再建に使用するのが人工物であり、それに伴う危険性が存在する。破損、露出、感染といった特有の合併症が一定の頻度で発生する。また、人工乳房に関しては保険適応ではなく自費診療となる。

3．人工乳房の形通りの乳房しか作れない

　最近、人工乳房はいろいろな形状でいろいろな大きさのものが揃っては来たが、所詮既製品である。人工乳房通りの形しかできない。したがって、お椀を伏せたような形のよい乳房は作りやすいが、大きく下垂した乳房を作成するのは不可能である。健側とは全く別物の乳房となる場合は、健側を再建乳房に合わさなければならない。この手術はオプションとなるが患者が希望すれば健側乳房の乳房縮小術や乳房固定術を行う。

4．TEを筋肉や筋膜で全て覆った場合には乳房下部の膨らみ方が若干少ない

　TEを大胸筋と前鋸筋の筋体、腹直筋と外腹斜筋の筋膜で全て覆った場合には、TEの固定性は非常によいが、若干乳房下部の膨らみ方が弱く少し扁平な膨らみ方しかしないことがある。乳房下部が膨らみやすいように乳房下部の筋膜の剥離は内外方にやや広めに行う方がよい。また、どうしても乳房下部の膨らみ方が足りないような場合には、人工乳房に入れ替える時に被膜下端の筋膜に切開を入れ乳房下部を拡げるようにする。

　二期再建では乳房下部の膨らみを十分作製するために大胸筋起始部を切離したままにしてTEを挿入し、乳房下部は皮膚・皮下脂肪のみを伸展させる方法が一般的である。しかし、一期再建では皮下も広範囲に剥離されておりTEの固定性が悪くなるとともに、大胸筋が収縮して皮膚縫合創の下に直接TEが接触して露出の危険性も高まるためTE全てを筋肉および筋膜で覆う方がよい。

5．術後に放射線治療を行うことがある

　乳癌手術終了後に、切除標本の断端が腫瘍陽性であったり、T3であったり、腋窩リンパ節に転移が4個以上あったりした場合には、放射線治療を追加することがある。その場合には、通常TEを抜去して、放射線治療終了後1年以上間隔をあけて二期再建に変更する必要がある。したがって、術前にそのような内容の説明を患者に行っておく。また、人工乳房挿入後に放射線治療が必要になった場合には、そのまま治療を受けることは可能であるが、疼痛、感染、露出、破損、拘縮などの合併症を発生する可能性が高くなる。

術後の合併症とその対策

1．TEの位置の移動

　一期的再建におけるTE挿入ではTEの位置移動が問題となる。乳癌切除のために乳房部皮下が広範囲に剥離されており、しっかりTEを固定しなければ目的とする位置以外に移動することになる。ただし、これは適切に手術を行えば必ず解消される問題である。TEを挿入するために作成する大胸筋下のポケットはTEを挿入する部位のみを剥離する。特に大胸筋の上方への過度の剥離は絶対に避ける。大胸筋の尾側の剥離は起始部をしっかりはずす必要があり、大胸筋から連続する腹直筋鞘前葉を同時に剥離してポケットを作成する。そして、外側部は前鋸筋を必要量だけ剥離して

a	b
	c

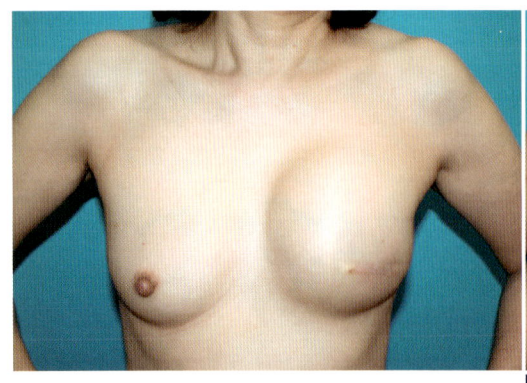

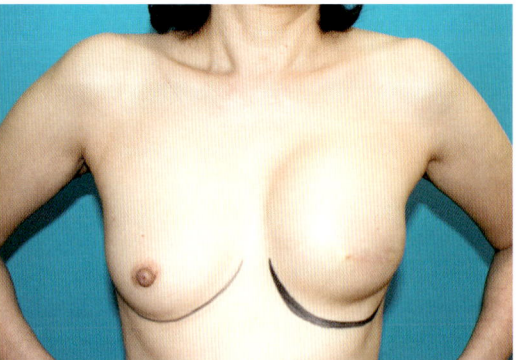

(a) Skin-sparing mastectomy 後に TE を挿入した。Full expansion 後、TE が若干上方に変位した。
(b) 人工乳房入れ替え前に乳房下溝線を確認し、患側の乳房下溝線をマーキングし、その線まで剥離を追加する。
(c) 乳房下溝線まで皮下剥離を追加し、シリコンバッグを挿入した。左右の対称性がほぼ得られている。

図 19 TE の上方偏位の修正

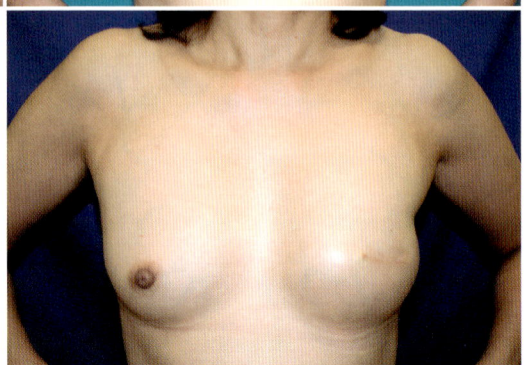

外側のストッパーとする。このようにして、TE がしっかり収納され、TE の大きさにちょうど適応する筋体下のポケットを作成するようにしなければならない。しかし、いったん TE の位置がずれた場合でも 2 回目の手術時に微調整することが可能である（図 19）。

2. 創縁の壊死

　乳癌手術で薄く剥離された乳房皮膚同士を縫合するため、しばしば創縁の壊死を経験することがある。術中の判断で創縁の血流が悪いようであればその時点で悪い部分を切除し、縫合すればよい。判断材料としては創縁をガーゼで拭った時の出血状況、創縁の挫滅の程度などである。創縁壊死がごく小範囲であれば保存的加療により治癒が可能である。保存的治癒が困難な場合は、術後の創縁の壊死範囲が確定してから生理食塩水を抜き壊死組織の切除再縫合術を行う。広範囲切除を余儀なくされる場合はポケットの容積が小さくなり挿入した TE の歪みにより変形したり折れ曲がったりするため、再度筋肉下のポケットを形成し直す必要がある。

3. 感染

　挿入物が人工物であるため常に感染の危険性はある。それを予防するために術中は他の手術より

も無菌状態を心がける。術野は温生食で洗浄し、止血をしっかり確認した後、手早く人工物を挿入する。人工物は全体を血行の豊富な筋体で覆うようにする。どうしても全体が覆えない場合は、皮膚縫合創の下になる部位だけは必ず筋体で覆うようにする。血腫を形成しないように筋肉ポケット内に吸引ドレーンを挿入する。また、毎週行われる生食注入操作時にも無菌的処置を心がける。しかし、いったん感染を生じた場合には、人工物を除去しなければ治癒する可能性は低い。特に細菌培養で3+の場合には必ず摘出する。3カ月以上期間をあけて、二期的再建を考慮する。

4. 皮膚壊死、TE露出

TE挿入後、TEの一部が折れ曲がって角張り、その慢性的な刺激で皮膚壊死を起こしTEが露出することがある。このような事態を予防するためには、TEをしっかり拡げられる空間を作成し折れ曲がりを起こさないように挿入することと、TE全体をしっかり筋体で包んで保護することが重要である。いったんTEが露出したら保存的治療は不可能である。いちどTEを取り出して治癒してから、3カ月以上期間をあけて再度二期的再建を行う。

5. 血腫、漿液腫

TE挿入後に血腫や漿液腫を生じることがある。TEを損傷する恐れがあるため血腫や漿液腫を注射器で穿刺吸引することはできない。これらを生じないように十分な予防策を講じる。陰圧吸引ドレーンを筋体内と筋体外の両スペースに留置する。また、筋体内もTEの表面と裏面の両面に効くように留置する。ドレーンの量が20cc以下になれば抜去するが、抜く前にTEに生食を注入しポケット内に圧をかければ効果的である。

6. 被膜拘縮

人工乳房挿入後に被膜拘縮を生じることがある。人工乳房の表面がsmooth typeかtextured typeかによって被膜拘縮の発生率に差があるが、現在使用しているtextured typeの人工乳房では非常に少ないと思われる。

7. 注入時の疼痛

生理食塩水をTE内に注入すると2〜3日疼痛に悩まされることがある。鎮痛薬の内服で疼痛が解消される場合はそのまま継続すればよいが、疼痛が強い場合は注入量を減らして疼痛が生じない量のみ注入するように配慮する。

VIII 乳輪・乳頭の再建

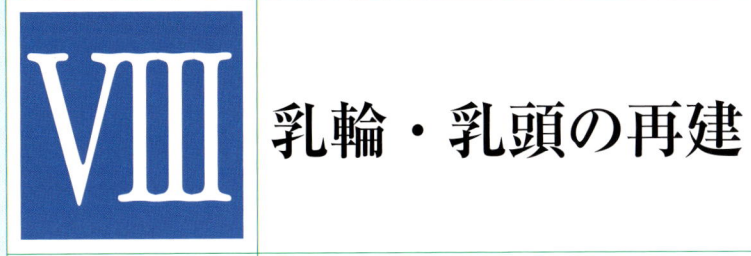

1 適応と手術手技

適応

乳癌手術において乳頭または乳輪・乳頭を合併切除された患者に対して行う。

要点

乳輪乳頭再建は乳房再建術が終了し、術後3カ月以降の再建乳房が落ち着いた時期に行う。乳輪乳頭形成術はさまざまな方法が報告され、利用されている。本書では以下の方法に限って詳述する。

乳輪に関しては、皮膚が欠損する場合は大腿基部の色素沈着した皮膚を移植する。皮膚が残っている場合は刺青により色素を注入するか大腿基部の色素沈着した皮膚を移植するかを選択する。

乳頭に関しては、健側乳頭が大きい場合はそれを半切して複合組織移植する。健側乳頭が小さい場合は乳輪乳頭形成位置の皮弁を立ち上げて形成する skate flap を用いて再建する。

乳輪乳頭再建において重要な要因は、乳頭の高さ・乳輪乳頭の色調・形・大きさ・肌理・位置であり、それらを満足できるような再建を心がける。

手順

〈Skate flap ＋全層植皮〉
1. 乳輪乳頭の位置を決定する
2. 乳輪用の皮膚を採取する
3. 乳頭を作成する
4. 採取した皮膚を移植する
5. タイオーバー固定を行う
6. ガーゼ固定を行う
7. タイオーバー固定の除去

〈健側乳頭半切移植＋全層植皮〉
1. 乳輪乳頭の位置を決定する
2. 乳輪用の皮膚を採取する
3. 乳頭を採取する
4. 乳輪乳頭再建部位の皮膚を脱上皮する
5. 採取した乳頭と皮膚を移植する
6. タイオーバー固定を行う
7. ガーゼ固定を行う
8. タイオーバー固定の除去

1-1) Skate flap ＋全層植皮による再建

●手術手技

1．乳輪乳頭の位置を決定する

① 乳輪乳頭の位置の決定は、健側の乳輪乳頭の位置を参考にして決定する。
② 胸骨切痕にマーキングし、そこから健側乳頭までの長さを計測する。
③ 乳頭の高さのレベルで胸骨正中にマーキングし、そこから健側乳頭までの長さを計測する。
④ 胸骨切痕と胸骨正中のマーキングからそれぞれ健側と同じ長さだけ患側でも計測し、乳頭の位置を決定する。
⑤ 健側の乳輪の径を測定し、同じ大きさだけ患側の乳頭周囲に乳輪をデザインする。

> 通常、乳輪は丸ではなく楕円であることが多い。楕円の長軸を健側と反転した方向にしてデザインすると、対称的な乳輪乳頭が作成できる。

2．乳輪用の皮膚を採取する

① 大腿内側基部の色素沈着した皮膚に健側乳輪の大きさをデザインする（図1）。

> 大腿内側基部の有毛部は避けて、最も色調の濃い部位を選択する。

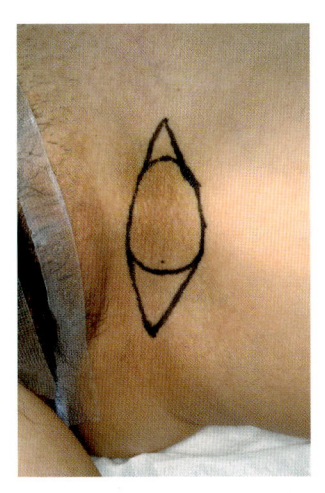

図1 大腿内側基部の皮膚採取部位
大腿内側基部の色素沈着した皮膚に健側乳輪の大きさをデザインする。

①乳輪周囲に切開を入れ、AとCBDとの境界部にも切開を入れる。

②C皮弁とD皮弁を外側からB皮弁の境界部まで真皮下で剥離する。

③B皮弁を末梢から少量の皮下脂肪を付けて挙上する。C皮弁とD皮弁を5-0ナイロン糸で縫合する。A領域の脱上皮を行う。

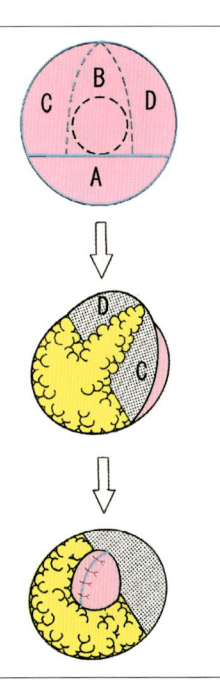

図2 Skate flapの作製方法

② デザイン通りに切開を加え、真皮下で剥離して皮膚を採取する。
③ 採取創は止血後吸収糸にて真皮埋没縫合を行い、創閉鎖する。 ……… 採取創は皮下剥離を行わずにそのまま縫合した方がよい。

3．乳頭を作製する

① 乳輪乳頭作製予定部に skate flap のデザインを行う（図2, 図3-a）。 ……… 通常は長軸方向に CBD が並ぶようにデザインし、C 皮弁と D 皮弁が楽に縫合でき、大きめの乳頭が作成できるようにする。
② 乳輪周囲に切開を入れ、A と CBD との境界部にも切開を入れる。 ……… 真皮をある程度残し、真皮下血管網から乳頭への血行を温存する。
③ A 領域の脱上皮を行う。
④ C 皮弁と D 皮弁を外側から B 皮弁の境界部まで真皮下で剥離する。 ……… 真皮下血管網はできるだけ温存する。C 皮弁と D 皮弁の裏面に脂肪を付着させると乳輪が陥凹するだけでなく、C 皮弁と D 皮弁の縫合がきつくなる。
⑤ B 皮弁を末梢から少量の皮下脂肪を付けて挙上する（図3-b）。 ……… 中央部の乳頭予定位置は剥離しないように注意する。
⑥ C 皮弁と D 皮弁を5-0ナイロン糸で縫合する（図3-c）。
⑦ 乳頭の頂点に dog ear を生じるため修正する。 ……… 切開を少し伸ばして余剰皮膚をトリミングすればよい。

4．採取した皮膚を移植する

① 採取した皮膚中央部の長軸方向に約1cmの切開を加える（図3-d）。
② 皮膚中央部の切開創に乳頭を通し、皮膚を5-0または4-0絹糸で12針縫合し、タイオーバー糸として長く残しておく。
③ 絹糸の間を5-0黒ナイロンで縫合する。
④ 乳頭基部と植皮片を5-0黒ナイロンで縫合する（図3-e）。 ……… 乳頭基部の植皮片が少し余っている場合はトリミングを行う。

5．タイオーバー固定を行う

① 移植した乳輪上に軟膏を塗布したトレックスガーゼを貼付する。
② 乳輪上に均一に綿花を敷き詰める。
③ 乳頭高まで綿花を敷き詰めた後、さらに乳頭部を含めてその上に綿花を積み上げる。
④ 乳輪周囲を縫合した絹糸3本ずつまとめてタイオーバー固定を行う（図3-f）。

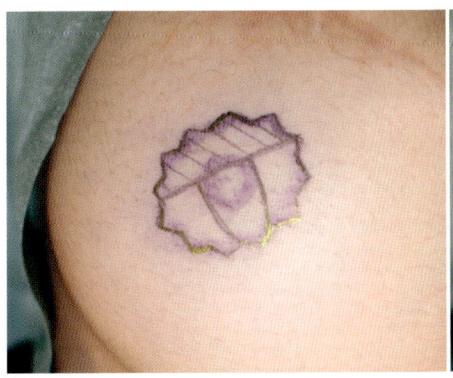

VIII. 乳輪・乳頭の再建　　167

(a) 乳輪乳頭作成予定部に skate flap のデザインを行う。

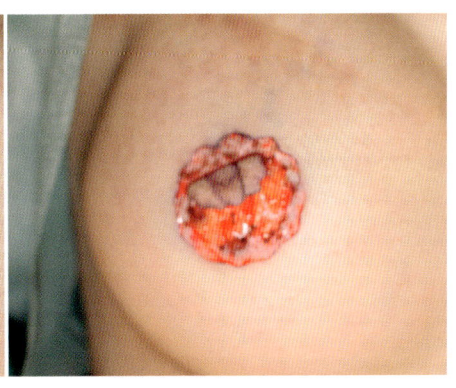

(b) C 皮弁と D 皮弁を外側から B 皮弁の境界部まで真皮下で剥離する。B 皮弁を末梢から少量の皮下脂肪を付けて挙上する。

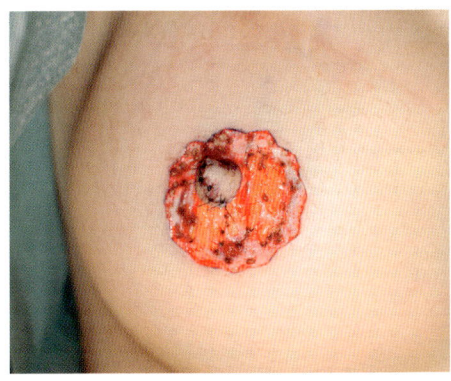

(c) C 皮弁と D 皮弁を 5-0 ナイロン糸で縫合する。

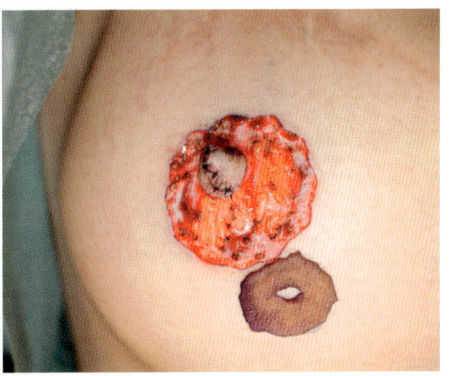

(d) 採取した皮膚中央部の長軸方向に約 1 cm の切開を加える。

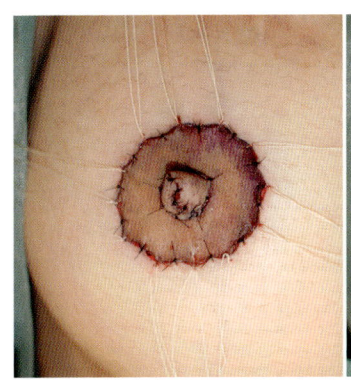

(e) 皮膚中央部の切開創に乳頭を通し、皮膚を 5-0 または 4-0 絹糸で 12 針縫合し、タイオーバー糸として長く残しておく。絹糸の間を 5-0 黒ナイロン糸で縫合する。乳頭基部と植皮片を 5-0 黒ナイロンで縫合する。

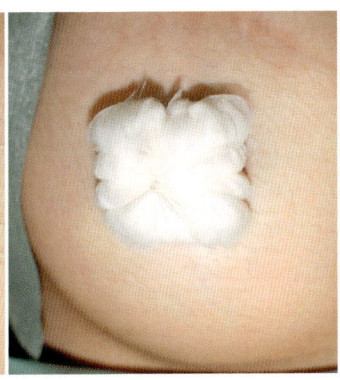

(f) 乳輪周囲を縫合した絹糸 3 本ずつまとめてタイオーバー固定を行う。

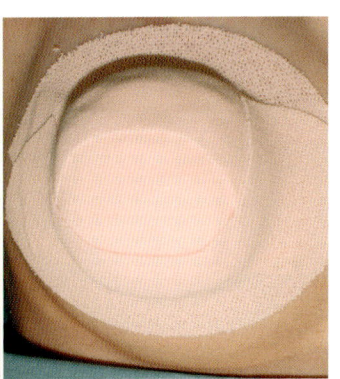

(g) タイオーバー周囲にさばきガーゼを巻き、伸縮テープにて圧迫固定を行う。

図 3　Skate flap と大腿内側基部からの植皮による乳輪乳頭の再建

7．ガーゼ固定を行う

① タイオーバー周囲にさばきガーゼを巻き、伸縮テープにて圧迫固定を行う（図3-g）。
② 同部位は1週間安静を保つようにする。

8．タイオーバー固定の除去

① 術後1週間でタイオーバー固定した絹糸を切離し、乳輪上からトレックスガーゼを丁寧に剥がす。
② 絹糸はこの時点で抜糸する。
③ ナイロン糸は2週間後に抜糸する。
④ 全抜糸が終了したら、中央に穴を空けたレストンスポンジを乳輪乳頭再建部にあて、乳頭を保護する。この乳頭保護は術後3カ月継続する。

> ガーゼと綿花を剥がす時、血餅と固着して剥がしづらいため生食で濡らしながら剥がすとよい。

> 皮弁と植皮による再建ではこの時点から入浴可能である。

●症例

症例1：右乳癌に対して胸筋温存乳房切除術を施行。TRAM flap 再建症例（図4）

大腿内側基部の色素沈着した皮膚を採取し、乳輪の皮膚欠損部に移植した。モンゴメリー腺の質感を出すために、採取した皮膚には多数の小孔をあけている。術後3年の状態は、乳頭の高さは保たれており、乳輪乳頭の外観が形成されている。

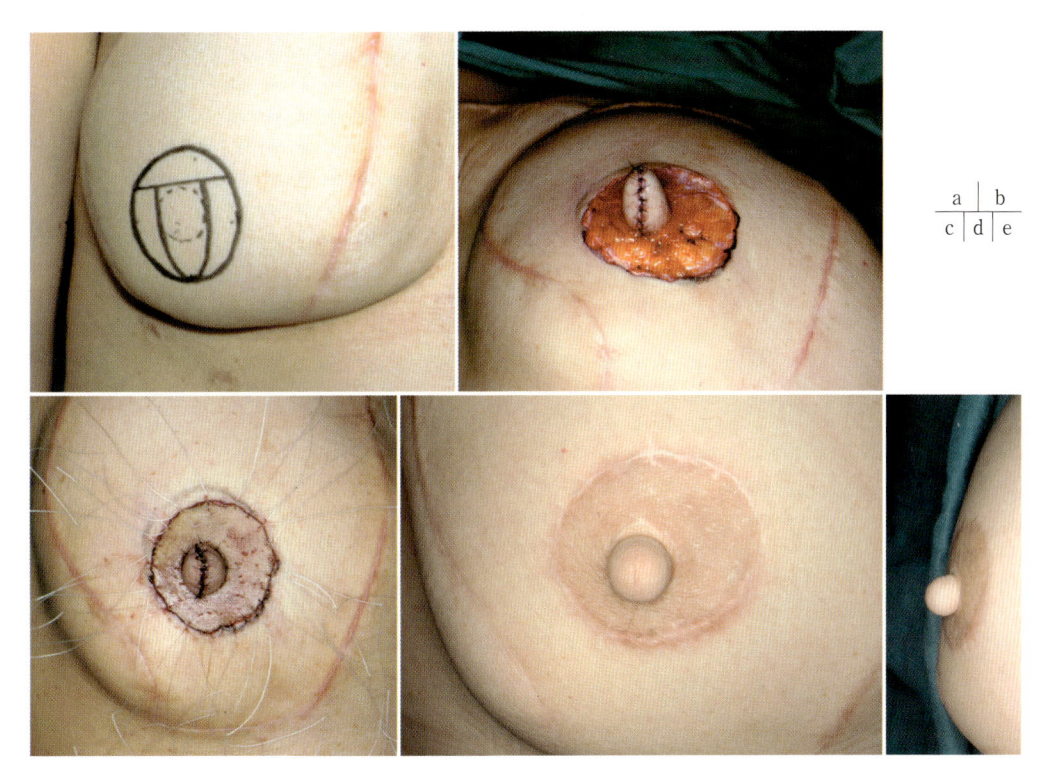

(a) デザイン。
(b) 皮弁を挙上して縫合し、乳頭を作成した。
(c) 大腿内側基部から色素沈着した皮膚を採取し移植した。皮膚はモンゴメリー腺の質感を出すために小孔を多数あけている。
(d, e) 術後3年。乳頭の高さは保たれている。

図4 症例1：Skate flap ＋全層植皮　術後3年

1-2）健側乳頭半切移植＋全層植皮による再建

手術手技

1．乳輪乳頭の位置を決定する
2．乳輪用の皮膚を採取する
3．乳頭を採取する
① 健側乳頭に採取する部位のデザインを行う。　　どのような採取法を行うかは健側乳頭の形態により決定する。
② 乳頭の径が大きい場合は乳頭の正中を垂直に切開し乳頭基部で水平に切開して採取する。採取創は残存乳頭を採取部に倒して縫合する（図5-a）。
③ 乳頭の高さが高い場合は乳頭をV字型に半切して縫合するか、場合によっては水平方向に切離したまま保存的に治癒させる（図5-b）。　　乳頭を採取する時、乳頭を摂子等で強く引っぱりながら切除しないようにする。強く引っぱると採取する乳頭の容積が大きくなり、残存乳頭が小さく扁平になる恐れがある。

4．乳輪乳頭再建部位の皮膚を脱上皮する
① 再建部位の皮膚を楕円形またはジグザグに切開する。
② 移植する部位の上皮を剥離する。　　移植する部位の真皮をある程度残す方がよい：移植床としての血行がよいこと、植皮片の拘縮を来たしにくいこと、軽く隆起した乳輪が作成可能であるため。
③ 脱上皮後は止血をしっかり行う。

5．採取した乳頭と皮膚を移植する（図6）
① 最初に採取した全層皮膚を5-0または4-0絹糸で12針縫合し、タイオーバー糸として長く残しておく。
② 絹糸の間を5-0黒ナイロン糸で縫合する。
③ 全層皮膚の中央部に採取した乳頭を置き、乳頭底面の大きさを皮膚上にマーキングする。
④ マーキングされた部位の皮膚を切除する。
⑤ 皮膚欠損部に乳頭を置き、5-0黒ナイロンで8針ほど縫合固定する（図6-b）。　　乳頭の縫合はあまり密にしないように注意。

6．タイオーバー固定を行う
① 移植した乳輪乳頭上に軟膏を塗布したトレックスガーゼを貼付する。
② 乳輪上を均一に圧迫するように綿花を敷き詰める。
③ 乳頭高まで綿花を敷き詰めた後、さらに乳頭部を含めてそ

の上に綿花を積み上げる。
④　乳輪周囲を縫合した絹糸3本ずつまとめてタイオーバー固定を行う。

(a) 乳頭の径が大きい場合
乳頭の正中を垂直に切開し乳頭基部で水平に切開して採取する。採取創は残存乳頭を採取部に倒して縫合する。

(b) 乳頭の高さが高い場合
乳頭をV字型に半切して縫合するか、場合によってはそのまま保存的に治癒させる。

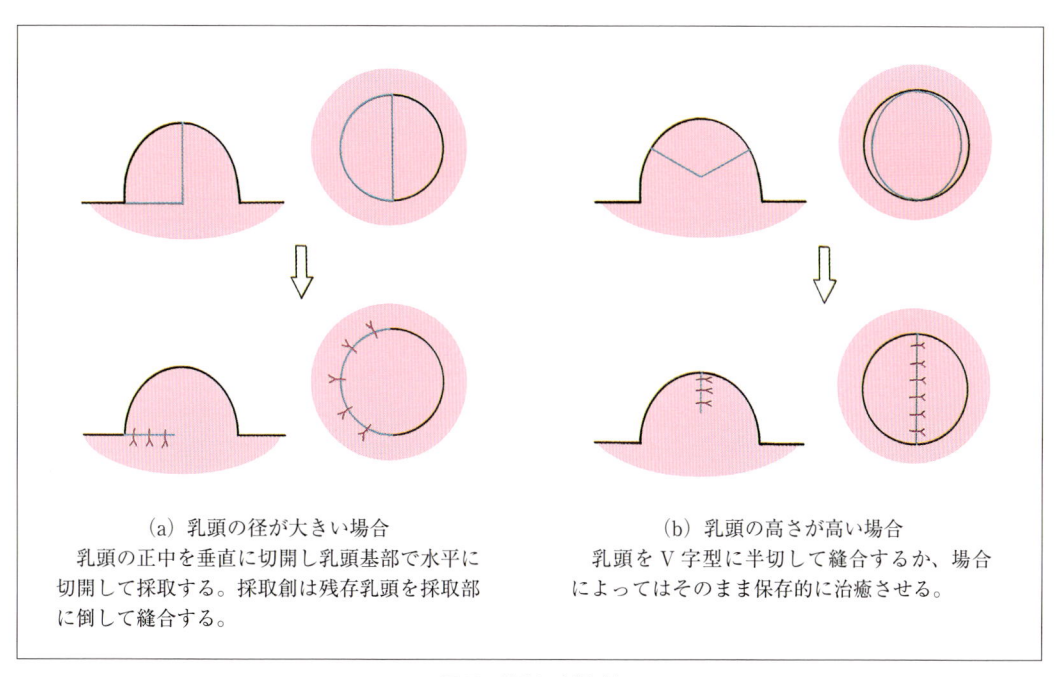

図5　乳頭の採取法

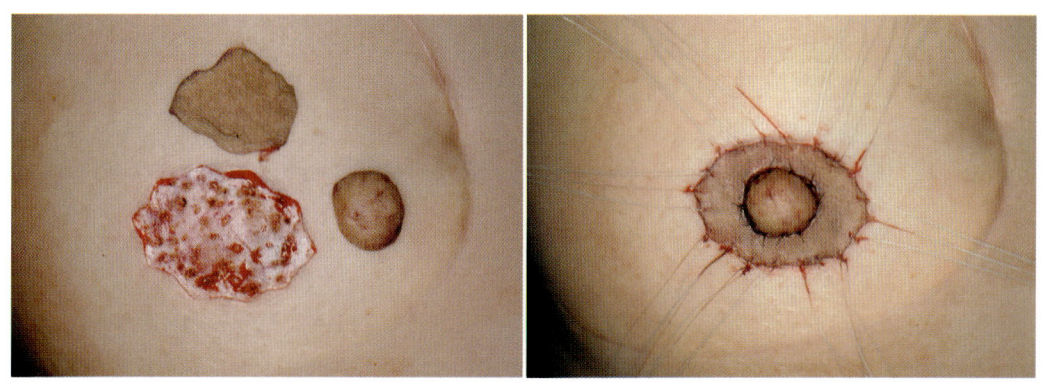

(a) 乳輪乳頭再建予定部の脱上皮を行い、採取した健側乳頭と大腿内側基部の皮膚を置いたところ。

(b) 大腿内側基部の皮膚は3-0絹糸で、乳頭は5-0黒ナイロンで縫合固定した。

図6　健側乳頭半切移植＋全層植皮

7．ガーゼ固定を行う

① タイオーバー周囲にさばきガーゼを巻き、伸縮テープにて圧迫固定を行う。
② 同部位は1週間安静を保つようにする。

8．タイオーバー固定の除去

① タイオーバー固定した絹糸を切離し、乳輪乳頭上からトレックスガーゼを丁寧に剥がす。　　　　　ガーゼと綿花を剥がす時、血餅と固着して剥がしづらいため生食で濡らしながら剥がすとよい。
② 絹糸はこの時点で抜糸する。
③ 複合組織移植である乳頭はしばらく軟膏処置を必要とし、2～3週間で上皮化して治癒する。
③ 乳頭周囲のナイロン糸は3週間後に抜糸する。
④ 全抜糸終了後は中央部に穴の空いたレストンスポンジを装着し、乳頭を保護する。

●症例

症例1：左乳癌に対し胸筋温存乳房切除術を施行。TRAM flap 再建症例（図7）
　　　　健側乳頭半切移植と大腿内側基部の色素沈着した皮膚移植による乳輪乳頭再建を行った。乳輪乳頭再建後2年の状態は、良好な形態と色調が保たれている。

症例2：左乳癌に対し胸筋温存乳房切除術を施行。TRAM flap 再建症例（図8）
　　　　健側乳頭半切移植と大腿内側基部の色素沈着した皮膚移植による乳輪乳頭再建を行った。乳輪乳頭再建後3年の状態は、良好な形態が保たれているが、若干乳輪の色調が薄くなった。

症例3：左乳癌に対し胸筋温存乳房切除術を施行。TE＋シリコンバッグによる再建症例（図9）
　　　　健側乳頭半切移植と大腿内側基部の色素沈着した皮膚移植による乳輪乳頭再建を行った。乳輪乳頭再建後6カ月の状態は、良好な形態と色調が保たれている。

症例4：左乳癌に対し胸筋温存乳房切除術を施行。広背筋皮弁による再建症例（図10）
　　　　健側乳頭半切移植と大腿内側基部の色素沈着した皮膚移植による乳輪乳頭再建を行った。乳輪乳頭再建後3年の状態であるが、移植した乳頭が増大し健側よりも大きくなった。

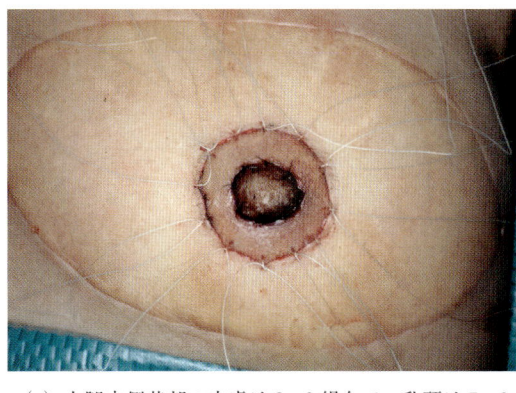

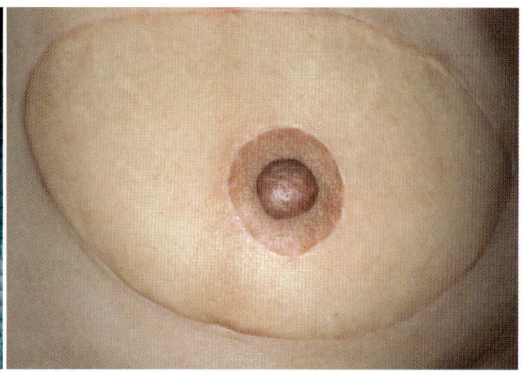

(a) 大腿内側基部の皮膚は 3-0 絹糸で、乳頭は 5-0 黒ナイロンで縫合固定した。

(b) 再建後 2 年の状態。良好な形態と色調が保たれている。

図 7　症例 1：健側乳頭半切移植＋全層植皮　術後 2 年
（Ⅴ．腹直筋皮弁　症例 2 と同症例）

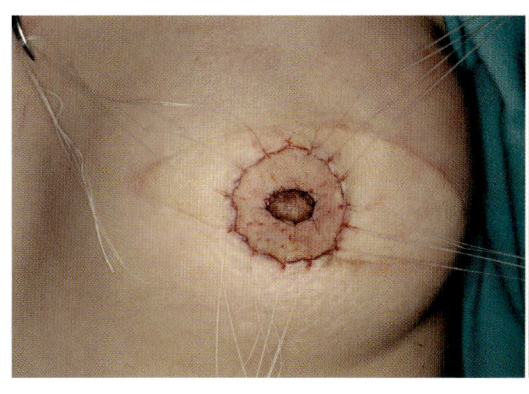

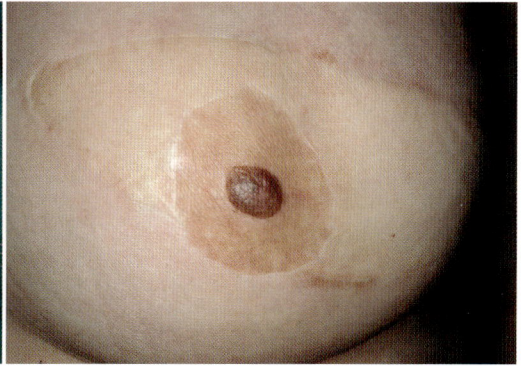

(a) 大腿内側基部の皮膚は 3-0 絹糸で、乳頭は 5-0 黒ナイロンで縫合固定した。

(b) 再建後 3 年の状態。良好な形態が保たれているが、若干乳輪の色調が薄くなった。

図 8　症例 2：健側乳頭半切移植＋全層植皮　術後 3 年
（Ⅴ．腹直筋皮弁　症例 3 と同症例）

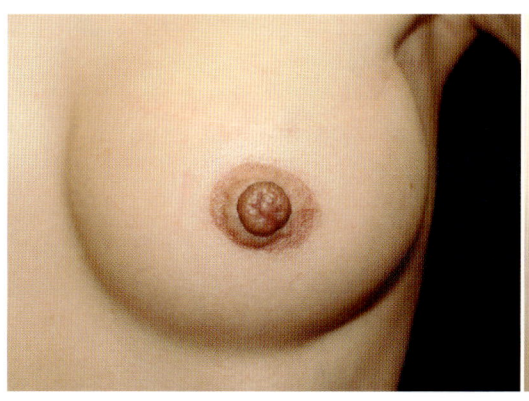

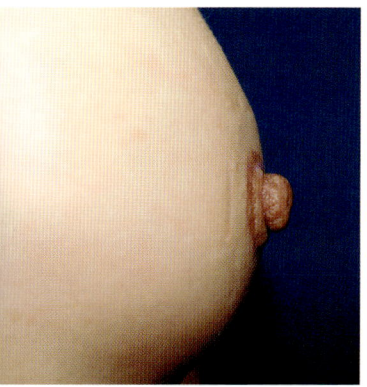

図 9　症例 3：健側乳頭半切移植＋全層植皮　術後 6 カ月

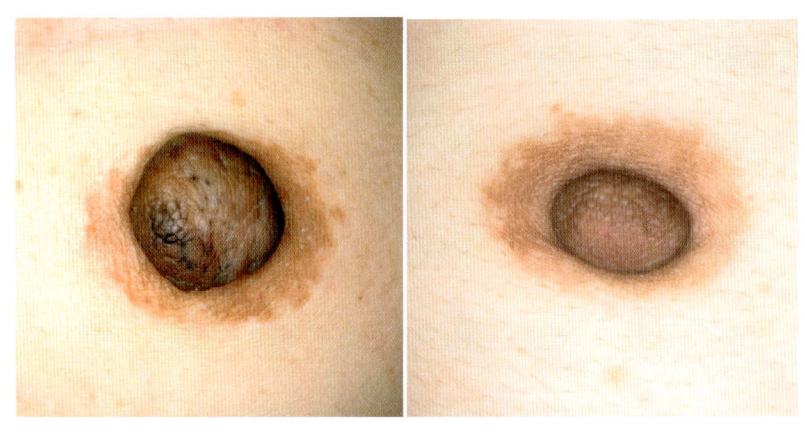

（a）患側。乳頭が増大し健側よりも大き　（b）健側。
　　くなった。

図10　症例4：健側乳頭半切移植＋全層植皮　術後3年

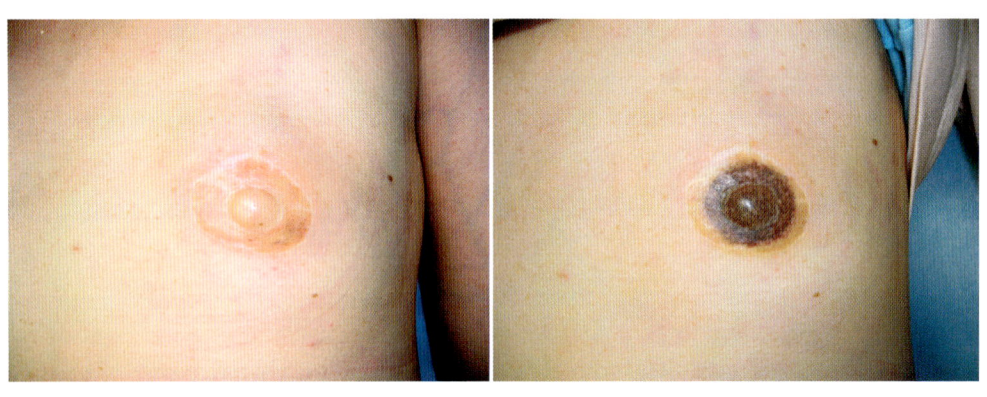

（a）Skate flap と大腿内側基部の皮膚で乳輪乳頭　（b）刺青により色を足して、色調を濃くした。
　　作成術後5年であるが、乳輪の色調が薄くな
　　った。

図11　Skate flap ＋全層植皮＋刺青　術後5年

2 乳輪・乳頭の再建 まとめ —合併症とその対策

● Skate flap ＋全層植皮の利点・欠点

〈利点〉
1．皮弁の血行がよいため乳頭形成を確実に行うことができる

〈欠点〉
1．皮弁で作成した乳頭は時間の経過とともに高さが減じて扁平な乳頭になることがある

　特に乳房本来の皮膚や下腹部の皮膚で作成した皮弁は真皮が薄いため扁平になる確率が高い。背部の皮膚で作成した皮弁は真皮が厚いため比較的高さが保たれる。

2．大腿内側基部の色素沈着した皮膚からの植皮は、経年的に色調が薄くなることがある

　色調が薄くなった乳輪は刺青で色を足すなどのメンテナンスが必要である。Skate flap と全層植皮で再建後5年で色調が薄くなり、刺青で色を足した症例を示す（**図11**）。

● 健側乳頭半切移植＋全層植皮の利点・欠点

〈利点〉
1．患者自身の乳頭を使用するため外観が非常によい

〈欠点〉
1．乳頭は遊離複合組織移植であり、生着が不確実である

2．大腿基部の色素沈着した皮膚からの植皮は、経年的に色調が薄くなることがある

Skate flap＋全層植皮の合併症とその対策

1．Skate flap の皮弁壊死

　Skate flap の両翼を薄く剥がしても、まず皮弁部分壊死が生じる恐れはない。しかし、放射線照射が行われている皮膚上に皮弁を作製する場合や皮弁基部に乳癌切除瘢痕がちょうど相当する場合には皮弁血行が悪くなる。その場合は両翼の血行をしっかり保つために、一層の脂肪組織を付けて真皮下血管網を必ず温存して皮弁を挙上してもよい。Skate flap 内を瘢痕が横断するようなデザインは禁忌である。

2．全層植皮の生着不良

　植皮の生着不良は創面が瘢痕治癒し、乳輪の形がいびつになったり、色素脱失を生じたりすることがあるため避けなければならない。生着不良の原因はほとんどが植皮片の下の血腫である。したがって、植皮の前に移植床の止血をしっかり行うことが重要である。また、モンゴメリー腺の質感を出すために採取した皮膚に小孔をあけ、ドレナージを期待するのも有効な手段である。

健側乳頭半切移植＋全層植皮の合併症とその対策

1．健側乳頭半切移植の生着不良

　乳頭の組織複合移植は生着不良のことがある。生着不良の原因としては、移植組織が大きすぎる、移植床の血行不良、移植組織の固定不良などが挙げられる。移植組織の大きさは健側の乳頭の大きさに依存するが、大きな組織が採取できるのであれば大きく採取して移植する方がよい。仮に部分壊死により乳頭の高さを減じても、ある程度の高さを保つことができる。

　移植床としては真皮上が最もよい。瘢痕組織の上や脂肪組織の上に移植するのはできるだけ避ける。移植組織の固定は乳頭辺縁と移植床の残存真皮を8針ぐらい黒ナイロンでしっかり固定する。移植床が脂肪組織だと強固な固定は得られない。あまり密にナイロン糸で固定するのも血流の再開を阻害する。移植組織の全壊死だけは避けなければならない。

2．全層植皮の生着不良

自家凍結保存法を用いた乳輪乳頭再建

　乳輪乳頭再建は、その再建材料として本来の乳輪乳頭皮膚が利用できれば理想的な材料と言える。著者が乳房再建を始めた頃は胸筋温存乳房切除術が、乳癌術式として主流であった。乳輪乳頭まで癌の浸潤が認められない症例まで、乳輪乳頭切除を余儀なくされていた。そこで、いったん切除した乳輪乳頭皮膚を凍結保存し、癌の浸潤がないことを確認したうえ、再建乳房が落ち着いた段階で解凍して再移植する方法を考案したので紹介する。本法は有効な方法であるが、最近の乳癌術式は縮小傾向にあり乳房温存療法やNipple-sparing mastectomyなどが普通に行われるようになったため、本法は出番がなくなった。

1. 乳輪乳頭の採取、凍結・解凍

① 外科医が乳癌手術により取り出した切除標本から乳輪乳頭を皮膚のみ薄く採取する。

② 採取部位から5mm外側および5mmの深さで周囲組織を採取して永久組織標本を作製し、がんの浸潤の検索に用いる。

③ 採取した皮膚は、細胞培養汎用培地GITに浸漬し、4℃の冷蔵庫の中で保存する。

④ 乳房再建終了後に冷蔵庫から皮膚を取り出し、生食で洗浄する。

⑤ GITと細胞凍結保存用ダイゴGF、および凍結保護剤としてグリセリンを溶かして凍結バッグに入れ、その中に皮膚を入れて密封する。

⑥ 凍結保護剤が組織内に十分浸透するように冷蔵庫内で15〜20分間放置した後、ステンレス製の保護容器に入れてProgram freezerで凍結操作を行う。

⑦ 組織温度が毎分−1℃の冷却速度で可及的滑らかな温度下降曲線を描くようにプログラムし、−50℃まで冷却する（**図12**）。

⑧ 凍結後は、−196℃の液体窒素保存槽内にて長期保存する。

　凍結皮膚の解凍は可及的迅速に行う必要があるため、手術室の約37℃の手洗い用滅菌水で急速解凍する。およそ3分で解凍終了し、凍結バッグから皮膚を取り出して凍結保護剤を十分に洗い流すために、生理食塩水を交換しなが

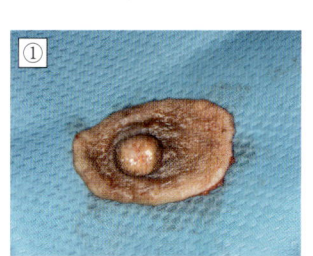

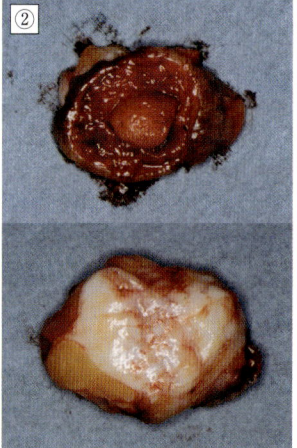

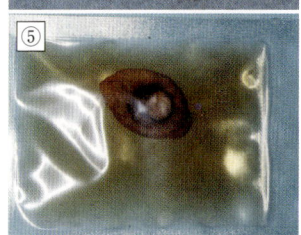

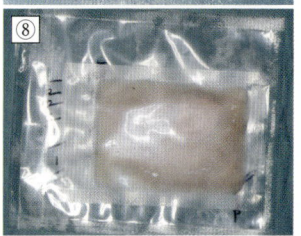

ら約 10 分間洗浄する。

2．再移植の手術方法と結果

① 乳輪乳頭再建は、まず乳輪部に一致して表皮剥離を行う（図 13-a）。
② 乳頭の幅と同じ真皮弁を乳頭部の上下左右に作成し、それぞれ折り畳んで乳頭部に重ね合わせて縫合固定し、乳頭の高まりを作成する（図 13-b, c）。
③ その上に解凍した乳輪乳頭皮膚を縫合し、軽くタイオーバー固定を行う（図 13-d）。

術後 2 年の状態は、良好な色調と肌理が保たれている（図 13-e）。左右対称的な乳輪乳頭が再建されている。（Ⅴ．腹直筋皮弁　症例 4 と同一症例）

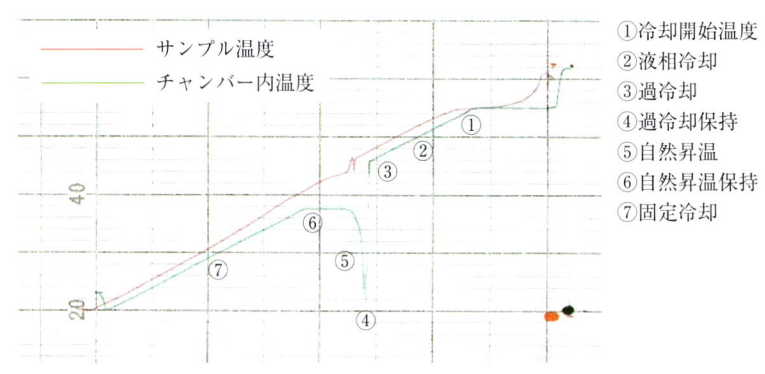

図 12　Program freezer の凍結操作による温度下降曲線

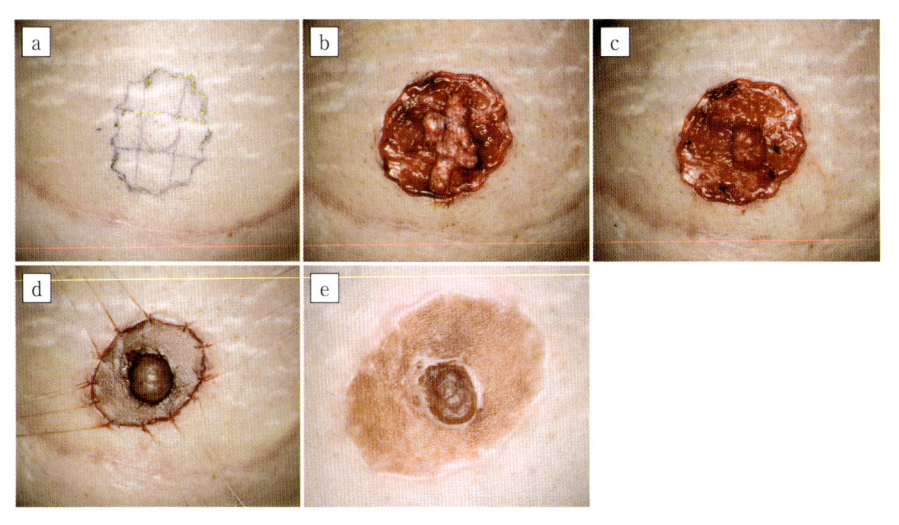

図 13　本法による乳輪乳頭の再建

IX 乳癌術後乳房再建の評価法

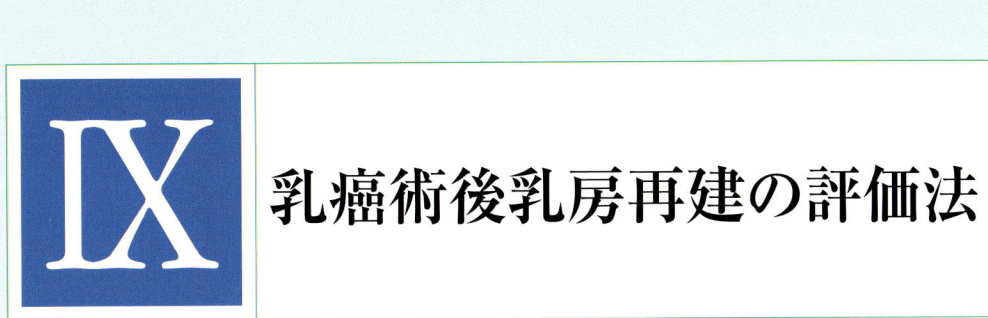

乳房再建術後の整容性において何が最も重要であるかというと、「乳房の左右の対称性」である。両側性の乳癌は特殊であるが、片側性の乳癌では健側の乳房が再建における手本となる。そして、健側と同じ乳房をさまざまな材料を駆使して作り直せばいいわけである。したがって、健側乳房との対比が乳房再建術後の整容性の評価につながる。そして、整容性の評価を行うことで、さらによりよい乳房再建への扉が開かれる。本章では乳房再建術後の整容性の指標となる要素および整容性を向上させるための再建時の注意点について詳述する。

1 方法

　日本乳癌学会班研究（沢井班）において、乳癌術後の整容性の評価法が検討され、最終案が報告された（表）。この評価法を元にして、乳房再建術後の整容性を項目別に検討した。

● 乳癌術後の整容性に関する検討項目

1．乳房の大きさ
　乳房の大きさは個人差があるが、再建を行う際には健側の乳房の大きさや切除された乳腺組織量に応じて充填する量を決定する。自家組織による再建では量を減じて微調整をすることは可能であるが、自家組織の採取量には制限があるため量が不足する場合は大きさを揃えるのが困難となる。どうしても再建乳房が小さくなる場合は、二期的に健側乳房の縮小術により左右の大きさを揃えることも可能である。
　シリコンバックなどの人工物による再建では、健側乳房の大きさに合わせたバックを挿入することができるため乳房の大きさを揃えることは自家組織よりも容易である。

2．乳房の形
　乳房の形はさまざまであるが、健側に合わせた形を作ることが大切となる。自家組織による再建であれば、皮弁の脂肪組織を調整し厚さを変えたり折りたたんだりして自由に形を作成することができる。
　再建の中で最も容易に形を合わせることができるのは、乳癌術式が乳房温存手術やSkin (Nipple)-sparing mastectomyの場合である。乳房温存手術やSkin (Nipple)-sparing mastectomyは乳房皮膚の大半が温存されており、乳房皮膚でできた皮下ポケットにそれに見合うだけの量の組織を充填するのみで良好な形を再現することができる。それに比べて乳房皮膚が欠損している場合

表　乳房再建術後の整容性評価表

乳房の大きさ	2点（ほぼ等しい）	1点（少し差がある）	0点（かなり差がある）
乳房の形	2点（ほぼ等しい）	1点（少し差がある）	0点（かなり差がある）
瘢痕	2点（目立たない）	1点（少し目立つ）	0点（かなり目立つ）
乳房の硬さ	2点（柔らかい）	1点（やや硬い）	0点（かなり硬い）
乳頭乳輪の大きさ・形	1点（左右差なし）	0点（左右差あり）	
乳頭乳輪の色調	1点（左右差なし）	0点（左右差あり）	
乳頭の位置（胸骨切痕からの距離の左右差）	1点（2cm未満）	0点（2cm以上）	
乳房最下垂点の位置（高さの左右差）	1点（2cm未満）	0点（2cm以上）	

総合評価
　　　11～12点：　excellent
　　　 8～10点：　good
　　　 5～ 7点：　fair
　　　 0～ 4点：　poor

は、再建材料としての皮弁の位置的自由度が低くなり再建の難易度が高くなる。

　一方、人工物による再建では、バッグの種類が豊富になりいろいろな形の乳房に使用しやすくなってきたが、横幅の広い乳房や下垂した乳房を形成するのは非常に困難である。

3．瘢痕

　評価の対象となる瘢痕は、乳房領域内の手術に関連する手術瘢痕である。乳癌を切除するための切開創や皮膚欠損創に当てはめた皮弁周囲の瘢痕などが検討対象となる。通常、患者正面から見える乳房表面の瘢痕は目立ちやすく、乳房の輪郭に沿わせた外下方の瘢痕は目立たない。その観点から、乳房温存手術や Skin-sparing mastectomy は瘢痕が目立ちにくく、乳房皮膚切除を伴う乳房切除術は瘢痕が目立ちやすい。

4．乳房の硬さ

　再建乳房の硬さに関与するのは乳房内に充填した充填物の硬さである。

　自家組織による再建の場合、充填物は脂肪か筋肉である。筋肉は非常に柔らかく、硬さに関しては乳房の充填物として最適である。脂肪は部位によって硬さが異なり、下腹部の脂肪は非常に柔らかいが背部の脂肪は比較的硬い。したがって、広背筋皮弁による再建で皮膚の再建が不要であれば脂肪を内側、筋肉を外側として筋肉で脂肪を包むようにして充填する方が柔らかい。

　一方、皮弁の血流不全により脂肪が部分的に壊死に陥り脂肪硬化を来たした場合は、再建乳房が部分的に硬くなる。その場合、乳癌の術後経過観察にもある程度支障を来たすことになる。脂肪硬

化を来たした脂肪組織は小さい場合は1～2年で吸収され柔らかくなることが多いが、大きい場合は長年にわたり硬さが継続する。

　人工物充填による再建では人工物の硬さが乳房の硬さに反映する。シリコンバッグはほどよい硬さであり乳房の硬さに近似するが、生食バッグは柔らかすぎる傾向がある。

5．乳輪乳頭の大きさ・形

　乳輪再建は術者が大きさを決めて植皮をしたり刺青を加えたりするので、あまり左右不均一となることはないが、乳輪の大きさを決定した時の健側の乳輪が収縮しているか弛緩しているかにより若干大きさが異なるので注意が必要である。

　乳頭再建は健側乳頭の部分移植か再建部位の皮膚を立ち上げて作成するかのいずれかである。健側乳頭部分移植は生着がよければ左右対称的な大きさや形態を得ることができるが、生着が悪い場合は移植乳頭が萎縮し平坦な乳頭となる。

　皮弁により作成した乳頭は年月とともに縮小する傾向があるため、作成時はできれば健側よりも大きく作成する。特に背部皮膚よりも腹部皮膚や乳房皮膚の方が薄く萎縮しやすいため、腹部皮弁や乳房皮弁の上に作成した乳頭はより大きく作成する必要があり、場合によっては皮弁内に軟骨等の支持物を挿入することもある。

6．乳輪乳頭の色調

　乳輪は大腿基部からの全層植皮により再建されるが、色調は健側の乳輪と近似することが多い。ただし、年々再建乳輪の色調が薄くなってくることがあるため注意が必要である。刺青により乳輪を作成する場合は、色素の調合により近似した色を作成することができる。

　乳頭は健側乳頭部分移植で生着がよければ左右対称的な色調を得ることができるが、生着が悪い場合は部分的に脱色することがある。皮弁により作成した乳頭は刺青により色づけが必要であるが、色素の調合により色調を近似させることができる。

7．乳頭の位置（胸骨切痕からの距離の差）

　乳頭の位置の対称性は再建乳房の整容性には重要な要素である。乳輪乳頭を新たに再建する場合は容易に対称性が得られるが、乳輪乳頭が温存されている症例で特に下垂乳房の再建は左右差を生じることがしばしばある。

8．乳房最下垂点の位置（高さの左右差）

　乳房最下垂点の位置は下垂した乳房の再建において左右差を生じる率が高くなる。特に下垂した乳房を人工物により再建した場合は必発である。

9．組織採取部の瘢痕

　上記の要素のほかに、再建材料として採取した部位の瘢痕に関しても整容性評価の判断材料に挙げてもよいと思う。広背筋皮弁であれば背部の瘢痕、腹直筋皮弁や DIEP flap であれば下腹部の瘢痕である。判定は「3. 瘢痕」に準じて行う。

2 評価結果

　現在までに経験した約500例の乳癌術後乳房再建症例について表の評価方法を用いて整容性評価を行った。

　その結果、整容性に関与する因子の中で最も影響を与えるのは、「**乳房表面の瘢痕**」と「**乳輪乳頭**」であった。そして評価が高かった症例は、

① 一期再建・二期再建別では**一期再建**
② 乳癌術式別では Skin（Nipple）-sparing mastectomy
③ 乳房再建術式別では**広背筋皮弁**と DIEP flap がほぼ同等

であった。

　乳房再建術は術後の整容性が最も問われる再建術の一つである。そして、その整容性を左右する要素が、乳房の大きさ、乳房の形、瘢痕、乳房の硬さ、乳輪乳頭の大きさ・形、乳輪乳頭の色調、乳頭の位置、乳房最下垂点の位置である。乳房再建術では、これらの要素を総合的に十分考慮しながら行うようにしなければならない。

症例

症例：左乳癌に対してNipple-sparing mastectomyとDIEP flapによる一期再建を、
右乳癌術後変形に対してTRAM flapによる二期再建を施行　術後4年（図）

　右乳癌に対して数年前に他院で胸筋温存乳房切除術を施行された（図-a）。当院で新たに左乳癌が発見されたのでNipple-sparing mastectomyとDIEP flapによる一期的再建を予定し、同時に右乳癌術後変形に対してTRAM flapによる二期的再建を予定した。

　左乳癌に対してNipple-sparing mastectomyを施行し、全乳腺が切除された（図-b）。その後DIEP flapを挙上した（図-c）。DIEP flapの穿通枝は内側列1本と外側列1本の2本で挙上した。DIEP flapは右側の半分を使用した。深下腹壁動静脈は胸背動静脈本幹と吻合した。ついで、左側のTRAM flapを挙上し、右側二期的乳房再建を施行した。

　術後6カ月に健側乳頭半切移植と大腿内側基部からの全層植皮による乳輪乳頭再建術を施行した。術後4年の状態を示す。

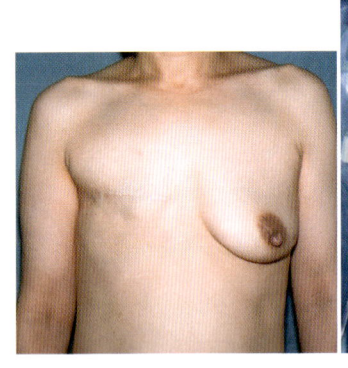

(a) 術前の状態。右は胸筋温存乳房切除術後変形を認める。

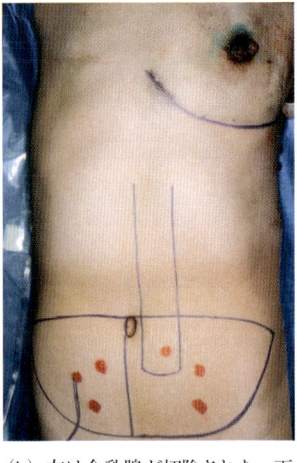

(b) 左は全乳腺が切除された。下腹部の皮弁は、右側は DIEP flap に、左側は TRAM flap に利用した。

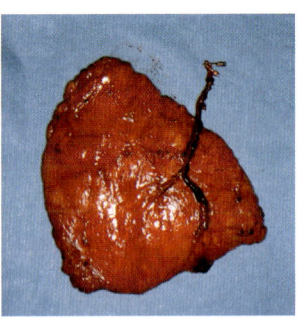

(c) DIEP flap の穿通枝は内側列1本と外側列1本の2本で挙上した。

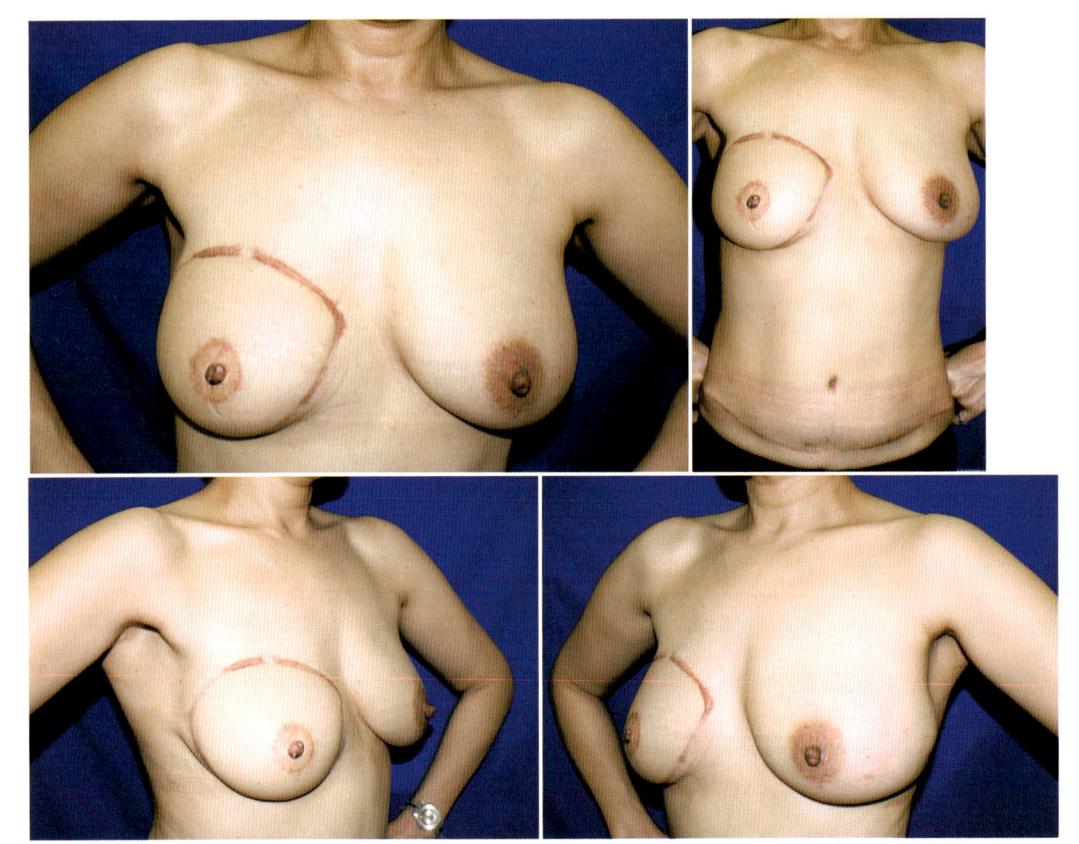

右乳房の皮弁周囲と腹部の皮弁採取創は、患者の体質により肥厚性瘢痕となり非常に目立つ。乳房の大きさ・形はほぼ対称的である。再建した右乳輪は色素脱失により左より薄くなっている。

図 症例：左乳癌に対して Nipple-sparing mastectomy と DIEP flap による一期再建を、右乳癌術後変形に対して TRAM flap による二期再建を施行 術後4年

[評価]

　この症例で再建乳房の評価を試みた。通常、再建乳房は健側乳房と比較検討するのであるが、この症例は両側乳癌であるので左再建乳房は術前左乳房と、右再建乳房は左再建乳房とを比較検討した。

左再建乳房

乳房の大きさ	術前の乳房より若干大きくなっている	……………2点
乳房の形	術前の乳房とほぼ同じ	………………………2点
乳房外側の瘢痕	ほとんど目立たない	………………………2点
乳房の硬さ	非常に柔らかい	……………………………2点
乳輪乳頭の大きさ・形	温存されている	……………………………1点
乳輪乳頭の色調	温存されている	……………………………1点
乳頭の位置	温存されている	……………………………1点
乳房最下垂点の位置	ほぼ同じ	…………………………………1点

　合計12点（満点）で、「Excellent」であった。

右再建乳房

乳房の大きさ	左再建乳房とほぼ同じ	……………………2点
乳房の形	左再建乳房とほぼ同じ	……………………2点
乳房表面の瘢痕	患者の体質もあるが非常に目立つ肥厚性瘢痕を呈す	…0点
乳房の硬さ	瘢痕部がやや硬い	…………………………1点
乳輪乳頭の大きさ・形	若干異なる	…………………………………0点
乳輪乳頭の色調	大腿内側基部から移植した全層植皮が薄い	………0点
乳頭の位置	ほぼ同じ	…………………………………1点
乳房最下垂点の位置	ほぼ同じ	…………………………………1点

　合計7点で、「Fair」であった。

　今回の評価では、Nipple-sparing mastectomyとDIEP flapによる一期的再建はExcellentであり、胸筋温存乳房切除術とTRAM flapによる二期的再建はFairであった。そして、検討項目で最も差を生じた項目は、乳房表面の瘢痕と乳輪乳頭に関してであった。この症例は乳房再建における整容性を考えるうえで示唆に富む貴重な症例である。

参考文献

● Ⅰ. 一期的乳房再建術の利点と問題点

Andrade WN, Baxter N, Semple JL：Clinical determinations of patient satisfaction with breast reconstruction. Plast Reconstr Surg 107：46-54, 2001

Alderman AK, Wilkins EG, Kim HM, Lowery JC：Complications in postmastectomy breast reconstruction；Two-year results of the Michigan Breast Reconstruction Outcome Study. Plast Reconstr Surg 109：2265-2274, 2002

Howard MA, Polo K, Pusic AL, Cordeiro PG, Hidalgo DA, Mehrara B, Disa JJ：Breast cancer local recurrence after mastectomy and TRAM flap reconstruction；Incidence and treatment options. Plast Reconstr Surg 117：1381-1386, 2006

Huang CJ, Hou MF, Lin SD, Chuang HY, Huang MY, Fu OY, Lian SL：Comparison of local recurrence and distant metastases between breast cancer patients after postmastectomy radiotherapy with and without immediate TRAM flap reconstruction. Plast Reconstr Surg 118：1079-1086, 2006

Johnson CH, van Heerden JA, Donohue JH, Martin JK Jr, Jackson IT, Ilstrup DM：Oncological aspects of immediate breast reconstruction following mastectomy for malignancy. Arch Surg 124：819-823, 1989

Kronowitz SJ, Hunt KK, Kuerer HM, Babiera G, McNeese MD, Buchholz TA, Strom EA, Robb GL：Delayed-immediate breast reconstruction. Plast Reconstr Surg 113：1617-1628, 2004

Langstein HN, Cheng MH, Singletary SE, Robb GL, Hoy E, Smith TL, Kroll SS：Breast cancer recurrence after immediate reconstruction；Pattern and significance. Plast Reconstr Surg 111：712-720, 2003

Morrow M, Scott SK, Menck HR, Mustoe TA, Winchester DP：Factors influencing the use of breast reconstruction postmastectomy；A National Cancer Database study. J Am Coll Surg 192：1-8, 2001

Mustonen P, Lepisto J, Papp A, Berg M, Pietilainen T, Kataja V, Harma M：The surgical and oncological safety of immediate breast reconstruction. Eur J Surg Oncol 30：817-823, 2004

Pinsolle V, Grinfeder C, Mathoulin-Pelissier S, Faucher A：Complications analysis of 266 immediate breast reconstructions. J Plast Reconstr Aesthet Surg

59：1017-1024, 2006

Rivadeneira DE, Simmons RM, Fish SK, Gayle L, La Trenta GS, Swistel A, Osborne MP：Skin-sparing mastectomy with immediate breast reconstruction；A critical analysis of local recurrence. Cancer J 6：331-335, 2000

Spiegel AJ, Butler CE：Recurrence following treatment of ductal carcinoma in situ with skin sparing mastectomy and immediate breast reconstruction. Plast Reconstr Surg 111：706-711, 2003

Tseng JF, Kronowitz SJ, Sun CC, Perry AC, Hunt KK, Babiera GV, Newman LA, Singletary SE, Mirza NQ, Ames FC, Meric-Bernstam F, Ross MI, Feig BW, Robb GL, Kuerer HM：The effect of ethnicity on immediate reconstruction rates after mastectomy for breast cancer. Cancer 101：1514-1523, 2004

日本乳癌学会：科学的根拠に基づく乳癌診療ガイドライン 2 外科療法（2005年版）．金原出版，東京，2005

矢野健二，濱路政靖，長岡真希夫，中場寛行，中室誠，北川透，赤松大樹，西谷茂樹，細川互：筋皮弁による一期的乳房再建の経験．医療 50：551-555, 1996

矢野健二，濱路政靖，西谷茂樹，細川互：一期的乳房再建の適応と術式の選択．形成外科 39：1079-1087, 1996

矢野健二，松尾由紀，橋本創，中場寛行，砂田祥司，赤松大樹，伊藤章，安藤元博，寺本成一，野呂浩史，濱中雄幸，荒木邦夫，文元雄一，湯浅吉夫，宮田正彦：一期的乳房再建症例の検討．広島医学 51：89-91, 1998

●Ⅱ．乳癌術式の変遷と乳癌術式に応じた乳房再建術

Auchincloss H：Significance of location and number of axillary metastases in carcinoma of the breast. Ann Surg 158：37-46, 1963

Gerber B, Krause A, Reimer T, Muller H, Kuchenmeister I, Makovitzky J, Kundt G, Friese K：Skin-sparing mastectomy with conservation of the nipple-areola complex and autologous reconstruction is an oncologically safe procedure. Ann Surg 238：120-127, 2003

Giacalone PL, Bricout N, Dantas MJ, Daures JP, Laffargue F：Achieving symmetry in unilateral breast reconstruction；17 years experience with 683 patients. Aesthetic Plast Surg 26：299-302, 2002

Grotting JC, Beckenstein MS, Arkoulakis NS：The art and science of autologous breast reconstruction. Breast J 9：350-360, 2003

Hudson DA：Factors determining shape and symmetry in immediate breast reconstruction. Ann Plast Surg 52：15-21, 2004

Hultman CS, Daiza S：Skin-sparing mastectomy flap complications after breast reconstruction；Review of incidence, management, and outcome. Ann Plast Surg 50：249-255, 2003

Kronowitz SJ, Robb GL, Youssef A, Reece G, Chang SH, Koutz CA, Ng RL, Lipa JE, Miller MJ：Optimizing autologous breast reconstruction in thin patients. Plast Reconstr Surg 112：1768-1778, 2003

Kronowitz SJ, Feledy JA, Hunt KK, Kuerer HM, Youssef A, Koutz CA, Robb GL：Determining the optimal approach to breast reconstruction after partial mastectomy. Plast Reconstr Surg 117：1-11, 2006

Lipa JE, Youssef AA, Kuerer HM, Robb GL, Chang DW：Breast reconstruction in older women；Advantages of autogenous tissue. Plast Reconstr Surg 111：1110-1121, 2003

Losken A, Carlson GW, Schoemann MB, Jones GE, Culbertson JH, Hester TR：Factors that influence the completion of breast reconstruction. Ann Plast Surg 52：258-261, 2004

Patey DH：A review of 146 cases of carcinoma of the breast operated on between 1930 and 1943. Br J Cancer 21：260-269, 1967

Sternberg EG, Perdikis G, McLaughlin SA, Terkonda SP, Waldorf JC：Latissimus dorsi flap remains an excellent choice for breast reconstruction. Ann Plast Surg 56：31-35, 2006

Toth BA, Lappert P：Modified skin incisions for mastectomy；The need for plastic surgical input in preoperative planning. Plast Reconstr Surg 87：1048-1053, 1991

Tzafetta K, Ahmed O, Bahia H, Jerwood D, Ramakrishnan V：Evaluation of the factors related to postmastectomy breast reconstruction. Plast Reconstr Surg 107：1694-1701, 2001

日本乳癌学会編，臨床・病理　乳癌取扱い規約（第14版）．金原出版，東京，2000

玉木康博，矢野健二，野口眞三郎：特集　乳癌　乳房再建．日本臨床 64：520-526, 2006

矢野健二，久保盾貴，辻隆治，洪憲植，細川亙：Skin-sparing Mastectomy 後の一期的乳房再建．日形会誌 25：575-582, 2005

Ⅳ. 広背筋皮弁

Apffelstaedt J：Indications and complications of latissimus dorsi myocutaneous flaps in oncologic breast surgery. World J Surg 26：1088-1093, 2002

Freeman ME, Perdikis G, Sternberg EG, TerKonda SP, Waldorf JC：Latissimus dorsi reconstruction；A good option for patients with failed breast conservation therapy. Ann Plast Surg 57：134-137, 2006

De la Torre JI, Fix RJ, Gardner PM, Vasconez LO：Reconstruction with the latissimus dorsi flap after skin-sparing mastectomy. Ann of Plast Surg 46：229-233, 2001

Kronowitz SJ, Feledy JA, Hunt KK, Kuerer HM, Youssef A, Koutz CA, Robb GL Determining the optimal approach to breast reconstruction after partial mastectomy. Plast Reconstr Surg 117：1-11, 2006

Menke H, Erkens M, Olbrisch RR：Evolving concepts in breast reconstruction with latissimus dorsi flaps；Results and follow-up of 121 consecutive patients. Ann Plast Surg 47：107-114, 2001

Munhoz AM, Montag E, Fels KW, Arruda EGP, Sturtz GP, Aldrighi C, Gemperli R, Ferreira MC：Outcome analysis of breast-conservation surgery and immediate latissimus dorsi flap reconstruction in patients with T1 to T2 breast cancer. Plast Reconstr Surg 116：741-752, 2005

Nano MT, Gill PG, Kollias J, Bochner MA：Breast volume replacement using the latissimus dorsi miniflap. ANZ J Surg 74：98-104, 2004

Noguchi M, Taniya T, Miyazaki I, Saito Y：Immediate transposition of a latissimus dorsi muscle for correcting a postquadrantectomy breast deformity in Japanese patients. Int Surg 75：166 170, 1990

Sternberg EG, Perdikis G, McLaughlin SA, Terkonda SP, Waldorf JC：Latissimus dorsi flap remains an excellent choice for breast reconstruction. Ann Plast Surg 56：31-35, 2006

Tomita K, Yano K, Masuoka T, Matsuda K, Takada A, Hosokawa K：Postoperative Seroma Formation in Breast Reconstruction with Latissimus Dorsi Flaps；A retrospective study of 174 consecutive cases. Ann Plast Surg 59：in press, 2007

Woerdeman LA, Hage JJ, Thio EA, Zoetmulder FA, Rutgers EJ：Breast-conserving therapy in patients with a relatively large (T2 or T3) breast cancer；Long-term local control and cosmetic outcome of a feasibility study. Plast Reconstr Surg 113：1607-1616, 2004

Yano K, Hosokawa K, Takagi S, Nakai K, Kubo T：Breast reconstruction using the sensate latissimus dorsi musculocutaneous flap. Plast Reconstr Surg 109：1897-1902, 2002

Zoetmulder FA, Borger JH, Rutgers EJ, Bergman R, Peterse J, Bartelink H：Breast conserving therapy in patients with relatively large（T2, T3）breast cancers by preoperative irradiation and myocutaneous LD flap reconstruction；A new technique in breast conservation. Eur J Cancer 29A：957-961, 1993

酒井成身：乳癌縮小手術と乳房再建．広背筋皮弁による乳房再建．手術　49：1959-1966, 1995

酒井成身，坂井庸子：乳房再建の長期経過観察．形成外科　43：339-348, 2000

矢野健二，田中礼子：知覚神経付き広背筋皮弁による乳房再建．手術 54：1244-1248, 2000

矢野健二，細川亙，中井國博，高木誠司，久保盾貴：広背筋を用いた乳房再建．手術　55：1267-1272, 2001

●V．腹直筋皮弁

Alderman AK, Kuzon WM Jr, Wilkins EG：A two-year prospective analysis of trunk function in TRAM breast reconstructions.　Plast Reconstr Surg 117：2131-2138, 2006

Chang KP, Lin SD, Hou MF, Lee SS, Tsai CC：Measurement of the volume of the pedicled TRAM flap in immediate breast reconstruction. Ann Plast Surg 47：594-601, 2001

Dinner MI, Labandter HP, Dowden RV：The role of the rectus abdominis myocutaneous flap in breast reconstruction. Plast Reconstr Surg 69：209-215, 1982

Ducic I, Spear SL, Cuoco F, Hannan C：Safety and risk factors for breast reconstruction with pedicled transverse rectus abdominis musculocutaneous flaps；A 10 year analysis. Ann Plast Surg 55：559-564, 2005

Dulin WA, Avila RA, Verheyden CN, Grossman L：Evaluation of abdominal wall strength after TRAM flap surgery. Plast Reconstr Surg 13：1662-1665, 2004

Edsander-Nord A, Brandberg Y, Wickman M：Quality of life, patients' satisfaction, and aesthetic outcome after pedicled or free TRAM flap breast surgery. Plast Reconstr Surg 107：1142-1153, 2001

Fayman MS, Potgieter E, Becker PJ : The pedicle tram flap ; A focus on improved aesthetic outcome. Aesthetic Plast Surg 30 : 301-308, 2006

Fogarty BJ, Brown AP, Miller R, Khan K : TRAM flap versus nonautologous breast reconstruction ; What do patients really think? Plast Reconstr Surg 113 : 1146-1152, 2004

Gabbay JS, Eby JB, Kulber DA : The midabdominal TRAM flap for breast reconstruction in morbidly obese patients. Plast Reconstr Surg 115 : 764-770, 2005

Garvey PB, Buchel EW, Pockaj BA, Casey WJ 3rd, Gray RJ, Hernandez JL, Samson TD : DIEP and pedicled TRAM flaps ; A comparison of outcomes. Plast Reconstr Surg 117 : 1711-1719, 2006

Hallock GG : Physiological studies using laser Doppler flowmetry to compare blood flow to the zones of the free TRAM flap. Ann Plast Surg 47 : 229-233, 2001

Hartrampf CR, Scheflan M, Black PW : Breast reconstruction with a transverse abdominal island flap. Plast Reconstr Surg 69 : 216-225, 1982

Howard MA, Polo K, Pusic AL, Cordeiro PG, Hidalgo DA, Mehrara B, Disa JJ : Breast cancer local recurrence after mastectomy and TRAM flap reconstruction ; Incidence and treatment options. Plast Reconstr Surg 117 : 1381-1386, 2006

Hudson DA, Skoll PJ : Single-stage, autologous breast restoration. Plast Reconstr Surg 108 : 1163-1171; discussion 1172-1173, 2001

Kroll SS, Schusterman MA, Reece GP, Miller MJ, Robb G, Evans G : Abdominal wall strength, bulging, and hernia after TRAM flap breast reconstruction. Plast Reconstr Surg 96 : 616-619, 1995

Kroll SS, Coffey JA Jr, Winn RJ, Schusterman MA, A comparison of factors affecting aesthetic outcomes of TRAM flap breast reconstructions. Plast Reconstr Surg 96 : 860-864, 1995

Nahabedian MY, Manson PN : Contour abnormalities of the abdomen after transverse rectus abdominis muscle flap breast reconstruction ; A multifactorial analysis. Plast Reconstr Surg 109 : 81-87, 2002

Marin MG, Sanchez AO, Fernandez FJC, Mirelis EO : Anatomic and clinical study of rectus abdominis musculocutaneous flaps based on the superior epigastric system ; Ipsilateral pedicled TRAM flap as a safe alternative. Ann Plast Surg 54 : 356-360, 2005

Ohjimi H, Era K, Fujita T, Tanaka T, Yabuuchi R : Analyzing the vascular architecture of the free TRAM flap using intraoperative ex vivo angiography. Plast Reconstr Surg 116 : 106-113, 2005

Ozkan A, Cizmeci O, Aydin H, Ozden BC, Tumerdem B, Emekli U, Asoglu O, Bozfakioglu Y : The use of the ipsilateral versus contralateral pedicle and vertical versus horizontal flap inset models in TRAM flap breast reconstruction ; The aesthetic outcome. Aesthetic Plast Surg 26 : 451-456, 2002

Petit JY, Rietjens M, Garusi C, Giraldo A, De Lorenzi F, Rey P, Millen EC, Pace da Silva B, Bosco R, Youssef O : Abdominal complications and sequelae after breast reconstruction with pedicled TRAM flap ; Is there still an indication for pedicled TRAM in the year 2003? Plast Reconstr Surg 112 : 1063-1065, 2003

Sakai S, Ando K, Natori M, Sakai S : Cosmetic reconstruction after resection of breast cancer ; Use of the ELD-MC flap and EVRAM flap. Int J Clin Oncol 10 : 298-303, 2005

Serletti JM : Breast reconstruction with the TRAM flap ; Pedicled and free. J Surg Oncol 94 : 532-537, 2006

Selber JC, Kurichi JE, Vega SJ, Sonnad SS, Serletti JM : Risk factors and complications in free TRAM flap breast reconstruction. Ann Plast Surg 56 : 492-497, 2006

Shaikh N, LaTrenta G, Swistel A, Osborne FM : Detection of recurrent breast cancer after TRAM flap reconstruction. Ann Plast Surg 47 : 602-607, 2001

Shaikh N, Preminger BA, Rogers K, Messina P, Gayle LB : Determinants of aesthetic satisfaction following TRAM and implant breast reconstruction. Ann Plast Surg 52 : 465-470, 2004

Spear SL, Ducic I, Low M, Cuoco F : The effect of radiation on pedicled TRAM flap breast reconstruction ; Outcomes and implications. Plast Reconstr Surg 115 : 84-95, 2005

Spear SL, Ducic I, Cuoco F, Hannan C : The effect of smoking on flap and donor-site complications in pedicled TRAM breast reconstruction. Plast Reconstr Surg 116 : 1873-1880, 2005

Song AY, Fernstrom MH, Scott JA, Ren DX, Rubin JP, Shestak KC : Assessment of TRAM aesthetics ; The importance of subunit integration. Plast Reconstr Surg 117 : 15-24, 2006

Wang HT, Hartzell T, Olbrich KC, Erdmann D, Georgiade GS : Delay of transverse rectus abdominis myocutaneous flap reconstruction improves flap reliability in the obese patient. Plast Reconstr Surg 116 : 613-618, 2005

Yamaguchi S, De Lorenzi F, Petit JY, Rietjens M, Garusi C, Giraldo A, Rey PC, Urban C, Martella S, Bosco R : The "perfusion map" of the unipedicled TRAM flap to reduce postoperative partial necrosis. Ann Plast Surg 53 : 205-209, 2004

Yano K, Hosokawa K, Nakai K, Kubo T, Hattori R：Regional differences in ultrasound assessment of subcutaneous fat thickness in the abdomen；Effects on TRAM flap. Ann Plast Surg 51：130-135, 2003

Yano K, Matsuo Y, Hosokawa K：Breast reconstruction by means of innervated rectus abdominis myocutaneous flap. Plast Reconstr Surg 102：1452-1460, 1998

野平久仁彦，新冨芳尚，大浦武彦：横方向の腹直筋皮弁を用いた乳房再建術；乳房と腹部を含めた，整容的な改善をめざして．日形会誌 10：19-32, 1990

酒井成身，安藤和正，伊沢宏和：縦軸方向の拡大腹直筋皮弁（Extended Vertical RAMC flap）による乳房再建．形成外科 34：1023-1033, 1990

武石明精：Single pedicle TRAM flap による乳房再建．乳房再建術－スペシャリストの技の全て，岩平佳子編，pp61-72，南山堂，東京，2005

山本有平，杉原平樹，野平久仁彦：再建外科における standard flap；その有用性と限界．形成外科 44：859-866, 2001

矢野健二，松尾由紀，橋本創，中場寛行，細川亙：知覚神経付き腹直筋皮弁と神経吻合による乳房再建．手術 51：1979-1984, 1997

矢野健二，松尾由紀：知覚神経付き腹直筋皮弁による乳房再建例の知覚回復度の検討．日本外科系連合学会誌 24：12-17, 1999

矢野健二：神経吻合した腹直筋皮弁による乳房再建後の知覚回復．乳房・乳頭の再建：最近の進歩，山田敦編，pp173-185, 波利井清紀，克誠堂出版，東京，1999

矢野健二：知覚神経付筋皮弁による乳房再建術後の知覚回復度の検討．形成外科 43：365-370, 2000

矢野健二，細川亙：外科医に必要な形成外科の知識 6．腹直筋皮弁による乳房の再建．外科治療 85：708-712, 2001

VI. DIEP flap

Allen RJ, Treece P : Deep inferior epigastric perforator flap for breast reconstruction. Ann Plast Surg 32 : 32-38, 1994

Blondeel PN, Boeckx WD : Refinements in free flap breast reconstruction; The free bilateral deep inferior epigastric perforator flap anastomosed to the internal mammary artery. Br J Plast Surg 47 : 495-501, 1994

Blondeel PN, Vanderstraeten GG, Monstrey SJ, van Landuyt K, Tonnard P, Lysens R, Boeckx WD, Matton G : The donor site morbidity of free DIEP flaps and free TRAM flaps for breast reconstruction. Br J Plast Surg 50 : 322-330, 1997

Blondeel PN : One hundred free DIEP flap breast reconstructions ; A personal experience. Br J Plast Surg 52 : 104-111, 1999

Bottero L, Lefaucheur JP, Fadhul S, Raulo Y, Collins ED, Lantieri L : Electromyographic assessment of rectus abdominis muscle function after deep inferior epigastric perforator flap surgery. Plast Reconstr Surg 113 : 156-161, 2004

El-Mrakby HH, Milner RH : The vascular anatomy of the lower anterior abdominal wall ; A microdissection study on the deep inferior epigastric vessels and the perforator branches. /and Discussion by Taylar GI. Plast Reconstr Surg 109 : 539-543, 544-547, 2002

Futter CM, Webster HC, Hagen S, Mitchell SL : A retrospective comparison of abdominal muscle strength following breast reconstruction with a free TRAM or DIEP flap. Br J Plast Surg 53 : 578-583, 2000

Gill PS, Hunt JP, Guerra AB, Dellacroce FJ, Sullivan SK, Boraski J, Metzinger SE, Dupin CL, Allen RJ : A 10-year retrospective review of 758 DIEP flaps for breast reconstruction. Plast Reconstr Surg 113 : 1153-1160, 2004

Heitmann C, Felmerer G, Durmus C, Matejic B, Ingianni G : Anatomical features of perforator blood vessels in the deep inferior epigastric perforator flap. Br J Plast Surg 53 : 205-208, 2000

KoshimaⅠ, Soeda S : Inferior epigastric artery skin flaps without rectus abdominis muscle. Br J Plast Surg 42 : 645-502, 1989

Kroll SS : Fat necrosis in free transverse rectus abdominis myocutaneous and deep inferior epigastric perforator flaps. Plast Reconstr Surg 106 : 576-583, 2000

Lee SJ, Lim J, Tan WTL, Baliarsing A, Iau PTC, Tan LKS, Lim TC : Changes in the local morphology of the rectus abdominis muscle following the DIEP flap ;

An ultrasonographic study. Br J Plast Surg 57：398-405, 2004

Munhoz AM, Ishida LH, Sturtz GP, Cunha MS, Montag E, Saito FL, Gemperli R, Ferreira MC：Importance of lateral row perforator vessels in deep inferior epigastric perforator flap harvesting. Plast Reconstr Surg 113：512-524, 2004

Nahabedian MY, Momen B, Galdino G, Manson PN：Breast reconstruction with the free TRAM flap or DIEP flap；Patient selection, choice of flap, and outcome. Plast Reconstr Surg 111：466-477, 2003

Vandevoort M, Vranckx JJ, Fabre G：Perforator Topography of the deep inferior epigastric perforator flap in 100 cases of breast reconstruction. Plast Reconstr Surg 109：1912-1918, 2002

Yano K, Hosokawa K, Nakai K, Kubo T, Hattori R, Taguchi T, Tamaki Y, Noguchi S：Skin-sparing mastectomy and immediate reconstruction with a deep inferior epigastric perforator flap. Breast Cancer 10：275-280, 2003. Erratum in：Breast Cancer 10：382-383, 2003

Yano K, Hosokawa K, Nakai K, Kubo T：A rare variant of the deep inferior epigastric perforator；Importance of preoperative color-flow duplex scanning assessment. Plast Reconstr Surg 111：1578-1579, 2003

Yano K, Hosokawa K, Nakai K, Kubo T, Hattori R：Monitoring by means of color doppler sonography after buried free DIEP flap transfer. Plast Reconstr Surg 112：1177, 2003

野平久仁彦，新冨芳尚，矢島和宜，山本有平，杉原平樹：深下腹壁動脈穿通枝皮弁（腹直筋穿通枝皮弁）：乳房再建．形成外科 44：121-127, 2001

矢野健二，細川亙，中井國博，久保盾貴，服部亮：Skin-sparing mastectomy 後の乳房再建；腹直筋穿通枝皮弁の有用性．手術 57：1219-1222, 2003

矢野健二，細川亙，久保盾貴：埋入型遊離 DIEP flap による乳房再建：モニタリングにおけるカラードップラーの有用性．日本マイクロ会誌 17：246-251, 2004

矢野健二：穿通枝皮弁による乳房再建．乳房再建術—スペシャリストの技の全て　岩平佳子編，pp78-87，南山堂，東京，2005

矢野健二，細川亙：深下腹壁動脈穿通枝皮弁（DIEP flap）による乳房再建術．日本マイクロ会誌　19：390-397, 2006

VII. 人工乳房

Agha-Mohammadi S, De La Cruz C, Hurwitz DJ：Breast Reconstruction with Alloplastic Implants. J Surg Oncol 94：471-478, 2006

Brown MH, Shenker R, Silver SA：Cohesive silicone gel breast implants in aesthetic and reconstructive breast surgery. Plast Reconstr Surg 116：768-779, 2005

Cordeiro PG, McCarthy CM：A single surgeon's 12-year experience with tissue expander/implant breast reconstruction；Part I. A prospective analysis of early complications. Plast Reconstr Surg 118：825-831, 2006

Heden P, Bone B, Murphy DK, Slicton A, Walker PS：Style 410 cohesive silicone breast implants；Safety and effectiveness at 5 to 9 years after implantation. Plast Reconstr Surg 118：1281-1287, 2006

Radovan C：Breast Reconstruction after mastectomy using the temporary expander. Plast Reconstr Surg 69：195-208, 1982

Ward J, Cohen IK, Knaysi GA, Brown PW：Immediate breast reconstruction with tissue expansion. Plast Reconstr Surg 80：559-566, 1987

岩平佳子，丸山優：乳房再建手術とその適応．外科 64：804-808, 2002

坂東正士，大堀重法：Tissue expander による乳房再建．形成外科 34：1045-1053, 1991

野崎幹弘，植木伊津美，佐々木健司：乳房再建における tissue expander の使用経験．乳癌の臨床 2：487-495, 1988

野平久仁彦，新冨芳尚，坂村律生：Tissue expander を用いた乳房再建術．形成外科 35：429-435, 1992

野平久仁彦，矢島和宜，新冨芳尚：エキスパンダーを用いないインプラントのみによる乳房再建．日形会誌 24：789-793, 2004

酒井成身，高橋博和，面高俊一郎：Tissue expander による乳房再建術．手術 43：285-289, 1989

高柳進：Tissue expander による乳房再建の経験．形成外科 33：997-1003, 1990

矢永博子，田井良明：Tissue expander を用いた乳房再術．手術 50：1619-1626, 1996

Ⅷ. 乳輪・乳頭の再建

Draper LB, Bui DT, Chiu ES, Mehrara BJ, Pusic AL, Cordeiro PG, Disa JJ：Nipple-areola reconstruction following chest-wall irradiation for breast cancer；Is it safe? Ann Plast Surg 55：12-15, 2005

El-Ali K, Dalal M, Kat CC：Tattooing of the nipple-areola complex；Review of outcome in 40 patients. J Plast Reconstr Aesthet Surg 59：1052-1057, 2006

Jabor MA, Shayani P, Collins DR Jr, Karas T, Cohen BE：Nipple-areola reconstruction；Satisfaction and clinical determinants. Plast Reconstr Surg 110：457-463, 2002

Little JW：Nipple-areola reconstruction. Advances in Plastic and Reconstructive Surgery 3, edited by Habel MB, et al, pp43-79, Year Book Medical Publishers, Chicago, 1986

Nakagawa T, Yano K, Hosokawa K：Cryopreserved autologous nipple-areola complex transfer to the reconstructed breast. Plast Reconstr Surg 111：141-147, 2003

Shestak KC, Gabriel A, Landecker A, Peters S, Shestak A, Kim J：Assessment of long-term nipple projection；A comparison of three techniques. Plast Reconstr Surg 110：780-786, 2002

Yanaga H：Nipple-areola reconstruction with a dermal-fat flap；Technical improvement from rolled auricular cartilage to artificial bone. Plast Reconstr Surg 112：1863-1869, 2003

野平久仁彦, 新冨芳尚, 大浦武彦：Skate flap と tattoo を用いた乳頭・乳輪の再建. 形成外科 34：67-72, 1991

酒井成身：乳房再建における nipple areolar complex の整容的形成術. 美容外科：最近の進歩, 大森喜太郎編, pp166-172, 克誠堂出版, 東京, 1998

矢野健二, 松尾由紀, 橋本創, 中場寛行, 砂田祥司, 赤松大樹, 伊藤章, 宮田正彦：自家凍結保存法を用いた乳輪乳頭再建. 乳癌の臨床 13：748-749, 東京, 1998

吉村浩太郎, 波利井清紀：乳頭・乳輪再建の諸方法. 乳房・乳頭の再建：最近の進歩, 山田敦編, pp155-165, 克誠堂出版, 東京, 1999

IX. 乳癌術後乳房再建の評価法

Gui GP, Kadayaprath G, Tan SM, Faliakou EC, Choy C, A' Hern R, Ward A : Evaluation of outcome after immediate breast reconstruction ; Prospective comparison of four methods. Plast Reconstr Surg 115 : 1916-1926, 2005

沢井清司, 矢野健二, 明石定子, 市原周, 植松孝悦, 北村薫, 光森通英, 渡辺修, 石黒清介, 岩平佳子, 河村進, 武田康隆, 西野健一:第8回日本乳癌学会班研究「乳房温存療法の切除範囲と術後の整容性に関する研究(2002〜2003)」, 2004

索　引

■あ
アナトミカルタイプ…149

■い
移植床血管…110
一期的再建術…2

■う
鬱血…72

■え
腋窩動静脈…28
腋窩リンパ節郭清…2
液体窒素保存槽…177
遠隔転移…4

■か
外側枝…108
外腸骨動脈…76
外腹斜筋…32, 140
化学療法…8
下肢静脈血栓…99
下垂乳房…182
下腹部の脂肪厚…8
　　　―手術瘢痕…9
　　　―膨隆…102
下腹壁動脈…77
カラーレーザードップラー…79, 110
感染…160

■き
喫煙歴…9
救済皮弁…100
弓状線…77
急速解凍…177
仰臥位…40
胸筋温存乳房切除術…12
胸骨切痕…182

胸神経後枝…28
胸背神経…28
胸背動静脈…2, 28
胸壁転移…4
胸肋部…138
局所再発…4
筋鞘…77
金属コネクター…146
筋肉の収縮…71

■く
空気圧マッサージ器…99

■け
血管の攣縮…133
血管吻合…2, 114
血管吻合付加有茎TRAM flap…100
血管柄…72
　　　―の圧迫…72
　　　―の狭窄…72
　　　―のねじれ…72
　　　―の閉塞…72
血腫…72, 161
血栓…133
血流チェック…134
腱画…76
肩甲回旋動静脈…28
肩甲下動静脈…28
健側乳頭半切移植…164

■こ
後腋窩線…42
後鞘…77
広背筋皮弁…12, 28

■さ
臍形成…83
臍垢…102
再発乳癌…12

鎖骨部…138

■し
自家凍結保存法…177
色素脱失…176
刺青…175
自費診療…158
脂肪壊死…102
脂肪硬化…181
シミュレーション…2
腫瘍切除術…10
漿液腫…72, 161
小結節稜…28
上腹壁動脈…76
静脈移植…134
植皮術…12
シリコンバッグ…12
深下腹壁動静脈…108
深下腹壁動脈穿通枝皮弁…108
神経血管束…36
神経縫合…135
進行乳癌…12
人工乳房バッグ…146
人工物…12
深部静脈血栓症…84
診療保険点数…3

■す
スカルパの靭帯…77

■せ
生食バッグ…12
整容性の評価法…180
前腋窩ひだ…70
浅下腹壁動静脈…100
前鋸筋…32, 140
前鋸筋枝…36
浅筋膜…32
前鞘…77, 140

全層植皮…164
センチネルリンパ節生検…2
穿通枝…108
全乳腺切除術…10

■そ
僧帽筋…32
側臥位…40
Zone 分類…77

■た
大円筋…36
タイオーバー固定…166
大胸筋…138
大腿内側基部…165
第4肋間神経外側皮枝…105
縦軸型腹直筋皮弁…76, 91

■ち
知覚検査…105
知覚神経付き広背筋皮弁…73
知覚神経付き腹直筋皮弁…103
知覚麻痺…72

■て
定型的乳房切除術…12

■と
凍結保護剤…177
島状筋皮弁…38
ドップラー血流計…110

■な
内胸動脈…76
内視鏡補助下…42
内側枝…108

■に
二期的再建術…2
乳癌手術…10
乳癌診療ガイドライン…4
乳癌取扱い規約…9
乳癌の位置…9
乳癌の取り残し…3

乳腺円状部分切除術…10
乳腺脂肪切除量…8
乳腺扇状部分切除…10
乳腺部分切除術…10
乳腺弁…16
乳腺弁移行術…12, 16
乳頭の位置…182
乳房温存手術…10
乳房固定術…26, 159
乳房最下垂点の位置…182
乳房再建手術…12
乳房縮小術…159, 180
乳房の大きさ…180
　　─硬さ…181
　　─形…180
乳房皮弁…4
乳房ページェット病…128
乳輪乳頭形成術…164
乳輪乳頭再建…164
乳輪乳頭の大きさ・形…182
乳輪乳頭の色調…182
妊娠・出産…9
妊娠線…99

■は
肺塞栓…99
背部の手術瘢痕…9
廃用性萎縮…59, 71
白線…79
破損…158
瘢痕…181

■ひ
皮下乳腺全摘術…10
皮下ポケット…10
微小血管吻合…132
皮島…30
皮膚切除量…8
皮弁の皮島…3
皮弁の部分壊死…100, 134
被膜…148
被膜拘縮…161
肥満…9

■ふ
複合組織移植…164
腹直筋…76, 140
腹直筋鞘…140
腹部…138
腹壁修正術…102
腹壁の閉鎖…82
腹壁ヘルニア…132
吻合血管の閉塞…133

■ほ
放射線治療…8
補正下着…102
ポート…144

■ま
マーレックスメッシュ…102

■も
モンゴメリー腺…168

■ゆ
有茎縦軸型腹直筋皮弁…12
有茎横軸型腹直筋皮弁…12
遊離深下腹壁動脈穿通枝皮弁…12
遊離皮弁…132

■よ
横軸型腹直筋皮弁…76

■り
リガクリップ…112
両側 TRAM flap…100

■ろ
露出…158
肋間神経外側皮枝…104
肋間神経前皮枝…104
肋間動静脈…34

■A
Auchincloss…8
axillary tail…9

■B
BMI…9

■C
color match…71

■D
deep inferior epigastric perforator flap…108
DIEP flap…108

■F
fascia cuff…114, 133
free DIEP flap…12

■H
Halsted…8

■N
nipple-sparing mastectomy…10
NSM…10

■P
Patey…8
program freezer…177

■S
seroma…72
skate flap…164
skin-sparing mastectomy…10
smooth type…161
SSM…10

subcutaneous total mastectomy…10

■T
textured type…161
texture match…71
tissue expander…12
total glandectomy…10
Toth…8
TRAM flap…12, 76
transverse rectus abdominis myocutaneous flap…76

■V
vertical rectus abdominis myocutaneous flap…91
VRAM flap…12, 91

著者紹介

矢野 健二（やの　けんじ）
大阪大学大学院医学系研究科美容医療学寄附講座教授

昭和59年高知医科大学医学部卒業後、香川医科大学形成外科助手、国立呉病院形成外科医長、大阪大学医学部形成外科学助教授などを経て現職。日本形成外科学会評議員、日本マイクロサージャリー学会評議員、日本頭蓋顎顔面外科学会評議員、日本乳癌学会評議員などを歴任。

著書に
『乳房・乳頭の再建』（山田敦編，克誠堂出版）（分担執筆）、『スキンサージャリーの基本手技』（細川亙編，克誠堂出版）など多数。

乳がん術後一期的乳房再建術
乳がん術式に応じた乳房再建のテクニック 〈検印省略〉

2007年7月1日　第1版第1刷発行

定価（本体12,000円＋税）

著　者　矢　野　健　二
発行者　今　井　　　良
発行所　克誠堂出版株式会社
〒113-0033　東京都文京区本郷3-23-5-202
電話 (03)3811-0995　振替 00180-0-196804
URL http://www.kokuseido.co.jp

ISBN978-4-7719-0326-5 C3047 ￥12000E　印刷：株式会社シナノ
Printed in Japan Ⓒ Kenji Yano, 2007

・本書の複製権・翻訳権・上映権・譲渡権・公衆送信権（送信可能化権を含む）は克誠堂出版株式会社が保有します。

・JCLS〈(株)日本著作出版権管理システム委託出版物〉
　本書の無断複製は著作権上での例外を除き禁じられています。複写される場合は、そのつど事前に(株)日本著作権出版管理システム（電話 03-3817-5670, FAX 03-3815-8199）の許諾を得てください。